KB124802

증보판

노동자 건강의 정치경제학

생 산 의 지 점

이 도서의 국립중앙도서관 출판예정도서목록(CIP)은 서지정보유통지원시스템 홈페이지(http://seoji.nl.go.kr)
와 국가자료공동목록시스템(http://www.nl.go.kr/kolisnet)에서 이용하실 수 있습니다.
CIP제어번호: CIP2017009336

증 보 판

노동자 건강의 정치경제학

생 산 의 지 점

존 우딩 · 찰스 레벤스타인 지음

김명희 · 김용규 · 김인아 · 김현주 · 이화평 · 임 준 · 정최경희 · 주영수 옮김

한울
아카데미

The Point of Production
Work Environment in Advanced Industrial Societies
By John Wooding and Charles Levenstein
Copyright ⓒ 1999 The Guilford Press
A Division of Guilford Publications, Inc.
Korean translation copyright ⓒ 2008 by Hanul Publishing Group(HanulMPlus Inc.)

추 천 사

　　우리는 지금까지 직업병과 산재를 공부할 때, 대부분의 경우 환원론적인 입장에서 유해화학물질이나 위험한 기계와 같은 특정 위험요인과 조건을 구분하고 그들이 질병과 사고를 일으키는 과정에 대해서만 공부했다. 그러나 이와 같은 환원론의 입장에 선 관점으로는 유해화학물질이나 위험한 기계 등이 노동자라고 하는 단순한 객체가 아닌 일개 주체와 상호작용을 하면서 전혀 다른 모습으로 작용해 그로 인한 영향과 양상이 바뀌는 것을 파악하거나 예측하지 못한다. 지난 몇 년 동안 한국 사회에서 문제가 되었던 반복손상으로 인한 근골격계 질환의 경우에도 문제를 단순한 노동강도나 신체부담 때문으로 이해할 수 있는 것이 아니라, 국소 신체부위에 가해지는 노동 밀도의 집중화, 이러한 국소부담을 지탱해내거나 다른 신체부위의 사용으로 보상해야 하는 신체조절 능력과 작업 및 생활조건 조절 능력의 상실, 즉 스트레스의 상승, 그리고 이러한 문제들 전체의 전반적인 방향을 좌우하는 사회경제적 동인과의 상호작용을 이해하지 않고서는 결코 개별적인 사례에 대한 이해나 조치가 조그마한 도움도 줄 수 없다는 것을 경험했다. 이를 통해 일부에서는 직업병과 산재를 공부하는 데에서 이제는 개별적 요인의 파악에 집착하는 환원론을 넘어 전체적인 관점을 갖추는 것이 매우 중요하다는 것을 체험하기도 했다.

이러한 점에서 이 책은 현재 우리 사회의 직업병과 산재를 이해하는 데 좀 더 근본적인 시각을 제공해줌으로써 우리 사회의 담론을 높이는 데 기여할 것으로 생각한다. 실제 이 책에서는 질병과 손상에 영향을 미치는 요인을 다루는 방식이 체계적이면서도 포괄적이어서, 그러한 질환과 손상의 발생 → 인식 → 관리 → 보상이 이루어지는 전체적인 과정을 통해 각각의 단계에서 어떠한 요인들이 영향을 미쳤는지를 적시하고, 그 배경으로 작용하는 정치경제적 작용들을 분명하게 명시하고 있다. 풍부한 예와 역사적 맥락에 대한 기술은 이러한 거대한 논의의 흐름을 이해하기 쉽게 하며, 특히 역자들이 한국적인 상황을 따로 예시해 훨씬 더 역동적인 내용을 담고 있다.

최종적으로는 우리 사회의 정치경제적 동인에 대한 성찰을 통해 단순하게 노동자의 건강이 정치경제적 배경에 따라 영향받는다는 것을 이해하는 데 머무르는 것이 아니라, 이 책을 읽는 독자는 다음으로 이러한 동력의 흐름을 바꾸는 대안과 그에 이르는 과정을 어떻게 실제로 만들 수 있을 것인가를 고민해야 한다. 개인적인 경험도 그러하지만 이러한 성찰이 힘을 갖기 위해서는 사회의 다른 위치에서 살아가고 있는 존재들과 고민의 기저에 깔린 모습들을 나누고 그에 따라 얻어지는 공명을 확산시키는 과정이 있어야 한다. 그러나 감성을 건드리지 않는 단순한 지식은 이해관계를 통해 선별적으로 수집·분류되는 정보에 머물게 되고, 또한 실제 현장에서 문제로 인한 고통을 겪으며 도출되는 대안이 아닌 경우에는 그러한 현장 지식에 구체적인 감성을 담기가 힘들게 된다. 이렇게 우리의 가슴을 울리는 대안으로서 현장에 대한 지식이 보고되고, 그에 대한 공명을 통해 사회적 지혜가 확산되기 위해서는, 우리 사회의 피해자가 그들의 목소리를 가질 수 있어야 한다. 결국 우리 사회를 굴러가게 만드는 생산과

소비의 흐름에서 처지거나 벗어나 있게 되는 사람들의 의견이 우선적으로 고려되는 우리 사회의 민주화가 이루어져야 한다. 이러한 점에서 생산과정의 모든 지점에서 참여를 둘러싼 완전한 민주적 통제에 대한 필자들의 검토는 현시점에서 우리 사회에도 시사하는 점이 많은 결론이라고 할 것이다.

소중한 원고를 번역해낸 역자들의 땀방울이 노동자 건강을 다루는 우리의 학문 영역에서 그동안의 시각을 되돌아보고 새롭게 변모하는 계기가 될 것으로 생각하며, 이러한 노력에 정말 감사하는 바이다.

2008년 3월
백도명(서울대학교 보건대학원 직업환경의학교실 교수)

한국어판 서문

『The Point of Production(생산의 지점)』이 한국어로 번역되고 이제 한국
독자들에게 읽힐 수 있다니 기쁘고 영광스러운 일이 아닐 수 없다.

이 책은 노동의 사회적·경제적·정치적 맥락과 노동자, 그들의 가족, 지
역사회 안전보건 사이의 관계를 분명히 드러내기 위해 쓰였다. 직업보건 분
야에 종사하는 대다수의 연구자와 실무자들은 이러한 연관성을 짐작은 하면
서도 '혼란요인' 혹은 학술 연구에서 떼어놓아야 할 방해물 정도로 여겨왔다.

우리의 목표는 건강 결과와 배경 상황 사이의 연관성을 탐구하는 것이었
다. 그러나 시간이 흐르고 시장체제의 전 지구화가 선진국은 물론 개발도상
국에서도 전통적인 노동조직을 붕괴시키면서, 과거에 배경이었던 것이 이
제 전면으로 드러나게 되었다. 사회적·경제적·정치적 힘은 직업·환경보건
에서 단순한 배경요인이 아닌, 본격적인 병인(病因)으로 다루어져야 한다.

우리는 이 책이 독자들에게 도움이 되기를 바란다. 이 책은 노동자와 그
들 공동체에 대한 우리의 책무를 나타낸다. 또한 노동자의 건강을 증진하는
데 전문가와 연구자가 할 수 있는 중요한 역할을 의미하기도 한다. 출간 이
래 이 책은 헝가리, 브라질, 멕시코, 인도네시아, 필리핀, 사우디아라비아,

캐나다, 미국을 포함한 많은 나라에서 직업·환경보건을 연구하기 위한 기본 틀을 제시해왔다. 이러한 연구 중 일부는 『노동, 건강, 환경』이라는 이름으로 베이우드 출판사(Baywood Publications)에서 연작 출판되고 있다. 베이우드는 또한 'point of production'의 접근법에 기반을 둔 연구의 또 다른 공간으로서 《뉴 솔루션: 직업·환경보건 정책 저널》을 출판하고 있다. 이러한 출판물들이 비록 영어로 쓰여 있기는 하지만, 언젠가는 한국의 독자들에게 읽히고 투쟁에 도움이 될 수 있을 것이다.

우리는 한국의 독자들이, 다른 이들이 그랬던 것처럼 비판적인 방식으로 '구조'를 다루어나가기를 바란다. 이러한 접근법이 노동자의 안전보건을 이해하는 유용한 방법이 될 수 있다고 믿는다. 하지만 이는 정치경제학과 보건과학을 노동계급의 안녕이라는 이해에 통합시키는 첫 단계에 불과하다. 우리는 다음 세대 연구자들의 노력이 우리의 이해와 실천을 모두 발전시키고, 그리하여 노동자가 더는 비인간적인 경제개발의 무시무시한 결과로 인해 고통받을 필요가 없기를 바란다.

찰스 레벤스타인(Charles Levenstein), 존 우딩(John Wooding)

차 례

제1장

서론

    지난 20년간 미국과 세계 경제 질서에서 나타난 가장 인상적이고 중요한 변화라면 새로운 시장의 성장과 구(舊)시장의 소멸, 신기술, 새로운 경쟁자, 인구 구조의 변화, 투자의 전환 등을 들 수 있다. 이 모든 것은 생산과 노동에 직접적인 영향을 미친다. 더욱 중요한 점은, 이러한 것이 미국을 비롯한 세계 여러 곳에서 정치구조, 정치적 상호작용의 방식, 변화의 정치성(politics)을 좌우하고 변화시켜왔다는 점이다.

    이런 중대한 시기에, 미국과 유럽의 정치적 지형에서는 격심한 우경화가 나타나고 있다. 주류 정치체계에서 보수세력의 성장, 국가 간섭과 규제에 반대하는 이념적 운동, 노동자·노동조합·가난한 이에 대한 직접적 공격이 여기에 해당한다. 환경 파괴, 임금 삭감, 미국인 대다수의 실질임금 하락, 작업 속도 증가 등은 모두 시장 자본주의의 승리를 상징하는 것처럼 보인다. 그러나 여기에는 심각한 부정적 결과가 따른다.

    국제적으로 냉전 종식과 계획경제체제를 정복한 시장의 성공, 동유럽과 서남아시아에서 자유기업체제의 발전, '북미자유무역협정(the North American Free Trade Agreement: NAFTA)'의 체결, 자유무역 증진을 위한 기구로서

'세계무역기구(the World Trade Organization: WTO)'의 설립 등을 보면, 세계가 자본주의라는 틀 안에서 점차 공고화되고 있는 것 같다. 즉, 오늘날의 세계는 신자유주의의 성공을 그대로 나타내는 것처럼 보인다.

하지만 중요한 진실이 남아 있다. 여전히 재화와 서비스가 생산된다는 점이다. 실제로 생산은 전대미문의 속도로 지속되고 있다. 생산은 더 이상 광산이나 용광로가 아닌, 공장·사무실·창고, 지구촌을 가로지르는 광대한 운송체계 안에 여전히 남아 있다. 자, 노동자는 항상 그래왔던 것처럼 일을 한다. 비록 생산품이 매우 다르고 작업환경은 더욱 가변적이며, 노동자 자신도 역사상 그 어느 시기보다 더없이 다양하지만 말이다. 노동자는 일을 한다. 그 어느 때보다 더욱 열심히, 더 적은 임금을 받기 위해.

바로 이러한 상황이 우리와 관계있다. 우리는 빠른 변화속도로 인해 생산이 여전히 문제라는 중요한 사실이 감춰진다고 생각한다. 생산의 지점에서 일어나는 일은 여전히 세상의 많은 것을 좌우한다. 본질적으로 이 책은 카를 마르크스의 19세기 영국 사회 분석과 매우 비슷한 방식으로, 생산력의 유물론적 분석이라는 근본적 원리가 이 세계를 이해하는 데 여전히 비옥한 토대로 작용할 수 있음을 보여주고자 한다.

이 책은 생산의 '지점(point)'에 대한 것이다. 생산의 지점이 무엇을 위한 것이며 그것이 무엇을 정의하는지, 경제적·정치적·사회적 영역에서 과연 어떠한 것들을 창조하는지 말이다. 우리는 20세기 투쟁의 프리즘을 통해 마르크스주의의 기본 전제를 재검토하고, 21세기 노동 현장은 어떠할 것인지 상상하려고 한다. 노동환경의 정치경제를 분석함으로써 우리의 물질세계가 어떻게 창조되고 재창조되며 실현되고 분배되며 합리화되고 보존되는지 살펴볼 것이다. 우리는 생산이 역사상 그 어느 때보다 중요하다고 생각한다. 그리고 생산 ― 공장에서, 사무실에서, 창고에서 일어나고 있는 ― 이야말로 사람들의 머릿속에서 일어나는 것, 즉 그들이 자신의 세계에 대해 어떻게 생각하는지, 사회적 관계와 위계, 정치성, 그리고 자기 자신을 어떻게 바라보는지의 상당 부분을 결정한다. 이러한 의미에서 구(舊)마르크스주의자들이 주장했듯, 우리는 하부구조가 상부구조를 결정한다는 점을 여전히 굳게 믿고 있다.

1. 생산의 지점

생산의 지점이란 무엇인가? 전통적인 용어로 '생산 지점'이란 노동자가 자본을 이용해 원료를 생산품으로 만들어내는 장소, 즉 생산 현장을 의미했다. 이것이야말로 오래된 노랫가락처럼 사장이 돈을 벌어들이는 곳이자 '착취'가 일어나는 곳이며, 창조적이고 살아 있는 노동이 금화로 변하는 곳이다. 이는 또한 유독성 물질이 만들어지거나 쓰이는 곳이며, 폐기물 — 유해하고 오래된 종류의 — 이 바닥으로 떨어져 내리거나 공기 중으로 확산되어 환경으로 퍼져나가는 곳이기도 하다. 한 측면에서 본다면 자연이 개선되는 곳이고, 다른 측면에서 본다면 자연이 파괴되는 곳이기도 하다.

그렇다면 생산의 지점이란 무엇인가? 코미디언 조지 칼린(George Carlin)이 이야기했듯 우리에게는 '~거리(stuff)'가 필요하다. 쉼터가 필요하고, 음식이 필요하며(먹을거리), 교통수단이 필요하고, 영화가 필요하며, 전자기타(즐길 거리)가 필요하다. 즉, 인간답게 살기 위해 필요한 '~거리'들 말이다. 그렇다고 생산된 모든 것이 필요한 것은 아니다. 또한 모든 사람이 필요한 모든 것을 얻을 수 있는 것도 아니다. 어떤 이는 거의 아무것도 얻지 못한다. 생산의 지점은 지구 혹은 주변 환경을 파괴하기 위한 것이 아니며, 쓰레기를 강물에 내던지거나 유독 성분을 공기 중으로 토해내기 위한 것도 아니다. 핵심은 그것이 사회적으로 필요한 생산이어야 하며, 그 과정에서 인간이나 환경이 반드시 파괴되어야 하는 것은 아니라는 점이다.

하지만 한편으로 생산의 지점은 사람들이 가진 관점에 따라 다르게 이해된다. 생산과정을 소유하고 통제하는 사람은 '~거리'를 만들기 위해서가 아니라 돈을 벌기 위해 그렇게 한다. 그들이 인간이나 환경의 파괴를 특별히 바라는 것은 아니지만, 돈을 벌기 위해서라면 그렇게 하는 것이 꼭 필요할 수도 있다. 혹은 좀 더 비싼 다른 생산방식으로는 돈벌이가 잘 안 되기 때문에 이러한 방식이 '상대적으로' 필요할 수도 있다.

노동자는 생계를 위해 재화와 서비스를 생산한다. 소비자는 생활에 필요한 물건을 구입한다. 노동자와 소비자는 대개 동일한 사람이지만, 가끔씩 이 사실을 잊는다. 노동자, 소비자, 지역사회 주민은 또한 남자, 여자, 어린이로, 혹은 동성애자나 이성애자로, 백인, 흑인, 라틴계, 러시아 이민자, 아이티인, 라이베리아인, 보스니아인, 기타 등등으로 간주되기도 한다. 세계를 여행하다 보면 또 다른 재미있는 분류 방식을 떠올릴 수도 있을 것이다. 이러한 사람들은 대부분 먹고살기 위해 일한다(그 반대가 아니라).

이 책은 결국 21세기 사회주의 정치학에 관한 것이라 할 수 있다. 우리는 세계를 바라보고 이해하는 방식을 노동환경의 정치경제에서 살펴보려 했다. 생산의 지점에서 발생하는 쟁점과 투쟁을 이해함으로써, 미국을 비롯한 세계 곳곳에서 일어나는 현재의 정치적 관계를 둘러싼 근본적인 구조적 이행의 경제적·정치적 결정요인을 확인·분석할 수 있다고 생각했던 것이다.

지난 20년간 미국 자본주의의 운명은 전 지구적 규모에서 노동자와 환경을 얼마나 착취하고 전유할 수 있는지에 따라 결정되었다. 이 시기에 미국 자본주의는 임금 하락과 복지 축소, 정부 규제 완화, 노동조합과 환경운동의 파괴라는 국내의 정치적 과제를 충분히 완수했다. 이러한 상황은 자본주의의 경제적·이념적 헤게모니에 반대하는 어떠한 진보적 투쟁도 골칫거리로 보이게 만든다. 이 모든 현상은 이미 잘 알려져 있다. 이들은 작업장과 환경오염을 둘러싼 투쟁이 일어나는 상황에서 정치적·경제적 맥락으로 작동한다.

그러나 상호작용적이고 국내적인 자본주의의 힘이 단순히 구조적인 것만은 아니다. 국내 경제에서, 시장에서, 세계 경제에서 활동하는 것은 인간이다. 다국적기업의 자본은 일국의 통제를 벗어날 수 있지만 그렇다고 국제시장에 어떤 마법이 존재하는 것은 아니다. 시장과 기업은 여전히 인간의 창조물이며 인간의 (정치적인) 통제하에 놓여 있다. 저항을 불온시하는 곳에서조차 이는 거부할 수 없는 사실이다. 노동자, 노동조합, 시민은 열악한 작업환경, 착취, 환경 파괴에 맞서 계속 투쟁해왔다. 이러한 투쟁 중 일부는 매우 성공적이었다. 우리는 노동과 환경의 파괴에 반대하는 노동자운동, 지역사회운동의 성공과 실패를 검토할 필요가 있다. 또한 생산의 지점을 이해하기 위한 이론적이고 정치적인 틀 없이는 그것이 불가능하다고 믿는다. 이러한 틀을 만들어내는 것이 바로 우리가 이 책에서 다루려는 주요 과제 중 하나이다.

2. 노동환경의 정치경제

재화와 서비스의 생산은 그것이 자본주의 체제에서 일어나건, 혼합경제 혹은 중앙 계획경제체제에서 일어나건 노동자와 환경에 비용을 발생시킨다. 고전 경제학에서는 '외부효과(externalities, 직업성 손상과 질병, 환경 파괴

같은 문제)'를 산업 발전의 필연적 결과로 간주한다. 하지만 외부효과가 (미리 계량화할 수 없다면) 전반적인 생산비용에 포함되는 경우는 (있다고 해도) 거의 없다. 그러나 이는 종종 노동자, 지역사회, 심지어 지구촌 공동체에 커다란 위협이 된다. 기술적 발전, 노동의 조직화, 생산 방법에 대한 결정, 무엇을 생산할 것인가의 문제가 작업장 안팎에서 외부효과에 영향을 미친다는 데에는 의심의 여지가 없다.

이러한 쟁점과 관련한 연구는 대부분 유해물질과 위험한 작업환경에 노출된 노동자의 문제, 아니면 생산이 지역사회에 미치는 영향을 명시적으로 다룬다. 이와 달리 우리는 이 연구에서 생산 자체를 쟁점의 중심에 놓고자 한다. 그렇게 함으로써 직업성 손상과 질병을 일반적인 공중보건의 더욱 폭넓은 문제와 관련지어 생각할 수 있게 된다.

우리는 '노동환경'의 이론을 세우고자 한다. 우리의 이론적 통찰력은 핵심 행위자의 역할, 생산의 사회적 관계에 대한 신념, 노동환경정책의 기저에 있는 과학의 역할에 대한 지배적인 이념적 가정, 전 지구적 경제 조건이 직업환경 보건에 미치는 영향 등을 평가할 수 있는 틀이 될 것이다. 우리는 노동과 노동조건을 민주화하고, 관련된 시민의 의견을 생산과정에 반영해야 한다는 주장과 함께 이 책을 마무리할 것이다. 이 책에서 제기하는 주장의 바탕이자 제2장(노동환경의 정치경제)에서 지적하는 것은, 대개의 학술 연구가 이른바 '노동환경'이라고 부르는 조건을 지나치게 좁은 이론적 지평에서 다룬다는 점이다. 그동안 노동조건의 총체성을 이해할 수 있는 이론적 틀을 제시하려는 노력이 매우 부족했다고 생각한다. 이 장에서는 마르크스주의, 생태주의, 여성주의 관점에서 통찰력을 이끌어내고, 현대 기술이 공중보건에 미친 영향을 우려하는 이들이 직면한 핵심 문제는 분명히 생산의 지점에서 발생한다는 점을 지적할 것이다. 우리는 이러한 이론적 접근법의 타당성을 정립하고, 노동환경의 사회적·경제적·이념적 맥락은 물론, 기술과 노동자, 경영진, 보건의료 전문가 사이의 관계에 대해서도 상세히 살펴볼 것이다.

앞서 지적했듯이, 지난 20년간 국내외 경제 모두에서 전반적으로 특별한 변화가 일어났다. 여기에는 노동 현장에서 기술 활용의 증가와 자동화, 고도 자본주의 사회의 특징이라 할 서비스 생산으로의 이행, 국제 경쟁의 극적인 변화, 자본 이동속도의 급격한 증가, 소비자와 자본시장의 국제화 등이 포함된다. 제3장(기술과 노동환경)에서는 '기술'과 기술 발전이 무엇을 의미하며, 기술 변화가 선진국의 국제시장 지배에 어떻게 강력한 도전을 초래했는지 살펴볼 것이다. 이 도전은 심각한 경제적 위기를 야기했다. 이러한 문제에 대한 반응은 다양한 경제 상황에 따라 매우 다르게 나타났지만, 기술에서 비롯된 (그럴 것이라고 믿는) 도전은 노동자와 지역사회의 권리에 점점 더 (특히 미국에서) 타격을 가하고 있다. 이는 임금과 생활 조건을 정체시키거나 하락시키며, 노동조합의 힘과 영향력을 약화시키고, 시장과 시민사회에 대한 정부 개입의 타당성과 가능성을 공격한다. 이러한 현상은 또한 '규제 완화'로의 이행을 촉진시켰는데, 이는 노동조합의 힘을 제한하는 결과를 낳았으며 다른 나라들에서 국가가 제조 및 서비스 산업을 소유하는 근거를 훼손하고 있다.

이 모든 전개 과정은 미국을 비롯한 여러 국가에서 중요한 결과를 초래했다. 중간계급의 침식, 점증하는 소득 불평등, 빈곤 증가(특히 아동 빈곤), 전일제 일자리가 점차 임시·시간제 노동으로 전환되는 현상, 의료 보험 제공 축소, 사회·환경·직업안전보건 규제의 완화가 바로 그것이다. 제3장은 이러한 현상을 살펴보고 이것이 노동환경의 동역학을 이해하는 데 중요한 구성 요소임을 이야기하고자 한다.

이 현상들을 고려한다면 특정 사회의 직업성 질환과 손상의 유형은 경제적·기술적 발전의 수준, 권력의 사회적 분포, 젠더·인종·문화·민족, 특정한 사회적·정치적 체제의 지배적 이념에서 분명히 영향을 받는다고 할 수 있다. 이 모든 요인은 질환과 손상이 '생산되는' 방식, 해당 행위자의 문제 인식 여부, 일단 인지된 문제에 대한 관리 혹은 제거 여부, 노동자의 손상에 대한 의학적 치료나 보상 정도에 영향을 미친다.

그래서 직업적으로 발생한 질환과 손상 문제를 완전히 이해하기 위해서는 이러한 쟁점이 생산의 구조, 노동의 사회적 조직화, 이 문제에 대한 사회의 반응에 어떻게 맞닿아 있는지 검토할 필요가 있다. 제4장(노동환경의 사회적·정치적 맥락)은 급속한 기술적 변화가 전반적인 노동환경, 노동자, 소수자, 특히 여성의 삶에 어떻게 영향을 미치는지 살펴볼 것이다.

노동환경의 조건은 여러 요인 중에서도 기술 발전의 수준, 노동의 사회적 조직화, 경제개발의 구조, 작업장 안팎에서 노동자와 관리자 사이의 힘의 균형에 의해 결정된다. 여기서 한 가지 중요한 쟁점은 규제정책이 어떤 방식으로 노동조건을 결정짓는가 하는 점이다. 노동환경의 정치성은 복잡하고 모호하다.

제2차 세계대전 이후 정부 규제의 증가는 중요한 이론적·정치적 의문을 제기했다. 국가의 역할은 행정과 사회관리 제도를 통해 전체적으로 그 사회의 사회적·경제적 요구를 감당하도록 만드는 것이었다. 제도의 집합으로서 국가가 이러한 문제를 다루는 해결책과 방식은 이 이야기의 양면을 이룬다. 하지만 더욱 중요한 것은, 직업안전보건을 둘러싸고 작용하는 국가 통제의 제도와 사회적·경제적 힘 사이의 관계가 노동환경의 정치경제를 더욱 잘 이해할 수 있는 출발점이라는 사실이다. 제5장(규제의 정치성)에서는 미국의 규제정책이 어떻게 진화했는지를 개괄하고, 국가의 역할에 특히 주목하면서 어떻게 다양한 행위자가 노동환경과 관계를 맺는지 탐색할 것이다.

직업성 질환과 손상으로 인해 발생한 경제적 문제로부터 보호받으려는 노동자의 노력은 질환과 손상의 정의, 직업성 건강 장해에 대한 후속 연구는 물론 관리기술의 적용에도 영향을 미친다. 연구자는 노동자가 가진 질병의 작업 관련성 판정을 위해 유해요인 노출과 건강 효과 사이에 확실한 관련이 있다는 증거를 필요로 할 수 있다. 산업재해(이하 '산재')보상체계가 재해 노동자에게 보상을 제공하는 방식에서 이 과정은 가장 결정적으로 작용한다.

산재보상 문제는 제6장(산재보상의 정치성)에서 다룬다. 대부분 산재보상체계는 직업성 질환보다는 손상에 치중되어 있다. 자신이 하는 일 때문에 아프게 된 노동자는 질환의 직업성 병인(病因)을 입증해야 한다. 사업주나 보험회사가 그 질병이 실제로 일과 관련이 있는지, 즉 그 원인이 작업장에서 기인했는지 여부를 의심하는 상황에서 이를 입증할 책임은 노동자에게 있다. 이 장에서는 질병을 정의할 때 경제적인 고려가 얼마나 중요한지, 무엇이 보상받을 수 있고 누가 보상받을지 결정하는 데 노동과 자본의 상대적인 정치적 힘이 어떻게 작용하는지, 직업성 건강 장해를 정의하는 데에서 산재보상의 역할은 무엇인지에 대해 검토할 것이다.

물론 생산에서 비롯된 질환과 손상은 과학, 과학적 지식의 역할과 매우 관련이 깊다. 전문 연구자는 직업적·환경적으로 발생하는 건강 문제의 조사와 이해, 예방 활동에 깊숙이 참여하고 있다. 그렇다면 대부분의 학술 연구는 어떻게, 누구의 이해관계에 따라 수행되는 것일까? 질병 발생에 대한 역학적 증거는 어떻게 평가될까? 누가 학술 연구에 돈을 대고 있을까? 노동환경이라는 영역에서 과학적 지식은 어떻게 '객관적'일 수 있을까?

제7장(직업보건과학의 정치성)에서는 이러한 질문을 탐색하면서 직업보건연구가 수행되는 방식을 평가하고자 한다. 그러한 연구의 연구비 조달, 예방

적 조치를 위해 제기되는 주장, 규제 과정에서 위해도 평가(risk assessment)의 활용 등에 대한 자료를 분석할 것이다. 여기에서 우리 주장의 핵심은, 이것이 전체적으로 사회에서, 그리고 특히 직업보건 연구 의제와 관련해서 권력과 자원의 불평등한 분포를 반영하는 매우 정치적인 과정이라는 것이다.

또한 이 장에서 직업보건 전문가의 모순적 속성에 근거한 분석 자료를 제시하며 이들의 역할에 대해 논의할 것이다. 과학적 지식의 생산, 노동 문제에 대한 과학적 지식의 적용은 진공상태에서 일어나지 않는다. 오히려 이는 과학과 연구자가 어떻게 이 문제에 접근하는지를 인식하기 위해 이해해야 할 역동적인 사회적 관계의 체계 안에서 생산된다. 그래서 이러한 상황에서는 윤리에 관한 질문이 문제시된다.

3. 결론

직업성 질환과 손상은 재화와 서비스 생산에서 사용되는 기술과 노동에 대한 사회적 결정에서 비롯된 경제적 현상이다. 작업장 상황은 공중보건과 관련해 고유한 문제를 제기한다. 한편으로 거의 모든 유해요인은 환경적이며 예방이나 통제가 가능한 반면, 다른 한편으로 노동환경은 거대한 경제적 이해관계를 두고 사회적 갈등이 일어나는 곳이기 때문이다. (심지어 국가사회주의체제에도 존재하는) 사유재산권, 기업 소유주에 대한 관리자의 의무, 노동과 자본 사이의 힘의 불균형은 직업보건 영역에서 특별한 문제를 제기한다. 사업장에서 안전보건 전문가의 위치는 사업주에 대한 책임과 전문가로서의 도덕률 사이에 존재하는 긴장 때문에 종종 문제가 된다. 생산(과 이윤)의 책무는 노동자의 건강·안녕과 관련된 다른 책임을 종종 압도해버리곤 한다.

이러한 작업이 갖는 주제의 일관성은 주의 깊게 기술된 노동환경의 정치
경제 이론에 나타나 있다. 우리는 직업·환경보건 주변의 문제를 전반적인
사회적 권력관계의 맥락 안에서 바라보기 위해 의식적으로 노력을 기울였
다. 이러한 틀을 통해 진일보한 통찰력을 얻을 수 있을 것이라 믿는다. 이
렇게 함으로써 이 문제들이 국내 정치경제의 경제적·정치적 구조에서 기
원한 것임을 파악할 수 있으며, 전 지구적인 경제적 힘과 그러한 경제의 상
호작용에 주의를 기울일 수 있기 때문이다. 또한 우리는 이념적 맥락이 직
업성 질환과 손상의 정의, 발견, 그리고 가능한 해결책을 결정한다고 생각
한다.

이러한 가정을 고려해 제8장(노동, 건강, 그리고 민주주의)에서는 기술적 의
사 결정, 투자와 생산 결정, 과학적 지식의 생성과 평가에의 참여를 둘러싼
완전한 민주적 통제의 가능성을 고찰하면서 결론을 맺을 것이다.

제2장

노동환경의 정치경제

　노동과 생산을 가장 핵심적인 인간 활동으로 여기는 것은 어쩌면 당연하다. 재화와 서비스의 생산, 필요와 욕구의 충족은 그것이 자유시장체제, 혼합경제, 계획경제, 농업경제체제 혹은 그 어느 곳에서 벌어지든 실질적인 생산의 영역에 존재한다. 재화의 생산과 분배는 점점 더 전 지구적인 현상이 되어가고 있다. 노동은 대부분의 사람들 삶에서 상당한 부분을 차지하며, 모든 이들은 직간접적으로 생산과정의 영향을 받는다. 생산과정에 직접 참여하거나, 생산의 결말 혹은 결과물을 통해서 간접적으로 영향을 받게 된다.

　따라서 우리는 노동조건이 다양한 정치적·사회적·경제적 현상을 결정한다고 생각할 수 있다. 물론 가장 중요한 것은, 공장이든 들판이든 사무실이든 창고이든 관계없이, 노동환경이 바로 '생산의 지점'에서 일하는 이들의 건강과 삶의 질을 결정한다는 것이다. 이러한 전제하에서 가능한 한 가장 포괄적인 의미로 노동환경을 정의한다면, 이는 우선 노동조건을 포함하며, 노동이 지역사회와 주변 환경의 경제적·사회적 조건에 미치는 결과까지 포괄한다. 그러므로 노동환경이 무엇이고 그것이 어떻게 기능하며, 그 결과가 무엇인지 이해하는 것은 전반적인 노동과 삶의 조건에 대한 지식을 쌓아

나가는 데 핵심적인 작업이라 할 수 있다.

다음에서 우리는 노동환경의 정치경제에 초점을 두고 논의를 전개할 것이다. 우리의 분석은 일차적으로 생산의 물질적 조건에 기반을 두고 있지만, 또한 생산이 일어나는 정치적·사회적·문화적 조건에까지 미칠 것이다. 이러한 '노동환경'을 분석하고자 할 때에는 노동조건의 형태 결정에서 어떠한 세력과 행위가 가장 중요한지 결정하는 것에서부터 시작해야 한다.

우리는 생산의 지점에서 형성되는 구조와 행위에 관심이 있기 때문에, 노동자와 노동 사이의 핵심적인 관계 분석에 토대를 두고자 한다. 다음에 이어지는 논의는 전적으로 노동자의 삶을 중심에 둘 것이다. 여기에서 가장 중요한 질문은 노동환경이 어떻게 직업성 및 환경성 질환과 손상을 일으키는 조건을 만들어내는가 하는 것이다. 노동자와 지역사회와 전반적 환경에 영향을 미치는, 불건강 상태가 발생하는 일차적 배경인 노동환경을 어떤 방식으로 이해할 수 있을까?

1. 노동환경의 이론

미국 사회에서 작업장 손상이나 질환은 일종의 유행병이지만 그 존재를 인정받지 못하고 있다. 매일 약 1만 6,000명이 일을 하다 다치고, 그중 17명이 사망한다(기계에 끼이거나 비계[1]에서 추락하거나 트럭 혹은 지게차에 치이거나 감전되거나, 아니면 총에 맞아서). 또한 매일 135명이 작업장에 노출된 독성

---

1 높은 건물을 지을 때 딛고 서기 위해 굵고 긴 나무 따위를 써서 다리처럼 놓은 시설.
　— 옮긴이

물질이나 화학물질로 인한 질병 때문에 사망한다. 이 사상자 수는 승객과 승무원 전원이 사망하는 주요 항공기 사고가 매일 일어나는 것에 비견될 수 있다(Silverstein, 1995). 이로 인한 경제적 비용 또한 만만치 않다. 직간접 비용을 합하면 1,739억 달러에 이르며, 이는 국내총생산(GDP)의 3%에 해당한다(Leigh, Markowitz, Fahs, Shina & Landrigan, 1996).

새로운 형태의 노동이 증가하면서 새로운 형태의 위험 또한 분명해지고 있다. 인간공학적인 문제가 늘어나고, 수근관증후군[2] 같은 반복성 운동장애가 도처에서 나타나고 있다. 미국 노동통계국(Bureau of Labor Statistics)에 따르면 1983년에 2만 7,000건의 반복성 운동장애가 보고되었는데, 1991년에는 22만 4,000건으로 늘어났다. 이 문제는 점차 심각해져서 1996년에는 수근관증후군이 가장 긴 병가일수(중앙값 25일)를 기록하는 주요 질환이 되었다(U. S. Department of Labor, Occupational Safety and Health Administration, 1996).

1997년 미 직업안전보건청(Occupational Safety and Health Administration: 이하 OSHA)의 예산이 3억 2,500만 달러였던 데 비해, 식품의 질을 감독하는 연방 기관인 식품안전검사국(Food Safety and Inspection Service)의 예산은 거의 6억 5,000만 달러, 환경보호청(Environmental Protection Agency: EPA)의 예산은 70억 달러를 기록했다.[3] 작업장 감독을 위해 OSHA가 보유하고 있는 현장 감독관의 수는 채 1,000명이 되지 않는다. 미국에 650만 개의 작업장이 있는

---

2 팔목에 각종 신경과 힘줄이 지나가는 통로인 수근관이 어떤 원인에 의해 좁아지면서 신경이 눌려 나타나는 각종 증상과 징후의 통칭으로, 반복긴장손상의 대표적인 질환이다. ― 옮긴이

3 1997년 회계연도에 국립 직업안전보건연구원(the National Institute for Occupational Safety and Health: NIOSH)은 1억 4,100만 달러, 광산안전보건국(Mine Safety and Health Administration)은 1억 9,700만 달러의 예산을 지원받았다.

것을 감안할 때, 현재의 속도대로라면 OSHA는 매 사업장을 87년에 한 번씩 점검할 수 있게 된다(Reich, 1993). 연방 정부는 (OSHA를 통해) 이 문제를 다루기 위해 매년 노동자 1인당 겨우 3달러 정도를 쓰는 셈이다(Silverstein, 1995).

이러한 상황이 의미하는 것은 단순히 건강이나 비용에 대한 위협이 아니라(물론 이것이 심각하기는 하지만), 무엇보다도 많은 노동자들이 모욕적이고 심지어 견디기 어려운 조건에서 일해야 한다는 것이다. 미국의 많은 노동자, 그리고 세계 다른 곳의 무수한 노동자가 경험하는 비참한 노동조건을 충분히 이해하는 사람은 거의 없다. 광산, 육가공 공장, 소규모 사업장, 창고, 인쇄소, 자동차 정비소, 공작 기계 공장, 보전실, 거의 항상 검댕과 먼지로 가득 차 있는 작업장 ─ 화장실은 불결하고, 신선한 공기란 존재하지 않으며, 식사 공간이 없거나, 있어도 부적합한 그런 곳 말이다(Parker & Solomon, 1995).[4] 만약 이것이 대기업의 복도나 정부 기관 사무실의 노동환경이었다면, 기업 임직원들이 이러한 상황에 과연 어떻게 반응할지 또는 어떻게 분노를 터뜨릴지 상상해보자.

미국에서 얼마나 많은 사람이 작업 관련 질환과 손상 때문에 고통받는지 정확하게 말하기는 어렵다. 하지만 이용 가능한 자료를 살펴보면 정신이 번쩍 들 지경이다. 다른 선진국과 비교해보면 미국은 대부분의 서유럽 국가와 일본보다 작업장 사망재해율이 훨씬 높다(〈표 2.1〉).

직업성 질환과 손상으로 인한 사상이 산업 생산의 불가피한 결과가 아니라 사회적 구성물이라는 우리의 주장은 결코 새로운 것이 아니다(Rosen, 1943).

---

4   최근의 사례를 예로 들면, 한 소규모 납 제련소(그 자체로 직업 및 환경보건 문제를 야기하는)는 노동자에게 식당을 제공하지 않았다. 그 대신 화장실의 변기 물탱크 위에 전자레인지를 놓아두었다. 제련소는 모든 표면이 납 분진으로 완전히 오염되어 있었다. 노동자는 모두 이주 노동자였고, 노동조합은 없었다.

<표 2.1> 일부 국가의 직업성 사망재해율

국 가	사망재해율(100만 명 — 노동시간당)
미 국	.105
프랑스	.074
서 독	.080
그리스	.053
영 국	.034
스웨덴	.018
일 본	.030

자료: Per million person-hours worked. National Safe Workplace Institute. *Unmet Needs: Making American Workplaces Safe For the 1990s*(Chicago: Author); cited in McGarity and Shapiro, Workers at Risk(1993. p.5).

그런데도 직업의학, 산업위생, 직업역학 — 그리고 경제학 — 은 정치, 정책, 사회적 구성 개념이 자연과학에서 동떨어지거나 부차적인 것이라는 가정하에 교육되거나 실행되고 있다. 노동환경에 대한 다수의 연구는 노동의 방식을 결정하는 사회적·경제적 요인을 강조하는 것과, 작업장 유해요인 개선을 위한 기술적 문제에 초점을 맞춘 것으로 구분할 수 있다. 직업 관련성 안전보건 유해요인과 그것의 제거 혹은 관리에 대한 이해 방식을 상당 부분 결정하는 사회적·정치적·경제적 요인에 대해서는 아직 어떠한 체계적인 설명도 존재하지 않는다.

직업성 질환과 손상은 경제활동의 '직접적 결과'라는 점에서 여타의 건강 문제와는 뚜렷이 구분된다. 이 책의 분석은 작업장에 대한 관리 통제, 기술적 결정, 노동과정을 직업보건의 중심에 두고 있다. 이 모형에 의하면, 노동환경을 이해하기 위한 핵심적인 관계는 경영진의 작업장 지배를 나타내는 통제, 노동자, 잠재적인 유해요인의 '삼각형'으로 표현될 수 있다. 이러한 관

<표 2.2> 노동자, 경영진 및 유해요인이라는 핵심 관계에 영향을 미치는 주요 행위자

1. 전문 컨설턴트, 대학, 연구 기관은 전형적으로 작업장 유해요인에 대한 과학적 정보와 그것을 개선하기 위한 수단을 제공한다. 다양한 연구 기관은 정부와 협력해 일할 수도 그렇지 않을 수도 있다.

2. 정부는 전형적으로 직업안전보건에 관한 기준을 마련하고 이를 집행한다. 또한 대부분의 국가에서 정부는 노동환경 유해요인에 대한 연구를 지원하거나 개시하는 데 중요한 역할을 한다.

3. 보험회사는 미국에서 다른 부문과 마찬가지로 중요한 행위자이다. 이들은 기업이 산재보험에 가입하는 경제적 배경을 제공하며, 보험료를 통해서 기업이 안전보건을 증진시키도록 장려할 수도 있다.

4. 노동조합은 조직화된 노동자에게 집단적 힘을 제공한다. 이들은 노동조건을 협상하고 경영자의 특권에 대항하는 평형추로 기능할 수도 있다. 미국의 많은 노동조합은 스스로 안전보건 담당자를 두고 노동자와 노동자 대표에게 관련 정보를 제공한다. 그들은 또한 기준 마련, 규제, 시행을 위한 로비 활동을 통해 정부가 작업장 유해요인에 대해 책임감 있게 행동하도록 압력을 가하기도 한다.

5. 보건의료 체계는 재해 노동자를 다룬다. 노동자는 (접근성에 따라) 다양한 시점에 다양한 수준의 관련성을 가지고 이 체계에 진입한다.

계는 〈표 2.2〉에 나타난 것처럼 역사적·이념적 맥락에 깊숙이 자리 잡고 있으며, 다른 특정한 제도와 개인의 영향을 받는다.

특정 시기, 특정한 사안에 대해서는 다른 힘이 결정적 역할을 할 수도 있다. 직업안전보건 분야의 활동가는 지식과 정보를 제공하고 저항을 조직화함으로써 노동자의 건강 문제를 제기할 수 있다. 기자나 언론인은 특정 문제를 포착하거나 생생한 재해 현장에서 자극을 받아 노동환경을 조사할 수 있고, 그렇게 함으로써 노동환경 쟁점에 대한 인식을 높이는 데 중요한 역할을 하기도 한다. 왜 어떤 특정한 직업안전보건 문제가 어떤 한 시점에서 주목받는지에 대해 많은 이유가 있을 수 있지만, 현재의 체계 안에서 일차적인 행위자는 〈표 2.2〉에 나열된 다섯 종류의 핵심적 주체라 할 수 있다.

직업성 질환과 손상의 정치경제적 측면에 대한 논의는 다음과 같은 내용에 초점을 맞출 것이다. (1) 질환과 손상의 생산, (2) 질환과 손상에 대한 인식이나 인정, (3) 관리 방법, (4) 피해 노동자에 대한 보상. 우리가 전개할 고찰의 맥락은 정치경제의 원칙과 구조에 최우선을 두고 있기 때문에 이러한 구분은 다소 자의적이라고 할 수 있다. 이윤 추구라는 중심 원칙, 산업에서 정부의 적절한 역할과 간섭주의적 국가의 부상을 둘러싼 논쟁, 정부를 통한 계급과 이익집단 간의 갈등 해결 등이 앞으로 빈번하게 다루어질 주제들이다. 정치경제 측면에서 보자면, 미국 사회에서 노동의 상대적인 취약함은 어떤 결정적인 방식으로 (그것도 노동자에게 해가 되는 방식으로) 직업안전보건 문제의 해결에 영향을 미친 것으로 보인다.

2. 질환과 손상의 생산

직업성 질환과 손상은 재화와 서비스의 생산에서 비롯된다. 이러한 생산은 노동자를 그들의 건강과 안녕에 해로운 물질 · 기계 · 기술 · 노동방식에 노출되도록 만든다. 우리는 특히 생산의 기술, 속도 및 용량, 산업구조, 노동시장 특성의 상호 교차하는 역할들을 함께 다룰 것이다.

기 술 과 질 환 생산에서 기술의 선택은 공학적이면서도 정치경제적인 결정이다(Noble, 1979). 특정 물질 사용, 업무의 조직화, 특정 기계 활용, 상호관계의 방식은 경제적 · 사회적 필요와 제약에 의해 결정된다. 예를 들어 면방직 생산에서 자동 직조기를 도입한 것은 기업 간 경쟁의 결과였을 뿐 아니라 최소한 부분적으로는 업계 노사 갈등의 결과이기도 했다(Levenstein et al., 1987). 또한 형광등 제조에 대한 결정과 이로 인한 노동자의 베릴륨 노출 위험은 실바니아(Sylvania)[5]사의 시장점유율 증진 전략의 일부였다(Zwerling, 1987). 생산기술을 효율적으로 추구하는 데에는 비용을 최소화하고 효과적인 노동과정을 가능케 하려는 경영진의 요구가 내재해 있다. 기술 선택에 관해 사업주가 내리는 결정에는 직업 안전보건 유해요인에 수반되는 총비용이 좀처럼 고려되지 않는 것처럼 보인다. 위험한 노동조건을 개선하려는 현재의 노력에는 구형 장비를 고가의 신형 장비로 교체하는 것, 생산과정의 재조직, 노동자를 어렵게 재훈련시키는 것, 혹은 기술 주도의 혁신에 알 수 없는 비용을 투자하는 것 등이 포함된다. 키보드 사용으로 인해 최근 급속히 늘어난 수근관증후군은 기술 혁신이 건강에 부정적인 영향을 준 대표적 사례로 보인다.

▌생 산 의 수 준

때로는 장비나 노동 활용의 강도, 작동 규모가 유해요인 노출에 상당한 영향을 미칠 수 있다. 이를테면 제2차 세계대전 동안 생산 요구가 늘어나면서 석면이나 면방직 노동자들은 더 많은 분진에 노출되었을 수 있다(Levenstein et al., 1987). 또한 교대제가 늘어나면서 장비가 더 빨리 노후화하고 분진 관리의 실패로 이어졌을 수도 있다. 이렇게 수요가 큰 시기에는 통상적으로 고용이 금지되어 있던 특별히 취약한 사람들이 활용되기도 한다. 예컨대 아동 노동 금지법은 전쟁

---

5 1924년 미국 펜실베이니아 주에 설립된 전구 생산 기업. 정식 명칭은 오스람 실바니아 사(Osram Sylvania Inc.)이다. ─ 옮긴이

동안 느슨하게 적용되었다. 또한 산업화는 위험한 환경에 노출되는 노동자의 절대 규모를 증가시킬 수 있다(Legge, 1920).

물론 실업과 불완전고용도 그 자체로 건강에 부정적인 영향을 미친다. 아무리 위험한 작업환경이라도 심각한 빈곤에 직면한 노동자에게는 매력적으로 보일 것이다. 산업화의 최종적 결과는 노동자의 사망률과 사망 유형의 변화가 될 수도 있다(Kuhn & Wooding, 1993; 1994).

▌산업구조의 영향

직업성 질환과 손상의 발생에서 좀 더 미묘한 측면은 기업 간 경쟁, 산업의 정치경제적 정의와 관계가 있다. 한 산업 분야에서의 수직적 통합은 생산을 안정시키고 계획하려는 잠재력에 의해 제한되는 경향이 있다. 예를 들어 정비소와 자동차 판매업은 매우 경쟁적인 소규모 사업으로서, 고도로 집중화된 자동차 산업의 일부분으로 간주되지 않는다. 이와 비슷하게, 고도로 집중화된 산업적 '원료' 이용자와 비교할 때, 농업은 상대적으로 경쟁적인 영역이다. 경제의 한 부문에서 이루어지는 생산 방법과 기술에 관한 결정은 다른 부문에서 발생하는 직업적 유해요인에 심각한 영향을 미칠 수 있다. 예를 들어 면 수확의 기계화는 방직공장 분진 중 부가잡물의 함량을 증가시켰고, 이는 방직 노동자의 면폐증(만성 기관지염, 때때로 폐기종이나 천식과 동반되는) 발생률을 증가시켰을 수 있다. 한편 농업의 산업화와 개발도상국에서 신흥 산업을 위한 상품 작물 개발은 농업 노동자가 경험하는 유해요인의 특징을 변화시킬 수 있다. 그러한 유해요인의 발생은 계획적 산업 개발을 하는 국가에서도 눈에 띄지 않은 채 일어날 수 있는데, 이는 개발주의자들의 좁은 시야 때문이라 할 수 있다(Levy & Levenstein, 1990).

┃ 노 동 시 장 의 특 성   전체적인 혹은 특정 유형의 노동이 가진 상
대적 희소성은 특정 산업에서 생산과 관련
한 기술적 선택과 이로 인한 유해요인 발생에 영향을 미칠 뿐 아니라, 노동
자가 노동환경을 개선하기 위해 경영진에 행사할 수 있는 선택권이나 압력
에도 영향을 미친다. 고용 수준이 낮으면 노동조합의 영향력은 제한될 수
있다. 일부 산업의 경우, 고용률이 높은 시기에는 적절한 노동력 공급 유지
에 애태우며 직업성 유해요인에 좀 더 관심을 기울이던 사업주가 노동력 수
요가 감소함에 따라 안전보건 기준을 완화하는 모습을 보여주기도 한다. 또
한 사업주는 특정한 노동력 부족에 직면해 비용을 감소시키고 숙련 노동자
의 영향력을 약화시키기 위해, 알려지지 않은 유해요인을 수반하는 기술적
변화를 도입할 수도 있다. 마지막으로, 노동과정을 통제하려는 (노동자들의)
시도는 사업주를 자극해 노동자 건강에 악영향을 미치는 생산 방법에 기술
적·행정적 변화를 가져올 수 있다.

3. 직업성 질환의 인식

한편 직업성 질환과 손상은 노동을 생산에 이용하는 기술에 의해 발생한
다. 불건강은 '객관적' 문제로 보일 수도 있지만 질환과 손상의 인식에서는
정치경제적 고려가 중요하다. 노동자의 건강을 관찰하는 전문가들은 생산
체계에서 각기 다른, 때로는 상반되는 위치를 차지하고 있다. 따라서 이들
은 다른, 때로는 그들의 위치를 결정하는 좀 더 중요한 요인에 이끌리거나
제한된 관점으로 직업성 질환과 손상을 이해한다(Bayer, 1988). 예를 들면,
결근에 관심이 많은 경영자는 작업장의 유해요인보다 노동자의 생활양식

에 초점을 둘 것이다. 일부 직업보건 연구자들은 소속 기관에서의 책임과 갈등관계에 놓일 수도 있다. 어떤 관찰자는 생산과 그 통제체계에서 매우 주변적인 관계만 가지고 있기 때문에 질환과 손상의 직업적 병인에 무지할 수도 있다. 예컨대 치과의사는 환자의 노동상태에 대해 거의 질문하지 않는다.

▌ 노 동 자　　노출과 질환 및 손상의 관련성이 뚜렷한 경우는 아마도 노동자 자신이 그들의 직업적 유해요인과 불건강에 대해 가장 잘 알고 있을 것이다. 직업보건 관련 문헌에는 노동자가 보건 전문가에게 유해한 상황에 대해 경고한 사례가 충분히 나타나 있다(Levy & Wegman, 1988). 그러나 산업 생산이 점차 복잡해지고 생산과정에 대한 사업주의 통제가 강조되면서, 노동자는 좀 더 미묘하고 때로는 파괴적인 유해요인에 대해 정보를 얻기가 점차 어려워졌다. 노동자는 자신의 질환을 이해하기 위해 경영진과 보건 전문가에게 점점 더 의존해야 한다. 그러므로 어느 노동자가 자신이 아프다는 것을 '알게' 되더라도, 그 질환의 직업적 원인은 불분명하거나 단지 의심으로 끝나고 만다.

　노동자의 경제적 상황은 그들이 병의 원인을 '알고 있는 것'과 다르게 행동하도록 만들 수도 있다. 노동자에게는 병의 원인을 정확히 진단하는 것보다 가족 임금을 유지하는 것이 더 중요할 수 있다. 실제로 노동자가 직업상 안전보건 유해요인에 대해 의심하더라도 합리적인 대체 일자리나 노동환경의 변화 가능성을 깨닫지 못한다면, 유해요인을 '알고' 싶어 하지 않을 수도 있다. 더구나 노동자는 일부 유해요인과 질환을 단순히 그 직업의 일부라고 여기기도 한다('항상 그래왔고 언제나 그럴 것이다'). 따라서 문제가 있다는 것을 '알지' 못하고 그 상황을 '비정상적인' 것으로 인식하지 못한다. 노동계급의 삶의 현실은 가족의 경제적 생존에 일차적 강조점을 두고 있다. 그래서 생계 부양자의 건강에 영향을 미치는 유해요인은 운명론적으로('기꺼이 감내하면서') 받아들여진다(Nelkin & Brown, 1982).

노동자가 자신의 질환에 대한 해석을 경영진이나 보건 전문가에게 의존하는 만큼, 앞서의 고려사항은 노동자가 자신의 노동환경이 '안전'하다고 확신하는 데 기여하게 된다. 더욱이 의료비는 노동자가 보건의료 체계 이용을 단념하게 할 만큼 상당한 수준에 이르기도 한다.

하지만 다음과 같은 상황에서 노동자는 직업성 유해요인과 인지된 질환을 문제로 여기고 행동에 나설 것이다. (1) 만일 유해요인이 강렬하고 그 효과가 심각한 것으로 여겨지거나, (2) 분명한 대안이 있는 것으로 생각되거나, (3) 노동자의 협상 위치가 사업주에 비해 강력하거나, (4) 유해한 상황을 교정하기 위해 새로운 방법을 이용할 수 있다고 여겨질 때 등이다. 이러한 상황은 위험이 명백하게 드러나는 산업재해 노출(안전조치가 없는 프레스, 불안전한 비계 등)에 더욱 흔하게 적용된다.

노동조합에 소속된 노동자는 그들의 건강 문제에 조합이 반응하는 것을 볼 수도, 보지 못할 수도 있다. 일부 조합은 산업 유해요인에 매우 관심이 높은 반면, 어떤 조합은 그러한 쟁점에 대한 노동자의 전투성이 정치적 모반으로 이어지지 않을까 우려하기도 한다. 또 한편에서는 전체적인 협상 전략의 일환으로써 다른 요구와 맞바꾸기 위해 직업보건에 대한 관심을 일깨우기도 한다. 조합 지도부가 기술 선정의 관리적 통제를 (경영진의) 불가침 영역으로 여기는 만큼, 협상 전략은 조합원의 관심을 다른 곳, 즉 '승리할 만한' 쟁점으로 향하게 하는 것으로 끝날 수 있다.

마지막으로, 노동자 스스로 자신의 건강에 대한 기대가 매우 낮다는 점을 짚고 넘어가야 한다. 불건강을 받아들이는 정도만큼 직업성 유해요인에 대한 노동자의 관심은 낮아질 것이다. 실제로 일부 노동자, 특히 저임금, 소수 인종 노동자는 일이 위험하기 때문에 자신이 그 일자리를 얻을 수 있는 것이라고 생각하며, 작업장을 '개선'하려는 어떠한 노력도 일자리를 위태롭게 만들 수 있다는 두려움이 있다.

▌경 영 진   노동자의 불건강, 직업성 질환 및 손상에 대한 경영진의 인식은 경제적인 고려에 의해 크게 영향을 받는다. 특정 상황에서 (특히 생산성에 영향을 받는다면) 사업주는 결근과 전반적인 노동력의 쇠약함으로 표현되는, 유해요인 노출에서 비롯된 손해에 관심을 가질 수 있다. 또한 산업 유해요인에 대한 대중의 항의와 언론의 관심을 우려하기도 한다. 이는 정부 규제나 다른 공적 개입에 대한 우려 때문이기도 하고, '이미지'와 홍보에 미치는 영향 때문이기도 하다. 게다가 산재보상의 비용은 노동자 건강에 대한 경영진의 평소 태도에 의해 큰 영향을 받을 수 있다. 마지막으로, 경영진이 건강 문제에 관심을 갖는 것은 단체교섭의 압박, 혹은 노동조합이 없는 곳일지라도 유해한 작업으로 인한 노동자 채용의 어려움, 건강 쟁점과 관련된 불만에서 비롯된 노동조합 결성 가능성 때문이라고 할 수 있다.

하지만 사업주에게는 노동자의 불건강을 인식하고도 그것을 개인적 습관이나 지역사회 환경의 탓으로 돌림으로써 직업성 질환과 손상의 비용을 '외부화'하려는 커다란 유인이 있다. 이를테면 고용주는 결핵이나 흡연 관련성 질환 등의 폐질환을 예방하려는 지역사회의 노력은 지원하면서도 호흡기에 유해한 직업성 노출의 존재나 심각성은 부인할 수 있다.

한편 경쟁만으로도 일부 기업의 더 많은 관심을 이끌어낼 수 있다. 기술적으로 '진취적인' 기업, 즉 조금 뒤처진 경쟁사를 희생양 삼아 노출에 대한 정부 규제를 진행시키는 기업은 대중적 이미지도 좋아지고 공중보건 측면에서 자신의 투자정책을 더욱 정당화시킬 수도 있다. 이렇게 해서 노동자 건강 유해요인에 대해 진지한 관심을 갖는 사업주는 장기적인 기업 이익의 관점에서 이를 경제적으로 정당화할 수 있는 근거를 충분히 갖게 된다.

또한 산재보상 지불은 많은 사업주에게 '자중 손실(dead weight loss)'[6]로 여겨지기도 한다. 질환과 손상 예방을 위해 유해요인 노출 관리를 지원하는 회사라 해도, 질환의 통계적 존재 가능성은 인정하되 특정 사례를 문제 삼으면서 보상을 요구하는 개별 노동자의 청구에 대해서는 이의를 제기하기도 한다(Barth & Hunt, 1980).

다른 사회적 요인도 질환과 손상에 대한 경영진의 인식에 영향을 미칠 수 있다. 증상은 '열등한' 인종적 특성에서 비롯된 문제이거나 낮은 계급의 사회적 행위 때문인 것으로 해석되기도 한다. 예컨대 '월요일 아침에 증상을 느끼는' 면폐증을 두고 어떤 이들은 노동자의 주말 음주 습관 때문이라고 생각해왔다. 반면 직업안전보건 분야에서 활동했던 가장 중요한 초기 전문가 중 한 사람인 앨리스 해밀턴(Alice Hamilton)은 그녀 자신이 중상류계급이며 인맥이 있었기 때문에 직업성 질환에 대한 경영진의 관심을 일부 이끌어낼 수 있었다(Hamilton, 1943).

보 건 전 문 가 보건 전문가의 인식을 이해하는 데 핵심적인 개념은 '직업적 역할'이다(Nowotny, 1975). 의사, 간호사, 산업위생사는 한편으로 과학·의학·공중보건 학문 분야에서 훈련을 받으며, 다른 한편으로 생산체계와 관련된 다양한 위치에서 그들의 수입을

---

6 비효율성이 사회 전체에 야기하는 순비용. '불필요한 낭비'를 지칭한다. ― 옮긴이

벌어들인다. 흔히 유해한 산업 노출의 조짐은 노동자가 주치의나 지역사회 보건의료 체계에 접촉함으로써 처음 포착된다. 그러나 기업이 지배하는 단일 산업도시 외곽에서, 일차 보건의료 담당자는 작업장을 통제할 수 없고 접근조차 거의 불가능하다. 아마도 이런 이유 때문에 의사와 간호사는 직업 보건에 대한 훈련을 거의 받지 않으며, 진료 과정에서도 직업적 고려는 대충 생략되었을 것이다(Levy & Wegman, 1988). 일차 보건의료 담당자가 직업적 유해요인에 주목한다고 해도, 많은 노동자가 직면하는 한정된 고용 기회 때문에 노동자에게 조언을 하는 데에는 제약이 따른다. 더구나 노동자의 보상 문제를 전문으로 하는 의사는 주로 손상 분야와 관련이 있으며, 관리를 통한 노출 제거에 직접적인 관심을 기울이기보다는 손상의 보상 가능성에만 관심을 갖는다. 그래도 이들은 생산 결정에 대해 최소한 간접적으로라도 접근할 수 있다. 즉, 그들이 확인한 결과는 산재보험료의 경험료율이나 보험회사의 직접적 통제를 통해 관리 영역으로 전달될 수 있다. 그런데 이런 의사들은 경제적 이해가 달려 있는 행위자(즉, 보험회사)에 고용되어 있기 때문에 직업병을 잘못 정의하거나 진단하기 어려워하는 경향이 있다. 마찬가지로, 기업에 고용된 의사나 간호사는 전문가로서의 책임감과 사업주에 대한 경제적 의존성에서 비롯한 상충된 요구에 직면해 있다. 덧붙여, 기업의 장기적인 재정적 생존 가능성은 유해요인에 대한 관심을 필요로 한다. 개선 관련 비용이 기업의 수익성에 심각하고 장기적인 위험을 초래할 수 있기 때문이다. 그러므로 경영진에게 영향을 미치는 다양한 압력은 회사에 고용된 의사와 산업 간호사에게도 비슷하게 영향을 미칠 수 있다(Bayer, 1988). 그러한 상황이라면 채용 전 신체검사, '손실 관리', 산재보상 비용 감소, 노동자가 경제적으로 역할을 다하기에 적합한 건강 수준의 확보 등이 강조될 수 있다. 최근에는 직업성 유해요인보다 개인 행태에 초점을 둔 '사업장 건강

증진'이 의료비 증가를 우려하는 기업과 보건 전문가의 관심을 얻고 있다 (Kotin & Gaul, 1980).

대체로 산업위생사는 다른 전문가에 비해 기업의 생산과 더욱 밀접한 관계를 맺고 있지만, 기업 의사나 간호사와 마찬가지로 흔히 경영 부서보다는 자문 부서에 속하게 된다. 이러한 근본적 구분은 중요하다. OSHA와 여타 규제 기관이 기업 조직 위계 내에서 안전보건 관련 전문가의 위상을 높였지만, 본질적으로 자문 부서는 생산 관리자에 대한 조언 역할밖에 하지 못하기 때문이다. 의사와 비교해볼 때 산업위생사의 훈련은 공학 분야와 더욱 밀접하게 연관되어 있다. 여기에는 성문화된 혹은 구두상의 비용 - 효율적인 생산의 경제학이 포함된다.

안전보건 담당자는 직업성 질환과 손상의 인식에 대해 (경제적 의존성에 근거한 기업 충성심에 덧붙여) 최소한 세 가지의 각기 다른 지향을 고려한다. 우선, 공학적 윤리는 생산 효율성을 매우 강조한다. 한편 과학적 윤리는 특정 직업성 노출과 관련된 질환의 결정적 근거를 요구하는 경향이 있어서, 건강영향 정보에 대해 보수적인 접근법을 견지한다. 그리고 임상의학적 혹은 보건학적 윤리는 손상이 발생할 수 있는 징후가 있는 곳에 예방적 조치를 강조해 노동자의 상태에 초점을 둔다. 이렇게 해서 경제적 고려는 관련된 특정 전문 분야와 생산구조에서 특정 전문가의 위치에 따라, 직업적 역할과 전문가 지향성 사이의 상호작용을 통해 노동자 질환에 대한 인식에 영향을 미친다.

국 가 와 법 체 계 직업성 질환과 손상에 대한 인식이 어떻게 국가나 법체계와 매개되는지 이해하려면, 먼저 자본주의 사회 근대 정부의 세 가지 개념 혹은 특성을 이해해야 한다. 헤게모니, 계급 갈등, 관료주의가 그것이다. '헤게모니'나 자본 지배의 구조적 개념에 의하면 지배계급은 국가와 그에 수반된 법질서를 통해 자신들이 (피지배계급을 포함한) 사회 전체의 이익과 의견을 수호하며 보장하고 있음을 성공적으로 드러낸다(Alford & Friedland, 1985; Noble, 1986; Gramsci, 1971). 다소 투박한 도구 이론은 국가와 법적 지배의 역할을 축소하는 경향이 있다. 이것이 단지 지배적인 자본가계급의 이해에 복무하며, 계급 갈등을 중개하고 억제하기 위해 체계의 정당성과 안전성을 보전하는 방식으로 사회적·경제적 문제에 개입하는 것이라고 본다. 따라서 노동계급에게 주로 영향을 미치는 사회문제(이를테면 직업성 질환과 손상)는 경시되게 마련이며, 본질적으로 만족스러운 현존 계급관계의 주변적인 문제로 여겨진다. 예컨대 최근 사례를 살펴보면, 주(州) 산재보상법에 따른 직업성 질환과 손상보상 청구에 대해 기업의 이의 제기 경향이 뚜렷하게 증가하고 있다. 직업성 질환 문제와 관련된 과학적 불확실성을 언급함으로써 그러한 논란에 추정상의 법적 근거를 제공할 수는 있다. 하지만 이러한 전술로 초래되는 실질적 영향은, 직업성 질환과 손상의 경제적 부담이 노동환경 통제권을 갖고 있는 자본가에게서 이미 질환 때문에 신체적·사회적 비용을 부담하고 있는 노동자에게로 이전된다는 점이다. 그렇지만 만일 국가와 법을 계급 권력의 도구로 볼 수 있다면, 또한 그들은 계급 갈등의 핵심적인 장으로 이해되어야 한다.

국가와 법적 체계가 지배적인 계급 권력을 정당화하고 신비화하는 데 이념적으로 복무하면서 기존의 계급관계를 중개하고 강화하는 기능을 한다 해도, 제한과 제약은 있기 마련이다. 국가와 법체계가 지배계급에 의해서만 배타적으로 활용될 수 없다는 점은 헤게모니 국가의 본성과 법의 형태 및 전통에 내재해 있다. 직업성 질환의 역사에서 진폐운동(black lung movement)[7]은 직업성 질환에 대한 스스로의 인식을 좀 더 광범위한 의학적 맥락 속에 위치 짓는 데 성공한 대항 헤게모니 권력의 실천 사례를 보여준다.

석탄 노동자는 (근본적으로는 정치적인 개념인) 자신의 질병을 정의하기 위해 투쟁했다. 이는 석탄산업이 취한 정치경제적 결정에서 비롯된, 예방할 수 있는 질환과 손상의 희생자로서 집단적 경험이 투영된 것이었다. 그들이 보여준 조직적 활동(로비 같은 법적 활동과 비공인 파업 같은 비합법적 활동 모두)의 고유한 정치경제적 비중은 법의 제정과 실행을 그들의 이익에 부응하도록 만들었다.

국가와 법체계에서의 유의한 계급 갈등과 그 반향은 현재 석면 관련 질환의 보상 및 예방과 관련해 분명히 드러나고 있다. 청구에 대해 이의 제기와 보상 거부가 있었지만, 청구인과 변호사는 사회복지법에 기대어, 혹은 업체에 대한 제3자 불법행위 책임 소송을 통해 직업성 질환과 손상의 인정, 대책을 어느 정도 이끌어낼 수 있었다. 일부 주에서는 제한 관련 법조문이 보상 청구를 가로막았지만, 청구인의 변호사는 법정을 설득해 '발견 시 기준(discovery rule)'[8]을 채택하도록 만드는 한편, 입법가는 노동자에게 일부 도움이 될 수 있는 수정안을 도입하기도 했다(Barth & Hunt, 1980).

이와 비슷하게 연방 정부는 보상법과 권익 침해(이른바 시장 교란) 법률에 따른 책임성 부과를 통해 직업성 질환과 손상을 예방하려던 시도가 실패했음을 깨닫고, 1970년에 통과된 직업안전보건법 형태로 규제를 하기 시작했다. 이 법령에 따라 설립된 국립 직업안전보건연구원은 직업성 유해요인과

---

7 좀 더 자세한 내용은 제5장에 기술되어 있다. ― 옮긴이
8 '발견 시 기준(discovery rule)'은 피해자가 피해 혹은 피고의 행위와 피해의 인과관계를 인식한 때를 기준으로 한다. 이와 달리 '폭로 시 기준(exposure rule)'은 잠복된 피해나 계속적인 사용에 의한 피해의 경우 그 시점을 정하기가 쉽지 않기 때문에 최후에 입은 피해를 기준으로 한다. ― 옮긴이

질환의 인식에 영향을 미칠 수 있는 상당히 중요한 제도적 구조였다. 이는 또 하나의 계급 갈등의 결과물로서, 기업의 권력 행사로부터 양보를 얻어내고 금지 조항을 부과하기 위해 피지배계급이 벌인 투쟁의 부분적인 성공 사례이기도 하다. 물론 법에 포함되었다고 해서 계급 갈등의 법적 결과로 발전해온 직업성 질환과 손상에 대한 인식이 더 이상 불변하는 것은 아니다. 기본적인 정치경제적 경향이 긴축재정, 비용 - 효과성, 규제 완화 등에 주목하는 동안에는 그러한 성과가 훼손될 수 있고, 실제로 훼손된다. 따라서 근대 자본주의적 민주주의 사회에서 국가가 계급 갈등, 승리, 패배 및 정치적 타협을 구성하는 정도는 일반적으로 규제 기관과 법체계의 공식적 · 비공식적 입장에 반영되어 나타난다.

그러나 국가와 법적 체계의 운영은 대부분 자본가에 의해 직접적으로 이루어지는 것이 아니라 전문가와 관료라는 중간계급에 의해 이루어진다. 이러한 환경에서 그들 특유의 정치적 · 경제적 · 전문가적 이해관계와 함께, 관료제도와 관료의 영향에 대한 쟁점이 제기된다. 이러한 제도는 앞에서 다룬 계급 갈등과 관련된 주제의 한 측면으로 여길 수 있다. 또한 앞에서 질환에 대한 '전문가적' 인식을 다룬 논의에 포함했던 다양한 고려사항도 어느 정도 포함한다. 그러나 여기에서 우리는 계급 갈등의 전통적 개념을 완전히 따르지는 않는, 고유한 정치적 힘으로서 '공중보건' 혹은 '전문가적' 윤리의 중요성을 유용하게 살펴볼 수 있다.

변호사와 판사, 법과 관련된 수련을 받은 정부 관료를 포함한 법 전문가들은 근본적인 계급 갈등의 중심 무대인 국가와 사법체계를 운용하는 데에 다소 자율적이면서 매우 중요한 역할을 수행해왔다. 이들은 판결을 통해서 논란이 되는 직업성 질환과 손상에 대한 인식을 중개하고 정당화시킨다. '법'을 운영하는 전문가는 법의 특정 형식과 특성, 법 자체의 독립적인 역사와 진화의 내적 논리 속에서 그들에게 깊이 배어 있는 오래된 전통을 믿는 경향이 있다. 그들의 근본적인 개인적 · 전문가적 이해는 형평성과 보편성이라는 기준에 근거한 논리적 규범으로 적용되는 법, 그리고 객관적 법칙의 집합체로서의 법이라는 분명한 중립적 입장을 유지하는 것이다. 그러므로 이들에 의한 직업안전보건법의 형성과 적용, 직업병에 대한 이들의 인식은 기업과 노동자 양측의 견해를 반영하는 것이 아닌 제3의 입장일 수 있으며, 관료주의의 특수한 정치적 비중이나 과정에 의존할 수 있다. 자본주의의 직업보건 하위체계에서 이러한 관료적 · 법적 · 준과학적 공무원 집단의 중요성을 과소평가해서는 안 된다.

4. 질환과 손상의 관리

관리체계의 도입은 희소한 공공 및 민간자원의 적절한 분배에 대해 의문을 제기하기 때문에, 질환과 손상의 관리 방법에 대한 정치경제적 영향은 상당히 중요하다. 더구나 관리 방법의 선택에는 사유재산, 국가의 적절한 역할, 기술에 대한 사회의 적정 통제라는 기저의 개념이 반영된다. 이것은 기업에 대한 규제와 규제 완화 논쟁을 둘러싼 현 정세 속에서 매우 정치적인 선택이 되고 있다.

산 업 위 생 산업위생의 접근은 세 가지 근본적인 대책, 즉 (1) 공학적 관리, (2) 개인 보호, (3) 행정적인 수단을 통해 노동자에게 유해한 노출을 제거하거나 감소시키는 것이다. 이러한 '도구' 사용은 기술적인 문제처럼 보이지만, 경제적 고려가 중요하다는 데에는 의심할 여지가 없다. 공학적 관리는 상당한 자본 지출과 관련이 있으며, 기업의 전반적인 투자 전략과 관계될 수 있다. 개인 보호는 흔히 단기적으로 더 저렴한 것처럼 보이지만, 장기간에 걸쳐 상당한 유지비용을 유발할 수도 있다. 직무 순환과 노동자 교육 같은 행정적인 수단은 외관상 소소한 유해요인을 다루며, 상대적으로 저렴한 방법으로 보인다. 그러나 금전적 비용만이 기업의 유일한 고려사항인 것은 아니다. 기술 선택과 노동과정을 통제하는 수준은 노동자와 경영진 양자에게 모두 영향을 미칠 수 있다(Braverman, 1974). 경영진은 노동자 참여를 포함하는 행정적 수단(예: 유해물질 표시와 노동자 감시체계)을 비용상의 이유로 공격하지만, 실제로는 통제권에 대한 우려 때문에 반대하는 것일 수 있다.

산업위생 관리 방법의 선택에서 기본적인 경제적 논쟁은 미래의 지출비용을 어떻게 적절히 추계할 것인가 하는 점이다. 미래의 비용에는, 다른 방식으로 자금을 활용했을 때 거둘 수 있는 수익을 나타내는 이자율에 의한 할인율이 적용된다. 따라서 현재의 지출이 미래에 이루어질 지출에 비해 커 보일 수 있다. 물론 이런 종류의 계산을 하게 되면 부수적인 대규모 자본 투자가 필요해질 수도 있기 때문에 경영진은 공학적 관리 방법을 채택하는 데 신중해진다. 회사가 채택한 할인율은 사회적 할인율과 상당히 다를 수 있다. 어떤 경우든 선택은 매우 먼 미래의 경제적 상황에 대한 추측을 포함한다(Boden, 1979).

│ 임 상 적 접 근 과 역 학 직업성 질환 관리에 대한 임상적 접근은 일차 보건의료와 직업의학의 분명한 분리에 의해 강한 영향을 받았다. 작업장에 접근할 수 없다면 노출 제거나 감소보다는 노동자를 노출로부터 옮기는 데에 초점을 두게 된다. 직업성

유해요인과 질환 사이에 특별한 연관성이 없는 경우, 임상의는 흔히 직업력 (occupational histories)을 무시하고 그 대신 흡연 같은 개인 습관과 치료에 초점을 맞춘다. 특히 고용 기회가 제한된 곳이라면 노동자가 직업성 질환에 대한 진료를 받는 중에도 작업장에서의 유해요인 노출 문제가 전혀 언급되지 않을 수 있다. 상황에 따라 사회계급, 인종적·민족적 특성이 고려되기도 하는데, 이를테면 의사가 과도한 음주, 흡연 혹은 '꾀병'같이 바람직하지 않은 노동자 행태를 관찰했을 때 특히 그렇다(Berman, 1978).

의학에 뿌리를 둔 역학도 연관된 문제를 제기한다. 대개 기업이나 산업 외부에 있는 연구자들이 역학 연구를 수행하기 때문에, 노출을 특성화하는 것이 부적절할 수도 있다. 그러한 통계적인 연구는 유해한 상황에 대해 추측만을 가능케 한다. (존재한다면) 노출 자료의 관리는 노출 자체의 관리와 마찬가지로 여전히 경영진의 손에 놓여 있기 때문에, 역학 연구의 효과성과 가치는 경영진의 협력에 달려 있게 마련이다. 이렇게 해서 경제적 이해관계는 간접적으로 직업성 질환 연구에 영향을 미칠 수 있다.

▌기 술 과 경 제 의 중 요 성   직업성 질환과 손상에 대한 산업 위생학적, 임상-역학적 접근을 제한하는 기저의 핵심적인 정치경제적 맥락은 각각의 학문 분야가 검증을 위해 제시하는 가설의 본질을 이룬다. 질환과 손상, 공인된 관리의 존재는 그것이 당연히 주어진 것으로 여겨지는 상황에서 검토된다. 그러나 특정한 경제적·기술적 상황은 특정한 정치적·경제적 질서에 의해 결정되며, 불가피하지도 신성하지도 않다(Navarro, 1982). 그나마 산업위생에서는 의학 분야보다 좀 더 여유가 있는 것 같은데, 이는 전자가 생산체계와 좀 더 밀접하게 연관되어 있기 때문이다. 하지만 외부의 보건 전문가는 주변적인 위치

로 인한 제약이 훨씬 적다는 점에서, 직업성 질환과 손상에 대한 관심을 표명하고 경고하는 데 더 자유로울 수 있다.

▌규 제 의   정 치 경 제

국가의 역할에 대한 앞의 논의는 질환과 손상의 인정보다는 통제 문제에 더 잘 들어맞는다. 규제에 대한 제한이 얼마나 강력하게 추진될 수 있을지는 분명치 않지만, (적어도 미국에서는) 자본가 기업의 필요에 의해 추진되는 것이 사실이다. 경제학자들은 기업에 대한 규제가 가져올 파괴적 결과에 특히 민감하다. 그렇지만 대부분의 기업은 새로운 규제에 합리적으로 잘 적응하는 것처럼 보이며, 일부는 새롭고 덜 유해한 생산 설비와 장치를 통해 이윤을 증가시키기까지 한다(Ives, 1985). 그럼에도 규제하는 측은 새로운 기준이 산업에 미칠 영향을 반드시 고려해야 하는데, 이는 이윤 극대화라는 지상명령이 보호되어야 함을 뜻한다.

그와 동시에, 규정을 만드는 과정은 경제적 · 정치적 행위자 사이에 벌어지는 갈등과 타협의 새로운 장이 되어가고 있다. 또한 이를 넘어, 규정의 실행을 둘러싼 투쟁은 노동과 자본 간의 격전지라 할 수 있다. 잘 조직화된 정치 세력은 그러한 전투에 자신의 전문가를 집결시킨다. 안전보건 규제의 적대적 특성을 통탄해하는 이들은 논쟁에서 그들이 바라던 만큼 잘하지 못하고 있다.

▌연 구 의   정 치 경 제

직업보건 연구는 다양한 방식으로 정치경제적 요인의 영향을 받아왔다.

(1) 연구 기금의 출처는 연구 주제의 선택과 연구 방향에 영향을 줄 수 있다. 연구의 우선순위는 정치적 · 경제적 행위자에 의해 강한 영향을 받을

수 있다.

(2) 연구 주제가 되는 문제를 정의하는 데에 경제적 이해관계를 반영할 수 있다.

(3) 연구와 관련된 학문 분야에는 특정 분야의 상대적인 정치적 힘이나 현재의 인기에 따라 외부의 정치적 고려가 반영되기도 한다.

(4) 고려되는 문제 해결의 범위는 정치적 그리고/또는 경제적 제약에 달려 있을 수 있다.

(5) 연구방법에서 효율성 개념(연구자에게 가해지는 경제적 제약을 나타냄)은 종종 연구 수행에 영향을 준다.

(6) 정치적 · 경제적 고려가 연구 결과의 출판에 영향을 미칠 수 있다. 연구자의 직업적 위치(민간 기업, 정부 기관, 연구 기관 혹은 대학 등)는 과학적 정보의 흐름을 차단할 수 있다.

직업성 질환과 손상에 대한 보상

직업성 질환과 손상에서 비롯된 경제적 영향으로부터 보호받으려는 노동자의 시도는 질환과 손상의 정의, 직업성 유해요인에 대한 연구는 물론, 관리기술에 대한 연구와 실행에도 영향을 미친다. 과학자는 노동자가 걸린 질환이 직업성이라는 것을 인정하기 위해 노출과 건강영향 사이의 관계가 명백하게 나타난 증거를 요구할 수 있다. 직업성 질환에 대한 정의는 좀 더 엄격하게 발전해왔는데, 이는 사업주 책임과 관련 없는 '통상적인 생활 질환'과 달리 금전적 보상의 문제가 걸려 있기 때문이다(Barth & Hunt, 1980). 의학 연구자는 직업 관련성 질환의 경우 '주관적인' 증상 보고에 불편해한다. 또한 특정 노동환경과 단지 '관련성이 있는' 질병(illness)과 대비해, 특정 노출 요인이 '원인이 되어' 발생한 질환

(disease)을 구분해내는 '객관적' 기술을 찾으려고 한다. 직업과 관련 없는 개인 행위인 흡연은 금전적 책임에 대한 사업주의 이해관계 때문에 과장되게 다루어지고 있다.

█ 산 재 보 상 의 원 칙 : 위 험

적어도 부분적으로, 산재보상보험의 기능은 직업성 손상을 경험한 노동자의 경제적 부담을 덜어주는 것이다. 산재보상은 다친 노동자가 고용주를 법정에 서도록 허용(혹은 요구)하기보다는 일정 수준의 소득을 유지하고 진료비 급여를 제공받도록 하는 무과실 보험 프로그램이다. 한편 산재보상 체계는 사업주에게 막대한 손실을 초래할 수 있는 소송을 피하게 하고 직업성 유해요인에 대한 경제적 책임으로부터 사업주를 보호하는 역할을 한다. 일부 주(州)의 본래 입법 배경은 직업 관련성 질환에 대한 급여 제공이었지만, 산재보험은 대체로 직업성 질환보다는 사고성 손상을 다루는 데 적합하게 되어 있다. 또한 통상적인 생활 질환은 보상되지 않는다. 따라서 산재보험이 무과실 보험으로 상정되어 있다 하더라도, 질환에 걸렸을 경우 노동자가 그 질환의 직업성 병인(病因)을 증명해야 한다. 질환이 특정 노출의 특징으로 인식되지 않거나, 흔히 그렇듯이 수년에 걸쳐 발병하는 경우, 이러한 요구 조건을 만족시키기란 매우 어렵다. 사업주나 보험회사가 병의 직업성 기원에 대해 문제를 제기하는 경우, 그 입증 책임은 노동자에게 있다. 이러한 체계에서 잠재적으로 보상 가능한 질환을 정의하는 데에는 금전적 고려가 매우 중요해진다. 주 의회나 산재보상위원회가 어떤 질환은 보상이 된다고 구체적으로 적시할 수도 있기 때문에 노동과 자본의 정치적 힘은 논쟁 상황에 집중된다. 마찬가지로 위원회 구성원을 선택하는 문제도 정치적으로 중요해진다.

한편 만일 노동자가 보상 청구를 하지 않는다면 질환의 직업성 병인은 인식되지 못할 수 있다. 질환은 치료되지 않거나 의료진에 의해 그저 통상적인 질환으로 다루어지게 마련이다.

의학적 불확실성의 활용

다음과 같은 몇 가지 이유 때문에, 특정한 직업성 질환의 병인에 대해 의학적 불확실성이 존재할 수 있다.

(1) 1960년대 이전 미국 면방직 산업에서 그랬던 것처럼 안전 상황이 부정확하게 추정될 수 있다. 그로 인한 노동자의 질병은 수년, 심지어 수십 년 동안 인식되지 못할 수 있다.

(2) 노동자가 보상을 청구하지 않을 수도 있는데, 이런 경우 학문적 연구를 할 만한 특별한 동기가 생기지 않을 것이다.

(3) 노동자의 생산성에 분명한 영향이 없거나 대체 가능한 노동력이 충분하다면, 사업주는 과학적 연구를 단념시키거나 심지어 억압하는 것이 경제적으로 가장 안전하다는 것을 알게 되기도 한다.

(4) 연구 질문 자체가 어려울 수도 있다. 즉, 연구가 이해 당사자의 재정적 역량을 넘어서는 자원과 관심을 필요로 할 수 있다.

(5) 한편 만일 상당한 경제적 이해가 관련되어 있다면 연구 과잉이 일어나고 오히려 핵심적인 쟁점을 모호하게 만들 수 있다.

(6) 끝으로 역학이나 의학은 (자연과학 같은) 정밀과학이 아니다.

결국 증인으로 채택된 의학 전문가는 정치적·경제적 부담이 잔뜩 실린 산재보상 상황에서 보상 청구인의 질환에 직업 관련성이 있는지 증언할 것을 요구받는다. 질환과 노동자의 노출 특성에 대한 정보는 다른 방식으로 구성될 수 있다. 정치적·경제적 편견은 의학적 정보의 해석과 상호작용할 수도 있다.

보상과 예방 : 유인 산재보상체계는 경험보험료율을 통해서 직업성 유해요인의 제거나 감소를 위한 예방 대책을 촉진할 수 있을 것이다. 그러나 산재보상의 보험 측면에서 보자면 이는 사업주로 하여금 파국적인 금전 부담을 예방하면서 자신의 지출을 '계획'할 수 있도록 만들고, 따라서 안전 대책을 '단념'하게 만든다고 할 수 있다. 게다가 소송을 막으면서 산재보상 지불을 최소화하려는 사업주의 성공적인 정치적 노력은 안전에 대한 유인을 더욱 축소시킨다.

또한 자본과 노동이 모두 보상 쟁점을 강조하다 보면 유용한 예방 정보를 개발하려는 노력에서 멀어질 수 있다. 노동자는 재해 노동자의 소득 보장을 위해 질환을 더욱 폭넓게 정의하라는 압력을 행사할 수 있다. 그러나 광범위한 정의는 질환의 특정한 원인을 감추고, 특이한 유해물질을 겨냥한 예방 대책 연구를 어렵게 만든다(비용 - 효과적인 관리기술에는 특정 요인에 대한 지식이 필요할 수도 있기 때문에 경제학 또한 예방 논의에서 고려될 수 있다). 한편 보상 비용에 대한 사업주의 저항은 질환을 (직업성이 아닌) '통상적인' 것으로 확정하기 위해 특정 요인이나 상황을 감추는 연구로 이어지기도 한다. 어느 경우에도 보상과 그것의 잠재적인 고비용에 대한 논쟁은 흔히 예방 대책으로부터 주의를 분산시킨다. 어떤 경우에는 (직업 관련 요인보다) 흡연의 영향 쪽으로 연구의 관심이 옮겨가면서, 직업환경 관리에 자원이 투입될 수 없도록 만들기도 한다. 마지막으로, 보상 논쟁에 대한 정치적 해결이 성공적이라 하더라도 심도 깊은 질환 연구에 대한 압력은 쉽게 약해질 수 있다.

5. 결론

우리는 직업성 질환과 손상의 사회적 결정요인에 대한 일련의 가설과 이를 확장해 일반적인 환경에 이 가설이 미치는 영향을 제시했다. 이는 직업보건의 사회적 역사를 분석하거나 특정 질환, 질병 간 비교, 관련된 제도적 요인, 국가 간 비교에 대한 연구를 수행하는 데에서 반드시 제기해야 할 핵심적 질문이다. 이 책의 나머지 부분에서는 그러한 환경에 있는 다양한 행위자와 그들의 특정한 맥락을 다루며 노동환경의 핵심적인 이론을 발전시키고 정교화하고자 한다. 이어지는 장들에서는 노동환경을 결정하는 데 기술이 어떤 역할을 하는지, 직업안전보건 문제를 구조화하는 데 사회적·정치적 요인이 어떻게 상호작용하는지, 노동환경의 정의와 규제에서 국가 규제의 역할이 무엇인지, 산재보상체계와 직업보건학이 어떻게 직업성 질환과 손상을 정의하고 평가하는지 분석할 것이다.

　1970년 당시 국내의 직업성 질환과 손상으로 인한 사망률은 노동자 1만 명당 무려 8.2명에 달했다.[1] 1960년대 초 국가 주도의 산업화가 시작된 이후 농촌인구가 도시 노동력으로 유입되고, 노동자들이 장시간·고강도의 노동에 시달린 시기였다. 그 후 사망률은 전반적인 감소 추세 속에서 등락을 거듭해왔다. 40여 년이 지난 2014년, 고용노동부의 공식 통계에 따르면 업무상 재해로 인한 사망률은 1만 명당 1.08명[2]이었다. 2014년 한 해 동안 업무상 재해로 사망한 노동자는 총 1,850명으로, 매일 5.1명의 노동자가 일 때문에 사망한 셈이다. 산업재해 중 업무상 사고[3]로 인한 사망률은 1만 명당 0.58명이었다. 업무상 사고로 인한 사망률이 영국 0.05명(2013년), 스웨덴 0.1명(2015년), 호주 0.16명(2014년), 미국 0.37명(2008년)[4]이었던 것과 비교해보면, 한국은 여전히 높은 편으로 영국에 비해 무려 11배나 높다. 한국은 멕시코 0.82명(2015년), 러시아 0.6명(2015년), 말레이시아 0.6명(2012년) 등과 더불어 업무상 사고로 인한 사망률이 높은 국가들 중 하나로 분류될 수 있다.

　그렇다면 한국 노동자들의 이토록 높은 사망률은 어떻게 설명할 수 있을까? 이 장에서 이야기한 '노동환경의 정치경제'는 과연 어떠한 역할을 했을까?

　한국 사회에서 이를 가장 생생하게 설명해주는 사례로 '원진레이온 사건'[5]

1　구해근, 『한국노동계급의 형성』, 신광영 옮김(창작과 비평사, 2002).

2　고용노동부, 『2014년 산업재해 현황분석』(2015).

3　업무상 재해는 업무상 사고와 업무상 질병으로 구성된다.

4　International Labor Organization, ILOSTAT(http://www.ilo.org/ilostat/).

5　이 장에 기술된 '원진레이온' 관련 사실은 대한의사협회와 환경공해대책위원회의 「원진레이온과 이황화탄소 중독」(1996)과 노동과건강연구회의 「직업병과 산업재해」(1989)의 내용에 기반을 두고 있다.

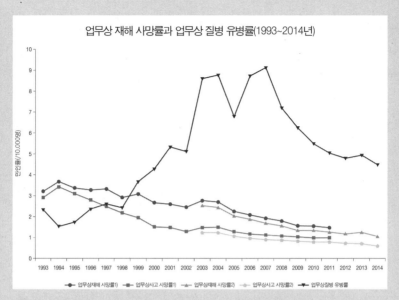

업무상 재해 사망률과 업무상 질병 유병률(1993~2014년)

자료: 고용노동부.

주: 지표 1에는 사업장 외 교통사고, 체육 행사, 폭력 행위, 사고 발생일로부터 1년이 경과된 사고 사망자가
포함되어 있으며, 지표 2에는 이들이 포함되지 않음(다만 운수업, 음식·숙박업의 사업장 외 교통사고
사망자는 1과 2에 모두 포함됨).

을 들 수 있다. 1961년 박정희 군사정권은 '제1차 경제개발 5개년 계획'의 일
환으로 인견 제품과 원면 수입을 대체할 수 있는 산업을 육성하기로 결정했
다. 인견사(레이온)의 동남아권 수출 전망도 밝아보였다. 기업주 공모에 의
해 설립된 '원진레이온'[6]은 1956년 설립되어 일본 도레이 사가 사용하던 방
사기를 수입해 1966년부터 생산을 시작했다. 그리고 이때부터 노동자들은
이황화탄소에 노출되기 시작했다. 이황화탄소 노출 허용 기준치를 상당히
초과하는 작업 현장에서 하루 10시간 이상씩 근무한 것이다. 환풍기 하나

6 설립 당시 회사 이름은 '홍한화학 섬유주식회사'였으나 이후 사명이 여러 차례 변경
되었기에, 이 장에서는 통칭해 '원진레이온'으로 기술한다.

변변히 달려 있지 않았고, 1986년 이전까지는 방사기를 개방한 채로 작업했기 때문에 방사실 안이 안개 낀 것처럼 자욱했을 정도였다. 당시는 농촌으로부터 노동력 유입이 풍부한 시기였으며, 물론 노동조합은 조직되어 있지 않았다. 노동자들이 자신의 몸에 심상치 않은 변화가 일어났음을 알아차렸지만, 이를 심각하게 들어주거나 문제를 제기할 만한 곳은 존재하지 않았다. 건강 문제가 생기면 더욱 심각해지기 전에 스스로 일터를 떠나는 것이 당시의 일반적인 해결책이었다. 하지만 마비 등의 심각한 증상이 생긴 노동자들이 적극적으로 문제를 제기하면서 사회도 이를 인식하기 시작했다.

1981년 홍 모 씨가 드디어 원진레이온의 첫 번째 직업병 환자로 인정받았다.[7] 1987년에는 방사과에서 장기 근무하던 네 명의 노동자가 노동부에 진정서를 내기도 했다. 하지만 경영진은 이때까지도 문제의 심각성을 인정하지 않았다. 1988년 노동부의 특별근로감독이 실시되고 언론 보도를 통해 사회적 비난 여론이 거세지고 나서야 경영진은 일부 신문에 '사과의 말씀'이라는 광고를 싣는 등 조치를 취하기 시작했다.

그렇다면 당시 직업안전보건의 주요 행위자라 할 수 있었던 정부, 산업보건 서비스기관, 전문가 집단은 이 과정에서 과연 어떤 역할을 했을까?[8]

정부는 1963년 '산업재해보상보험법'을 제정하고 1981년에 '산업안전보건법'을 제정한 바 있다. 하지만 이들 법은 유명무실했고, 정부는 직업병 대처에 소극적이었다. 피해자들의 지속적인 민원이나 언론 보도로 인해 여론이 악화되고 나서야 수동적으로 움직이곤 했다. 하지만 원진레이온 사례의 경

---

7 당시 직업병 판정은 이황화탄소 중독이 아니라 아황산가스 중독에 대한 것이었다. 이때까지 이황화탄소 중독 사례는 학계에서도 보고된 적이 없었다.

8 물론 노동자도 중요한 행위자에 당연히 포함시켜야 하지만, 당시 원진레이온에는 노동조합이 결성되어 있지 않았다.

우 노동부의 특별근로감독과 이에 따른 행정 조치가 사태 해결에 중요한 실마리를 제공했음은 부인할 수 없다.

원진레이온은 1980, 1981, 1984, 1985년에 작업환경측정을, 1983, 1984, 1985년에 건강진단을 실시했다. 그러나 이황화탄소에 대한 측정이나 검진은 이루어지지 않은 것으로 보인다. 당시 '산업안전보건법'의 특수건강진단 항목에 이황화탄소가 포함되어 있었음에도 불구하고 산업보건 서비스기관조차 노동자들의 직업병 발생 위험을 인식하지 못한 것이다. 이에 비해 제도권 외부의 전문가들이나 노동사회단체들은 사건의 해결 과정에서 상당한 기여를 했다. 피해 노동자들에 대한 보상과 제도적 변화를 이끌어내는 데 노동자들의 지속적인 투쟁과 전문가 집단의 도움이 큰 역할을 했다.

1987년 노동자 대투쟁을 거치며 노동자들의 권리 의식은 한층 신장되었으며 노조 조직률도 소폭 상승했다. '산업안전보건법'의 개정이 이루어지고 1989년에는 '산업안전보건연구원'이 설립되었다. 하지만 1990년대 이후 가속화된 신자유주의적 세계화의 흐름 속에서 노동자의 안전보건을 둘러싼 상황은 오히려 뒷걸음질치는 듯 보인다. 경제적 효율성 중심의 규제 완화는 그나마 취약한 안전보건제도를 위협하고 있으며,[9] 1996년 12월의 노동법 개정은 유례없는 노동시장 유연화를 통해 노동자들의 고용안정성과 삶의 질을 후퇴시켰다. 또한 1992년 도입된 '산업연수생 제도'는 이후 숱한 비판 끝에 2007년 '고용허가제'로 개선되기는 했지만,[10] 여전히 이주 노동자의 기본적 인권을 보호하는 데 취약성을 드러내고 있다. 2008년 1월 벽두에 노동자 40명이 사망하고 12명이 다친 '코리아냉동' 참사는 이 모든 문제점을 단적으

---

9 서울대학교 보건대학원, 「규제완화 이후 산업안전보건정책의 변화와 노동자 건강권에 미치는 영향에 대한 기초조사」(국가인권위원회, 2004).

10 국가기록포털(http://contents.archives.go.kr/next/content).

로 드러낸다. 건설 일용직 노동자들은 근로계약서조차 제대로 작성하지 않았고, 13명이나 되는 이주 노동자 사망자들은 신원 파악조차 여의치 않았으며, 복잡한 다단계 하도급 체계 속에서 현장 안전을 총괄하는 관리자도 없었다. 또한 기본적인 안전 규정은 지켜지지 않았으며, 당국의 관리 감독은 소홀했다.[11] 희대의 '기업 살인' 사건이라 부를 만한 이 참사는 노동자의 건강권이 특정 물질이나 유해요인이라는 기술적 요소를 넘어, 생산을 둘러싼 정치적 · 경제적 · 사회적 환경에 의해 좌우되고 있음을 현재진행형으로 생생하게 보여주었다.

---

11 J. E. Park and M. H. Kim, "Workplace fire: not a misfortune, but an avoidable occupational hazard in Korea," *New Solutions*, Vol. 24, No. 4(2015), pp. 483~494.

제3장

기술과 노동환경

다국적기업의 시대에 자본과 기업, 정부의 세계화 전략에 관한 논의에서 노동환경은 항상 중심에 서 있다. 노동환경이란 자연환경에서 얻은 재료와 노동력을 동등한 가치의 다른 품목과 교환하기 위해 시장에 공급되는 상품과 서비스로 전환하는 곳이다. 이를 근본적으로 구성하는 것이 노동과정인데, 이에 대한 투자는 '기술(technology)' 안에서 혹은 이와 동시에 이루어진다.

본질적으로 인간사(human phenomenon)인 기술은 사회적 과정이다. 이는 단순히 외부로부터 사회 발전을 자극하는 것이 아니라, 그 자체로 사회 발전을 구성한다. 즉, 기술이란 새로운 종류의 생산 활동을 위한 사람들의 준비 · 동원 · 길들임이자, 사회 발전 유형의 방향을 재설정하고 사회 제도를 재구조화하며, 어쩌면 사회관계를 재(再)정의하는 것이라고도 할 수 있다(Noble, 1979: xxii).

자본의 소유자나 관리자의 손에 달린 기술 선택과 노동자의 손상 · 질환 선택은 같다. 이는 동전의 양면과 같으며, '소비자'들은 생각할 필요가 없는 문제이다. 따라서 직업안전보건에 대한 연구는 대안적 산업기술에 대한 연구가 된다. 이러한 상황에서 진정한 '위험요인'이란, 생산관리자가 이용할 수 있는 이러저러한 대안을 선택하거나 혹은 다른 것에 투자하게끔 만드는 동력이라 할 수 있다.

섬유 생산은 영국과 미국에서 산업혁명의 기반을 제공했다. 미국 뉴잉글랜드 지역의 방직공장들이 내수시장 판매를 겨냥해 섬유를 생산한 것은 19세기 초 경제성장에서 첫 번째이자 가장 중요한 단계였다. 섬유와 섬유 생산에 관한 이야기들은 잘 알려져 있고, 섬유산업의 특성을 결정했던 기술의 역할도 마찬가지이다. 그러나 좀 더 높은 생산성을 위한 경쟁적 압력, 생산성을 증진시키는 기술 발전, 더 나은 노동환경을 만들기 위해 정부 규제가 가져온 기술 강제적 측면 사이의 관계에 대해서는 덜 알려져 있으며 이해수준도 낮다. 이용 가능한 생산성 증대 기술이 '더 깨끗한' 기술이기까지 하다면 정확하게 어떤 상황이 벌어질까? 만일 외국 기업에게 그런 기술이 있다면 어떻게 될까? 내수시장을 위한 생산, 수출용 생산, 자유무역을 위한 개방 사이의 관계는 무엇일까? 이러한 문제에 답하기 위해서 우리는 핵심으로 돌아가야 한다. 100년 전, 엥겔스는 이를 간결하게 표현한 바 있다.

> 역사에 대한 유물론적 개념은 생산, 그리고 뒤따르는 생산품의 교환이 모든 사회구조의 기초라는 명제에서 시작된다. 역사상 나타났던 모든 사회에서 부(富)가 분배되고 그 사회가 계급이나 위계로 분할되는 방식은, 무엇이 어떻게 생산되며 생산품이 어떻게 교환되는지에 달려 있었다(Engels, 1976).

1. 기술이란 무엇인가

인간의 삶에 심원한 영향을 남기지 않는 기술은 없다. 하지만 우리는 기술 변화가 사람의 삶에 미치는 즉각적인 영향을 포착하는 데 너무 자주 실패한다. 다음은 1990년대 초반 도서관의 행정 보조원으로 일하면서 반복긴장손상(repetitive strain injuries: RSI, 반복 동작, 물리적 스트레스, 부적절한 자세, 국소 진동 등에 의해 야기되는 근골격계 질환)을 경험한 한 노동자의 사례이다.[1] 그녀는 양측 손목에 수근관증후군을 진단받은 직후 수술을 받았고, 산재보상의 혜택을 받았다. 그러나 6개월 안에 두 번째 수술을 받게 되었고, (산재보상 급여로 받은) 수입은 줄었으며 수술에서 완전히 회복될 때까지는 손을 사용할 수 없었기 때문에 생활방식의 변화를 경험해야 했다. 3년 후, 그녀는 일을 할 수는 있었지만 통증은 계속 심했다. 그녀는 자신이 이를 견뎌낸 것은 아프지 않아서가 아니라 의지력 때문이라고 믿었다. 그녀는 집안일을 하려면 여전히 남편이 도와줘야 한다고 이야기했다.

도서관 행정 보조원인 그녀의 업무는 주로 책이나 다른 물품을 주문하는 것이었다. 하루 7시간 30분씩 컴퓨터를 사용해 데이터베이스의 자료를 업로드하고 이를 도서관의 분류 시스템에 연결시켰다. 가끔씩은 동시에 두 대의 컴퓨터를 사용해야 할 때도 있었다. 그녀는 반복긴장손상이 빗질 같은 단순한 동작에서부터 좀 더 복잡한 일까지 모든 것에 영향을 미친다고 이야기했다. 부업도 하고 싶지만 퇴근 후의 통증 때문에 불가능하다고 했다. 손으로 해야 하는 취미생활도 포기해야 했다. 그중에서 책을 잡고 오랫동안 독서를

---

1   1993년 10월 5~6일, 저자인 레벤스타인과 전자 통신을 통해 상담했던 익명 노동자의 경험 사례.

할 수 없다는 것이 그녀가 느끼는 가장 안타까운 일이었다. 예전에는 종종 침대에 누워 오랫동안 책을 읽기도 했지만 지금은 반드시 책상에 앉아서 읽을 수밖에 없다. 그러다 보니 책 읽는 즐거움을 포기하게 되었다.

그녀는 이러한 어려움을 겪고 난 후에도 별다른 대안이 없었기 때문에 연봉 1만 3,000달러를 받으면서 여전히 같은 일을 계속할 수밖에 없었다. 수술 때문에 일은 신체적으로 더 힘들었다. 그녀는 반복긴장손상이 손과 팔에 문제를 일으키면서 삶의 모든 면에 부정적인 영향을 미쳤다고 이야기했다.

일단 좀 더 간단한 문제에서 이야기를 시작해보자. 도대체 기술이란 무엇인가? 기술, 그리고 사회적·정치적 힘과 기술의 관계를 정의하는 것은 아마도 노동환경을 이해하는 데 가장 중요한 과제일 것이다. 이러한 질문에 답하기 위해 다소 기본적인 것으로 돌아갈 필요가 있다.

'기술'이라고 하면 정교한 컴퓨터, 신기한 전자제품, 믿을 수 없이 복잡한 무기 체계, 우주선 같은 것들이 떠오른다. 좀 더 생각해본다면 정유 시설, 원자력발전소, 컴퓨터 기기들로 윙윙거리는 방이 떠오를 수도 있다. 간단히 말해, 기술에 대해 우리가 생각하고 있는 이미지는 상당히 물리적인 형태를 띠고 있다. 그러나 이는 기술이 무엇인지 이해하는 데 커다란 제약이 된다.

> '기술'이란 금속 조각, 전자 부품, 화학적 화합물 같은 물리적 형태만을 지칭하지 않는다. 기술이란 특정 목표를 달성하기 위해 지식을 응용함으로써 부분들(parts)을 조직화하는 과정을 일컫는다(Street, 1992: 8).

여기에서 말하는 '특정 목표'의 바탕에는, 기술이 어떻게든 모든 이의 삶에 행복을 가져다줄 전진운동으로서 필연적으로 진보를 가져올 것이라는 동시대의 가정이 깔려 있다. 생생한 미래를 자동으로 창조하는 일종의 삼위일

체 — 기술·과학·합리주의를 가정하는 관점은 계몽시대 이래 지배적 이념으로 자리해왔다. 이러한 관점에 대해 무수한 의구심(특히 제1차 세계대전 이후)과 포스트모더니즘의 비판이 있었음에도, 대부분의 주류 사회와 정치제도에는 이 개념이 깊이 뿌리박혀 있다. 현실이 이렇다는 점은 매우 중요하다. 기술에 대한 믿음이 지배하는 현실은 기술에서 파생된 많은 문제에 대해 우리의 눈을 멀게 할 뿐 아니라, 기술의 기원과 기능 그리고 가장 중요하게는 이에 대한 선택이 어떻게 이루어지는지를 모호하게 만든다. 이는 우리가 제시했다시피 노동환경에서 매우 중요한 문제이다.

그렇다면 '선택'이라는 문제가 왜 그렇게 중요한가? 어떤 기술을 개발하고 채택할지를 누가 결정하는가의 문제가 중요한 이유는 기술이 '상대적으로 자율적'이기 때문이다. 즉, 기술은 인간 주체의 결정에 의해 창시되고 관리됨과 동시에 스스로를 발판으로 삼는다. 기술은 독립적이면서도 인간에 의해 조종된다. 기술의 상대적 자율성에 대한 의문은 수많은 마르크스주의 문헌이 다루었던 자본주의 국가의 자율성에 대한 논의와 상당히 비슷한 구석이 있다. 기술은 어떤 방식으로 이러한 갈등을 구체화시킬까? 기술이 어떻게 인간 활동과 의사 결정으로부터 독립적이라고 이야기할 수 있을까? 기술이 사회 세력의 특정한 집합체나 계급 통제의 우세를 반영한다고 이야기할 수 있는 지점이 있을까? 이를 좀 더 완전하게 이해하기 위해서 기술, 기술적 변화, 정치적·사회적 힘의 관계를 바라보는 다양한 관점에 대해 간단히 살펴볼 필요가 있다. 이러한 관점은 완전히 정반대에 있는 것처럼 보인다.

첫 번째 관점은 기술이 변화를 일으키는 근원적 힘이자 다른 모든 사회·경제·정치 제도를 결정하는 일차적 힘이라고 보는 것이다. 기술이 사회를 이끈다. 말하자면 기술은 인간 성장의 '원인 없는 원인(uncaused cause)'이라 할 수 있다. 기술은 그 자체로서 답변될 수 있을 뿐이다. 통제는 종종 제한되며, 선택에는 제약이 따른다.

이러한 주장과는 정반대로, 두 번째 관점은 기술을 사회적·정치적 활동의 산물로 바라본다. 인간은 어떤 기술이 존재하게 될지, 언제 어디에서 이들을 생산에 활용할지, 이들이 사회관계를 어떻게 변형할 것인지 선택한다. (정치적·경제적·사회적) 권력 행사는 기술이 발전하는 방식을 체계화한다. 이러한 관점에서 볼 때, 정치경제는 특정 기술의 개발과 기술적 과정을 창조한다. '원인 없는 원인'은 없으며, 오히려 인간 주체가 기술에 중요한 결정을 내린다.

대체로 두 개의 상반된 견해는 똑같은 질문을 던진다. 즉, 기술이 정치성을 낳는가, 아니면 정치성이 기술을 낳는가 하는 것이다. 이에 대한 답변은 노동환경에 대한 우리의 논의에서 상당히 중요하다. 직업안전보건의 문제는, 무엇을 어떻게 생산할지에 대한 결정과 그와 같은 선택에서비롯된 노동자의 건강영향에서 시작한다고 생각하기 때문이다. 그러나 이러한 관점을 정반대에 있다고 그리는 것은 잘못이다. 정치성과 기술을 대치시키는 것은 잘못된 이분법이다. 실제로 중요한 것은 정치경제체계로부터 기술이 갖고 있는 상대적 자율성이다. 언제 그리고 어떻게 이 둘이 독립적으로 작동하는 것처럼 보이며, 둘 사이를 연결하는 것은 무엇인가?

2. 관점 1: 기술결정론

기술이 사회와 경제 제도의 형태, 그리고 우리와 자연세계의 관계를 결정한다는 생각은 오랜 역사를 갖는다. 기술은 사회적 변화를 구체화시키며 인간 활동의 전체 질서를 결정하는 힘으로 보인다. 이러한 견해와 밀접하게 연관된 것으로, 기술이 어느 정도 자율적이라는 견해가 있다. 이는 인간 주체가 관여하지 않아도 기술이 활동하고 존재하며, 모든 것에 영향을 미친다고 여긴다. 이러한 견해는 광범위하게 받아들여지고 있다. 두 가지 개념 모두 기술을 구체적인 것으로 간주하지만, 이는 특정 기술이 사회적 삶에 가져온 결과에 대해 무비판적이라는 것을 의미하지 않는다. 많은 이가 일종의 기술결정론을 고수하면서 기술의 영향이 개인적 경험·사회관계·삶의 질에 깊이 침윤할 수 있음을 지적해왔다(이러한 시각은 마르크스, 마르쿠제, 베블런의 저작에서 특히 분명하게 나타난다). 게다가 최근에는 많은 이가 기술(산업화, 생산, 소비주의)이 자연을 파괴하며, 엄청나고, 어쩌면 감당할 수 없는 환경·생태학적 비용을 초래할 수도 있다는 점을 깨닫고 있다. 이러한 시각은 소로(Henry David Thoreau)의 저작에 뿌리를 두고 있으며, 오늘날 카슨(Rachel Carson), 시에라 클럽(Sierra Club), 그린피스(Green Peace), 혹은 더욱 급진적 성향인 지구제일주의자들(Earth First!ers)의 활동에서 표출되고 있다.

넓게 보면 기술결정론은 마르크스에게서 분명하게 나타난다. 그는 "물질적 삶의 생산방식은 사회적·정치적·지적(知的) 삶의 전반적 과정을 좌우한다"고 지적한 바 있다. 그렇다면 마르크스는 기술결정론자인가? 만일 그렇다면 마르크스나 우리가 볼 때 기술은 노동과정, 노동력의 구성(누가 고용되며 어떤 기술이 필요한지, 누구를 남기고 누구를 해고할 것인지), 노동의 조직화(어떤 구조와 과정이 노동환경에서 지배적인가 하는 문제와 노동의 사회적 위계), 생산구조 결정에서 국가가 차지하는 역할(연구 기금 조성, 전쟁 물자 생산의 조직화, 생산의 조율, 통상 규제, 노동환경)을 결정한다고 할 수 있다.

기술결정론에 따르면 기술을 관리하기 위해 기술 엘리트(technological elite)가 생겨나며, 기술이 세계 각국의 경쟁 무대를 고르게 만들어준다. 기술이 결정하는 미래에는 모든 국가가 발달된 자본주의로 수렴할 것이다. 그 결과

남은 문제는 정치적이라기보다 전적으로 기술적인 특성을 띠게 될 것이다. 따라서 기술 엘리트는 문제 해결형 관리계급으로서 기능하게 된다. 이러한 관점은 정치적·역사적·이념적 갈등의 종식으로 이어진다. 선택은 문제가 되지 않으며, 인간 주체는 구석으로 밀려난다. 권력과 정치는 신비화되고 가려진다.

이러한 관점은 선택의 여지를 드러내지 않음으로써 선택의 문제를 단순하게 만든다. 기술이 방향을 결정하고, 그러한 질서는 자본주의 경제에서 합리적인 것이기 때문에 효율성이 목표가 된다. 효율성은 기술이 우수할 때에만 향상된다. 효율성은 비용-효과성과 동일하다. 당신이 기술을 통해 업무를 더욱 효율적으로 만들지 못한다면 다른 사람·기업·국가가 그렇게 할 것이며, 따라서 당신은 살아남지 못할 수 있다. 이러한 측면에서 경쟁은 효율성을 극단으로 몰고 간다고 할 수 있다.

> 기술 발전이라는 것이 주어진 과제·활동·서비스를 더욱 효율적으로 해내는 과정인 한, 기술은 스스로 (그리고 이를 옹호함으로써) 정치적 권위와 정당성을 얻어낸다(Street, 1992: 27).

기술의 미덕과 효율에 대한 필요성 사이에 불가피한 연관성이 있다는 개념이 일단 성립하면, 이것은 지배적인 이념적 패러다임이 된다. 기술은 강제력이 있다. 효율적인 생산은 경쟁적인 대립을 창출하고 경제성장을 보증하며, 낙수 효과(trickle-down effect)[2]를 통해 많은 사람에게 혜택이 돌아가도

---

2 소수에게 집중된 부가 투자를 활성화하고 개인적 서비스의 필요에 의해 형성된 고용을 증가시키면서 필연적으로 빈곤층에도 혜택이 돌아간다는 이론이다. 한 측면에서는 시장 현상을 나타내는 용어로도 사용되는데, 신기술이나 유행과 같은 대다수

록 만든다. 이렇게 해서 기술은 정당성과 권위를 제공한다.

이러한 관점에서 기술은 인간의 사회적·정치적 관계를 이해하는 핵심이 된다. 예를 들어 베서머 전로(Bessemer converter)[3]와 철광석 용해 과정의 창안은 이후 제철 공장의 구조를 결정했다. 한때 과학자들은 석면물질을 다양한 쓰임새를 가진 '놀라운 상품'으로 변환시키는 것이 '훌륭한' 아이디어라고 생각했다. 달리 말하자면 철강 생산에서의 기술 개발은 제철 공장의 물리적 구조는 물론 제철 노동자가 수행하는 작업의 형태와 속성을 바꾸었다. 석면은 광범위한 상품과 생산과정 어디에서나 쓰이는 요소가 되었다.

분명히 문제가 일어난다. 유해요인이 생겨나고 공해가 환경을 위협하며, 건강과 안전에 대한 위협이 분명해진다. 그러나 기술은 이러한 문제를 해결하는 데에도 도움이 된다. 문제를 이해할 수 있는 전문성(과학과 의학적 지식)이 활용되며, 우리는 이를 해결하거나, 혹은 해결될 때까지 대체할 대안적 기술(혹은 지식)을 가지고 있다. 이렇게 해서 기술은 합리성의 이름으로, 그리고 효율성의 원인으로 사물과 사회의 형태를 지속적으로 결정한다.

3. 관점 2: 정치성과 권력으로서의 기술

지금까지의 논의와는 정반대에 위치한 기술 이해 방식이 있다. 간단히 말

의 소비재가 초기에는 비싸서 소수의 부유층만 소유할 수 있다가 시간이 지나면서 가격이 떨어져 일반 대중이 구입할 수 있게 되는 현상을 가리키기도 한다. ― 옮긴이
3 1856년 영국의 헨리 베서머(Henry Bessemer)가 개발한 제강 전로(電爐)로서, 최초의 근대적인 공업적 제강법으로 평가받고 있다. 이후 제강 공정이 지속적으로 발전해 현재는 사용되지 않는다. ― 옮긴이

하자면 정치적·사회적 관계, 권력이 기술적 선택을 결정한다는 것이다. 기술은 인간의 필요 혹은 계급의 필요, 아니면 남성의 필요를 충족시키기 위한 사회적 선택에서 발생한다. 정치적 힘이 이러한 선택을 결정한다. 그런데 누가 그러한 힘을 가지고 있으며, 이를 어떻게 이용할까? 어떤 이들은 생산자(개인, 혹은 계급으로서 생산수단의 소유자)로의 권력 집중을 이야기하며, 또 다른 이들은 선택 범위의 결정에서 남성적 가치와 합리주의적 남성성, 이념의 힘을 강조하며 문화나 이념에 초점을 맞춘다. 무엇을 어떻게 생산할지, 시장이 무엇을 원하는지, 소비자가 무엇을 사려는지를 누가 결정하는가? 이들이 정말 선택할 수 있는 것인가? 정치 결정론 모형의 답은 '그렇지 않다'는 것이다. 우리는 기술의 발전과 이용을 결정하는 사회적·경제적·정치적 힘을 이해해야 한다.

하지만 모든 기술이 어떤 특정 시기에 존재하는 권력과 통제 체계의 단순한 반영일 뿐이라고 이야기해도 될까? 분명히 일정 시기, 특정한 사회적·문화적·정치적 맥락에서 어떤 형태의 기술은 스스로의 내적 동력을 가지는 것처럼 보인다. 기술은 변화와 혁신을 거친다. 노동자, 소비자, 그리고 일부 권력을 가진 또 다른 이들이 때로 어떤 변화를 가져오기도 한다. 사회관계 모형에서 기술에 대한 논의는 투쟁의 주제일 수도 있다.

기술의 결과는 예측 불가능할 수도 있다. 아무리 권력이 크더라도 특정 기술의 발전과 활용을 완벽하게 통제할 수 있는 엘리트는 없다. 기술은 이따금 미친 듯이 날뛰면서 광란을 부려 건강과 사회에 문제를 남기기도 한다. 기술은 무너지고 파괴되기도 한다. 어떤 기술은 이윤이나 효율성을 증진하는 데에 아무런 기여도 하지 못한 채 끝나버리기도 한다. 노동자를 죽이고 불구로 만드는 기술을 단순히 권력과 이윤에 굶주린 엘리트들의 무자비한 행동 탓이라고 여겨서는 안 된다. 노동자가 다치거나 사망하고, 환경이 파괴되고 위협받는 것은 당대의 패러다임 안에서도 합리적이거나 효율적이라고 여겨지지 않는다.[4] 이러한 부정적 결과는 기술의 가치, 그리고 그에 따른 기술의 활용 동기까지 거역하도록 만든다. 그러나 앞서 말한 내용에 재난이나 부정적 결과의 가능성에 관한 우려가 없었다는 뜻은 아니다. 패러다임 내에서 어떤 위험은 불가피하며 인간이나 환경에게 어떤 손상을 가할 수도 있지만, 그럼에도 '예측된 성과가 예상되는 위험을 감수할 만한 가치가 있다'고 믿는 것은 분명히 합리적이다.

기술결정론 모형의 합리성은 정치의 합리성, 즉 이윤 추구에서 나타나는 합리적인 정치적 선택에서 그 반향을 찾을 수 있다. 스트리트(J. Street)는 그 과정의 복잡성을 깨닫고 다음과 같이 이야기했다.

기술을 발전시킬 수 있는 능력은 어떤 우선순위가 작동하도록 할 것인지 결정하는 정치적 과정의 방식과 기술적 변화에 반응하기 위해서 그 체계가 가진 능력의 함수라 할 수 있다. 기술은 스스로 독립적인 변화를 할 수 있기 때문이 아니라 정치체계가 그것을 통제할 수 없기 때문에 자율적인 것처럼 보일 수 있다 (Street, 1992: 43, 강조 추가).

이는 중요한 지적이다. 정치와 기술의 연관성은 직업안전보건 문제의 발전을 이해하는 데 매우 중요하다. 미국에서 진정한 산업 민주주의의 부재와 (모든 종류의) 생산에 대한 기업주와 관리자의 통제는 대체로 노동자가 스스로를 보호할 수 없도록 만들었다.

---

4 보팔에서 일어난 화학적 재난, 체르노빌의 핵발전소 폭발, 스리마일 섬의 부분적 용융이 그 예라 할 수 있다.

우리가 다른 장에서 다룰 일련의 사회적 요인(전문가, 노조, 대중, 국가 공무원)은 작업장 기술의 영향을 중재하고 개선할 수 있지만, 이러한 사회적 요인은 대개 사건이 일어난 후에 그 문제를 다루는 방식으로 작동한다. 사회적 요인은 결과를 예측하거나 궁극적으로 건강하고 안전한 작업환경을 만들기 위해 항상 많은 것을 할 수 있는 것은 아니다.

4. 기술적 선택

그렇다면 기술에 대한 정치적 통제의 속성은 자신을 어떻게 (일반적 측면에서) 정치과정, 정부의 결정, 소유주 · 관리자 · 과학자 · 공학자들이 내리는 수많은 개별적인 결정에 연관시킬 수 있을까? 선택은 어떻게 이루어지며, 왜 그러한 결과가 나타나는 것일까?

자본주의 경제에서 찾을 수 있는 간단한 대답은 기술적 선택이 효율성과 수익성에 기반을 두고 있다는 것이다. 기업은 시장의 수요에 따라 특정한 방식으로 특정한 상품을 생산하도록 결정한다. 이때 기업은 기술의 이용 가능성, 입증성, 대안적 배치, 비용, 수많은 미시 · 거시 경제적 고려사항에 기초해 기술을 선택할 것이다. 그러나 본질로 환원해본다면 실제로 결정하는 것은 가격제도와 시장이다.

정치적 통제 측면에서 볼 때 기술 선택은 상당히 다른 요구에서 비롯될 수 있다. 사업주나 관리자는 부분적으로 어떤 기술이 숙련 노동자의 영향력을 약화시킬 수 있기 때문에 선택하기도 한다. 이는 숙련된 기술력을 대체하면서 파업이나 임금 인상, 작업장 태업에 대한 걱정을 덜어주기 때문이다. 사업주는 새로운 기술을 통해 생산시간을 더 잘 통제하고 노동비용을 감소시키며 일을 좀 더 효율적으로 조직할 수도 있다. 조립 라인이 그 고전적인 사례라 할 수 있다. 어떤 기술은 기업의 독점적 지위를 낳기 때문에 선택되기도 한다. 어떤 선택은 계속적인 기술 발전의 요구에 따라 이루어지기도 한다. 특정 기술을 수용한 것이 무심코 다른 관련 기술과 결합할 수도 있다(Zuboff, 1988; Sclove, 1995).

이런 것을 정치적 선택이라고 할 때 이것은 전체 산업 내의 개별 기업 수준에서 작동하거나, 정치적·전략적·경제적 혹은 (전시경제에서 기술적 선택은 경제적 생존과 군사적 성공에 특히 결정적이기 때문에) 군사적 이유로 국가의 후원을 받을 수도 있다.

기술에 대한 선택, 특히 작업장에서의 기술 선택은 진공상태에서 이루어지지 않는다. 특정 기술을 사용하는 데에 따른 편익과 비용을 파악하기 위해 가능한 모든 정보가 활용된다. 이러한 선택의 결과 또한 (종종 선택이 이루어지기도 전에) 알 수 있다. 문제는 생산을 통제하기만 할 뿐 '외부효과'의 부담을 지지 않는 사람들이 너무나 자주 이러한 선택을 한다는 점이다.

그러한 선택은 때로 미묘한 방식으로 편향되어 있다. 효율성과 수익성에 대한 지배적 이념과 믿음은 기술 선택에 대한 경영진의 사고방식을 결정짓는다. 그러나 선택은 사업주, 관리자나 그들을 위해 일하는 기술자의 사회화에 의해서, 또한 훌륭한 전통적 방식일 수도 있는 신념과 제도적 구조에 의해서도 영향을 받는다.

이를테면 어떤 염료(특히 아닐린 염료)의 발암성은 독일에서 잘 알려졌는데, 이는 독일이 19세기에 염료를 처음으로 발명하고 사용했던 곳이기 때문이었다. 그런데 20세기에 미국에서 염료가 광범위하게 사용된 후 그 발암성은 다시 정립되어야 했다.

비슷한 예로, 1941년 영국에서 최초로 확인되고 보상이 이루어졌던 면폐중은 1960년대까지 미국 면방직업계에서 '발견되지' 않은 채로 남아 있었다. 홍콩에서는 이것이 1980년대까지 '비밀'로 남아 있었다. 면폐증 초기에는 주로 작업장을 떠나는 주말 이후에 호흡곤란 증상이 나타난다. 따라서 '주말이 없는' 나라에서는 발견되기 어렵다(Wegman et al., 1985).

기술이 노동자를 해악으로부터 보호해주지 못한다는 것은 분명하다. 기술에 대한 결정에서 인간 주체의 역할을 강조하는 것과 더불어, 일반적으로 이러한 결정을 내리는 사람들이 완벽한 지식으로 무장하는 경우는 극히 드물다는 점을 강조할 필요가 있다. 어떤 기술이 특정한 작업장 내에서 어떻게 작동하며, 어떤 조건에서 유해 효과가 커지는지 혹은 작아지는지, 어떤 장기적인 건강 효과가 나타날지, 심지어는 기술이 원래의 목적한 바를 제대로 수행할 수 있을지 정확하게 아는 관리자는 거의 없다. 분명히 석면 작업이나 석면이 있는 환경에서 작업했던 노동자를 고용한 건축 시공업자나 현장감독은 이 물질이 노동자나 일반 대중에게 끔찍한 건강상의 위험을 초래할 수 있다는 것을 이해하지 못했다. 물론 부분적인 이유는 가장 큰 석면 제조업체였던 존스 - 맨빌 주식회사(Johns-Manville Corporation)가 그 정보를 효과적으로 은폐한 데 있었다(Castleman, 1979; Brodeur, 1974).

불확실성의 문제는 기술을 통제하고 그로 인해 발생하는 문제를 이해하기 위한 구조와 방법을 정교화시키는 것으로 이어진다. 이러한 과정이 합리화된 가장 분명한 노력으로 나타난 것이 위해도 평가라 할 수 있다. 이는 특정 기술, 공정, 화학물질이 인간과 환경보건에 미치는 영향에 대해 정량적 혹은 수량적 척도를 제공하려는 시도라 할 수 있다. 위해도 평가는 '객관적'이고 '과학적'인 척도를 제공해 합리적이고 이성적인 선택을 이끌어낸다는 측면에서 일반적으로 정당화된다. 그러나 그 과정이 상당히 정치적이며, 불안정한 과학적 근거에서 비롯된 일련의 추론에 의존하고 있다는 사실이 논쟁거리로 제기되는 경우는 거의 없다. 그 과정의 합리성은 행동의 방향을 취하기 전에 미리 비용과 편익을 분명히 저울질해야 한다는 상식적 믿음과 과학의 객관적 본성에 대한 인정에 달려 있다(Ginsburg, 1993).

기술평가는 점점 더 전문가의 지식에 의존하고 있다. 노동환경에서 사용하는 다양한 기술의 건강영향 결정은 의사, 역학자, 산업위생 전문가, 공학자의 지식에 점점 더 의존하고 있다. 제7장에서 논하겠지만 이러한 전문가에 대해서 수많은 중요한 의문점이 있다. 이들은 어떤 방식의 훈련을 받는가? 누가 이들의 연구비를 지원하는가? 제도와 계급에 대한 그들의 충성도는 어떠한가? 그들의 관점을 지배하는 데에서 '과학적 방법론'은 어떤 역할을 하고 있는가? 이러한 훈련 방식과 소속 때문에 전문가는 작업장 혹은 환경에서 노출과 건강 문제의 관련성이 과학적으로 입증되지 않는 경우 사람들의 실제 고통을 너무 자주 묵살해버린다.

위해도 평가와 과학적 정보의 사용은 기술 규제와 관련된 소송 과정에 불을 지핀다. 기술(작업장, 환경)을 규제하려는 국가기구의 시도는 종종 노조와 환경주의자들에 의해 촉발되며, 불가피하게 소송으로 이어지곤 한다. 기업계 참여자나 기업 단체가 새로운 규제를 문제 삼지 않고 순순히 따르는 경우는 거의 없기 때문이다. 따라서 위해도 평가는 숙련된 소송인과 상대적인 아마추어 사이에 보통 존재하게 마련인 권력, 정보, 접근성에서 모든 명백한 불평등과 함께 흔히 법정투쟁으로 이어진다.

5. 기술과 노동자

(우리가 여기서 쓰고 있는 넓은 의미에서) 기술은 언제나 노동의 속성을 결정

해왔다. 초기 인류가 돌을 주워 도구로 썼던 이래, 인류는 작업을 좀 더 쉽고 효율적으로 하기 위한 방식으로 물질세계에 적응하고 이를 결정해왔다. 산업혁명이 시작된 이후 '기술'은 인간이 생존, 교환, 이윤 추구를 위해 무언가를 만들어내는 방식에서 점차 더욱 큰 역할을 하게 되었다. 도구와 기계가 더욱 복잡하고 정교해지면서, 그들은 작업장의 구조와 조직의 보완적인 변화를 요구했다. 이러한 변화가 이루어진 방식과 노동조직에 대한 영향은 어떤 기술(기술 자체의 형태와 형식)을 사용할지에 대한 결정들 사이의 복잡한 관계와 산업시대에 노동자와 관리자 사이에 나타난 권력관계를 반영한다.

데이비드 노블(David Noble)이 줄곧 이야기했듯, 미국에서 근대적 기술의 발전사는 곧 기업 자본주의의 성장담이라 할 수 있다. 기술을 설계한 공학자는 기업 성장의 시녀였다.

> 생산력과 사회적 관계, 산업과 기업, 공학기술과 가격제도 — 사회적 생산의 변증법에서 양극단을 차지하는 — 는 경영이라는 이름으로, 기업 공학이라는 의식 속에서 함께 붕괴된다(Noble, 1979: xxiv).

20세기 초까지 미국의 작업장은 과학적 관리의 지배하에서 잘 지내왔다. 노동이 어떻게 조직되어야 하고 노동자가 어떻게 기술에 복속되어야 하는지에 대한 테일러(Frederick Winslow Taylor)[5]의 개념은 공장 작업장의 신식

---

5 테일러(1856~1915)는 미국의 기술자로서 산업의 효율성 향상을 극단적으로 추구했으며 말년에는 '과학적 관리의 아버지'라고 불리기도 했다. '테일러 시스템'이란 (1) 노동자의 표준작업량을 과학적으로 결정하기 위한 시간연구, (2) 과업의 달성을 자극하는 차별적 임금(성과급), (3) 계획 부문과 현장감독 부문을 전문화한 기능별 조직을 축으로 한 관리 시스템으로 구성된다. — 옮긴이

조립 라인에서 사무실, 창고, 판매장, 마케팅 부서까지 퍼져나갔다. 미국 전역에 걸쳐 기업 자본은 새로운 관리기술을 받아들였고, 20세기 내내 그 기술에 단단히 결부되어 있었다. 그러나 이윤을 위해 합리화된 생산이라는 테일러주의의 가장 노골적인 형태만을 취했던 것은 아니다. 20세기의 첫 10년 동안에는 자유주의적인 기업 개혁운동이 일어났다. 수많은 관련된 사회운동(사회개혁가, 악덕 자본가)[6]에 대한 '진보주의자'들의 대응, 노조에 의한 노동자 선동, 좌파 정당 — 특히 독일, 영국, 프랑스의 사회당 — 의 압박을 받으면서 기업 자본은 생산을 구조화하는 더욱 효과적인 방법을 깨닫기 시작했다. 이는 테일러의 개념에 기초하고 있으면서 더욱 생산적이고 충성스러운 노동자를 만들어낼 수 있는 기업 온정주의(corporate paternalism)의 가치를 깨닫는 것이기도 했다. 테일러주의의 비인간적 속성에 대한 노동자, 노조의 저항과 함께 관리자와 공학자도 테일러 처방의 좁은 시야에 불만족스러워했다(Noble, 1979: 257~284). 이렇게 해서 과학적 관리는 인간공학 및 노사관계 학파와 연결되어 1940년대에 이르러서는 포디즘(Fordism)[7]으로 만개했다.

1920년대와 1930년대 포디즘의 성장, 그리고 강력한 대량생산 및 대량소비주의와 함께한 거대 자본의 지배는 보건, 안전, 새로운 환경운동의 전문조직화와 체제내화(co-optation)를 야기했다. 작업장에서는 미국노동총연맹

---

6 원문의 '강도왕(Robber baron)'이란 중세시대에 라인 강에 쇠사슬을 걸어놓고 지나가는 배에게 통행료를 징수한 영주들을 의미했던 말로, 불공정한 상거래를 통해 돈을 벌려고 하는 악덕 자본가, 금융가를 뜻한다. — 옮긴이

7 여기에서 포디즘(포드주의)이란 비숙련, 집단 노동에 의한 조립 라인 생산방식을 의미한다. 우리는 또한 (그람시를 따라) 대량생산은 물론 대량소비를 포함하는 합리화된 사회적·경제적 체제의 측면에서 이를 정의한다.

(American Federation of Labor: 이하 AFL)이 실리적 조합주의(Business unionism)를 선도했고, 대공황이 닥치면서 노조는 임금과 일자리 유지를 위해 투쟁했다.

전쟁 시기에 포디즘이 입지를 강화하면서 대량생산이 현격히 증가하고 수천 종의 새로운 화학물질, 공정, 기술이 도입되었다. 그 대부분은 건강영향이 알려지지 않은 것이었다. 포디즘에 분명히 담겨 있는 대량생산과 대량소비의 동력은 생산이 가진 부정적 측면(특히 노동자의 안전보건 문제와 환경파괴)을 상당 부분 성공적으로 감추었다. 전쟁이 끝난 직후 미국이 세계 경제를 지배하고 노동운동의 침체와 함께 소비에트 연방과의 대치가 점점 더 주의를 끌면서, 안전보건 논쟁이나 특히 환경 문제는 거의 관심을 받지 못했다.

6. 세계 경제시대의 노동과 기술

기술의 정치성에 대한 논의는 노동환경 문제를 둘러싼 쟁점의 복잡성을 보여준다(Kuhn & Wooding, 1994a, 1994b). 그러나 기술은 경제개발에 고유한 구조적 영향을 미쳤으며, 혁신·자동화·전산화에 의해 일어난 변화의 속도는 실제로 생산에서 혁명을 가져왔다. 과거와 마찬가지로 그러한 영향은 전 세계적으로 나타났다. 그러나 오늘날 변화의 정도, 의사소통의 속도, 국민국가가 세계 경제 상호작용에 점점 더 부적절해지고 있다는 사실은 새로운 쟁점을 제기한다. 이어지는 단락에서는 빠른 기술 변화, 세계 경제의 팽창, 그것이 국가 발전에 미치는 영향(특히 미국에서), 이러한 현상들이 노동환경에 가져온 효과의 연관성을 추적할 것이다.

미국 경제가 '서비스' 경제라는 것은 이제 진부한 표현이다. 자료는 이를 분명하게 보여준다. 서비스 직종과 산업은 (현재도 성장하고 있으면서) 경제 활동에서 단연코 가장 큰 몫을 차지하고 있다. 하지만 그 지배적 위치에도 불구하고 서비스 산업에 대해 우리가 아는 것은 현재 훨씬 적은 부분을 차지하는 제조업 분야보다 적다. 특히 이러한 경제구조의 변화가 직업과 고용조건에 어떤 영향을 미치고 있는지 개념을 정립하기 시작한 것은 최근의 일이다.

서비스 부문의 고용 증가로 인해 다수의 노동자는 일자리에서 좋은 복지 혜택을 받기가 어렵게 되었다. 사업주가 제공하는 제대로 된 건강보험에 가입된 직장인은 줄어든 반면, 유급휴가나 사내 경력 개발의 기회가 감소된 경험을 한 직장인은 늘어나고 있다. 미국인은 대부분 그들의 부모 세대보다 노동시간이 늘어났지만 (실질)임금은 줄어들었다(Schor, 1991). 스트레스 관련 질환과 손상의 증가는 다수의 노동자가 치르고 있는 희생의 일면에 불과하다. 새로운 노동 형태가 늘어날수록 새로운 종류의 위험이 분명해지고 있다. 인간공학적 문제가 증가하고 있으며, 수근관증후군 같은 반복손상 질환이 만연하게 되었다.

따라서 직업과 환경 질환, 새로운 유행(예컨대 반복운동 손상)의 원인, 스트레스 관련 질환의 증가, 다수의 인구에게 건강보험 제공이 축소된 현실을 완전히 이해하려면 미국의 노동구조 변화와 성장하는 세계 경제의 영향이라는 맥락을 고려해야 한다.

미국이 재화와 서비스 생산에서 새로운 시대로 이행 중이라고 말하는 것은 과장이 아니다. 과거 20여 년 동안 비상한 변화가 일어났다. 국가 간 경쟁의 극적인 증가, 채권국에서 채무국으로의 이행, 미국이 종종 역설하는 주도권에 대한 상당한 도전, 자본 이동속도의 놀랄 만한 증가, 소비자와 자본시장의 세계화 등이 그것이다. 또한 전후시대 '노사 협약'의 붕괴와 이에 수반된 보수적 노사관계체계, 미국 내 경제적 불평등의 증가와 사회복지체계의 침식, 전례 없는 경쟁 압력에 직면한 재계 분파들의 광범위한 실험 — 이 모든 것은 미국 노동자의 경제적 불안정성을 증가시키는 데 일조해왔다.

기업은 늘어난 자본 이동성, 언제든지 활용할 수 있는 한시(contingent) 혹은 즉시(just-in-time) 고용 등 다양한 방식으로 격렬한 경쟁에 반응하고 있다. 이러한 접근 방식은 위험을 개별 노동자와 지역사회로 외부화하는 효과를 가져왔다. 이와 동시에 레이건과 부시 행정부 정책의 결과로 '사회 안전망'이 침식당하고 지역사회와 개인이 시장의 위험을 점차 부담하게 되면서, 많은 사람이 필요로 하는 적절한 복지 서비스나 사회 적응의 도움 없이 무방비 상태로 남겨졌다.

중산층 붕괴, 소득분포의 불평등 심화, 빈곤 증가(특히 아동 빈곤), 임시직과 시간제 노동의 증가, 건강보험 제공의 축소, 그리고 사회 · 환경 · 직업안전보건에 대한 규제의 약화 — 이들은 모두 공중보건과 안녕에 직접적인 영향을 미치는, 바람직하지 못할뿐더러 잠재적 불안정성을 야기하는 발전이라 할 수 있다.

일반적으로 공중보건, 특히 직업안전보건 문제를 이해하려면 미국과 세계 경제가 어떻게 돌아가는지 올바로 평가해야 한다. 이러한 발전은 미국 노동자들이 직면해 있던 건강 문제를 더욱 악화시켰으며, 특히 실업자, 불완전고용되어 있거나 직업 불안정성이 높은 이들, 임시 혹은 시간제 노동자들, 성장 일로의 서비스 분야에서 일하는 이들에게 더 큰 문제가 되고 있다.

여기서 제기되는 더욱 중요한 논점은, 그러한 현상이 미국 노동자의 삶과 노동조건을 구조적으로 변화시키는 광범위한 기술적 변화에서 비롯되었다는 것이다. 세계 경제의 변화를 반영하면서 진행된 노동조직, 노동과정과 처리 순서에 대한 꾸준한 변화는 물론 기술 변형의 일면이기도 하다. 노동에 대한 기술의 영향은 전에 살펴본 바 있지만 여기에서 다시 한 번 개괄할 필요가 있다(Bright, 1985; Bell, 1973; Braverman, 1974; Gallie, 1978; Hirschhorn, 1984).

1970년대의 문헌은 기술이 직무와 기술 요건을 향상시킨다고 보는 이들과, 이와 반대로 기술이 대부분의 직업을 '탈숙련화'시켰다고 보는 이들 사이에서 갈라지고 있다. 1980년대와 1990년대 문헌은 일관된 메시지를 전달하는데, 노동조직, 기술 요건, 자율성, 그 밖에 자동화된 작업장의 다른 특징이 미리 결정되지 않는다는 것이다. 그 대신 이들은 수많은 요인, 즉 조직의 크기와 문화, 하드웨어와 소프트웨어의 설계, 조직의 정치성, 해당되는 특정 산업 같은 것의 영향을 받는다(Karasek & Thorell, 1990; Hartmann, Kraut & Tilly, 1986; U. S. Congress, Office of Technology Assessment, 1985a).

직업에 대한 기술의 효과에는 (업무의 다양성, 기술 혹은 자율성의 증대를 가져오는) '직무 충실화', (앞서의 속성들을 없애고 좀 더 협소하며 반복적인 업무를 창출하는) '탈숙련화', (업무 부담을 증가시키는) '직무 확대' 등이 포함된다(U. S. Congress, Office of Technology Assessment, 1985a). 게다가 그 효과는 정태적인 것이 아닌데, 신기술 도입 단계에서나 그 전후에도 노동의 조직과 내용이 상당히 변화될 수 있기 때문이다. 초기의 비효율성은 증가된 효율성에 길을 내주고, 잡다하고 절차가 확립되지 않은 일은 시스템의 '결함'이 제거되면서 단조롭고 지루한 것으로 변할 수 있다(Greenbaum, Pullman & Szymanski, 1985).

기술의 효과가 불확정적이기는 하지만, 지금까지 살펴본 것처럼 기술은 중립적이지 않다. 기술과 자동화가 작업장에 미치는 영향은 부분적으로 노동의 사회적 조직화, 노동조건에 대한 노동자의 통제 권한, 대체 고용의 활용 가능성, 경쟁적인 경제적 압력의 정도에 달려 있다. 기술 활용의 증가는 급속히 팽창하는 서비스 부문(특히 사무직)에서 노동자의 건강과 자율성에 대해 수많은 중요한 논란을 일으키고 있다.

우리는 먼지 나고 시끄러우며 물리적으로 위험한 공장에 비해 사무실이 안전한 장소라고 생각하는 경향이 있다. 이러한 인식은 일반적으로 옳으며, 질병과 사고에 대한 통계자료에서 비롯된 것이다. 소비자 서비스뿐 아니라 금융, 보험, 부동산업은 사고와 질병 발생률이 평균보다 낮다. 그러나 서비스 부문의 경우, 제조업에 비해 눈에 덜 띄고 극적이지 않아서 그렇지 건강 유해요인이 없는 것은 결코 아니다. 많은 건강 문제가 사무직, 여러 종류의 비제조업 노동(예컨대 유지 보수 작업, 쓰레기 수거 작업 등)과 관련 있다. 이를 테면 안정피로(eyestrain), 근골격계 문제, 생식에 대한 유해요인, 기타 노출(대기 중 화학물질이나 다른 오염원에 노출), 소음, 부적절한 조명, 인구 과밀, 스트레스 관련 질환 등이 여기에 포함된다.

오늘날 기술 발달과 자동화로 인해 컴퓨터나 자동 계산대 혹은 자동화 기기 앞에 장시간 앉아 있거나 서 있는 일이 늘어나면서, 많은 직업에서 여러 가지 인간공학적 문제가 발생하고 있다. 이러한 직업에서 요구되는 빈번하고 반복적인 동작은 근골격계를 긴장시키며 광범위한 반복동작 손상을 일으킨다.

현대의 기술 변화가 가져온 가장 중요한 건강 문제라면, 광범위한 직업군에 걸쳐 노동자들이 대부분 경험하는 스트레스를 지적해야 할 것이다. 스트레스 관련 질환은 자동화된 작업장, 사기업 혹은 공공기업의 사무실, 크고 작은 소매 대리점, 그 밖의 다양한 서비스 업종에서 흔히 발견된다. 스트레스에 놓인 이러한 직종이 경험하는 지속적으로 높은 긴장상태는 면역기능을 저하시키고 궤양, 심혈관 문제, 만성 불안과 우울증을 초래한다. 직무상의 스트레스는, 높아지는 경쟁적 압력을 노동자에게 떠넘기는 방식으로 반응하는 조직에서 흔히 악화된다. 1984년 미국 기술평가국은 스트레스 관련 질환이 향후 사무직 노동자가 직면하는 가장 큰 보건 문제가 될 것이라고 예측했다. 근거 자료는 이러한 예측을 뒷받침하는 것으로 보인다.

직무 자율성은 스트레스와 건강 사이의 중요한 관계를 내포한다. 노동환경을 통제할 수 있는 노동자의 능력은 늘어난 업무 부담을 도전으로 만들 것인지, 아니면 부정적 스트레스의 원천으로 만들 것인지 가를 수 있기 때문이다. 업무 속도와 방법에 대한 통제는 노동자 건강, 만족, 안녕의 핵심 요소로서 반복적으로 언급된다(Karasek & Theorell, 1990; NAWW, 1984; Hartmann, Kraut & Tilly, 1986). 직무 자율성의 결여는 낮은 수준의 서비스 직종에서 특히 흔하며, 다수의 시간제 · 임시직 · 한시직 업무의 특징이기도 하다.

업무 속도 증가, 장시간 근무, 책임 증가에서 비롯된 스트레스 문제와 더불어 직원의 성과 모니터링에 쓰이는 기술은 노동자의 부담을 가중시킨다. 성과 모니터링은 노동자의 자율성에 제약을 가한다. 미국에서 사업주의 노동자 모니터링에 대한 논란은, 한편으로 기업을 경영하고 비용을 절감하며 잠재적 책임을 회피하려는 사업주 권리와, 다른 한편으로 사생활과 개인의 자유를 보호받으려는 노동자 권리 사이의 갈등에 자리하고 있다(U. S. Congress, Office of Technology Assessment, 1985a). 전산화된 정보기술은 잠재적인 노동자 감시의 속도와 범위를 증가시켜왔다. 이로 인해 사업주는 노동자 성과에 대한 상세하고 포괄적인 정보를 얻을 수 있게 되었으며, 사업주와 노동자 사이에 새로운 긴장과 갈등을 만들어냈다.

이러한 모니터링은 경영진이 노동자 생산성을 증가시키는 무수한 방법을 추구하도록 강제하는 경쟁적 압력에서 촉발된 것이라 할 수 있다. 이는 개별 노동자가 느끼는 스트레스를 증가시키고 노동에서의 소외와 직업 불안정성에서 비롯된 긴장을 악화시킨다.

7. 적은 시간, 많은 일

현재 미국 노동자는 전후 어느 시기보다 더 장시간, 더 열심히 일하고 있다. 모든 산업 부문에서 많은 직종의 노동자들이 초과근무를 한다(Schor, 1991). 노동의 확대는 작업장의 전반적인 스트레스를 증가시킬 뿐 아니라 휴식, 가족 휴양, 여가 활동에 쓰일 수 있는 시간을 뚜렷하게 감소시킨다. 1970년대 이래 실질임금 하락, 맞벌이 가정의 증가와 함께 가족생활, 일, 자기개발의 욕구가 싹트면서 전일제로 일하는 미국인의 경우 여가 시간이 분명하게 줄어들었다. 자동화와 기술적 정교화는 1950년대와 1960년대의 많은 사회학 문헌에서 예측한 것처럼 노동자의 여가 시간을 늘리기보다 그 반대로 나아가는 듯하다(Quinn & Buriatti, 1991).

노동의 재구조화는 작업장에서 권력을 재구조화하는 결과를 가져왔다. 노조 없는 서비스 부문의 고용 증가, 격화된 경제적 경쟁, 노동인구의 특성 변화는, 생산 속도를 증가시키라는 요구나 노동자의 일거수일투족을 감시하는 행위에 저항하고 새로운 유해요인을 유발하는 신기술 도입에 반대해 투쟁할 노동자의 능력을 약화시키고 있다. 특히 노조의 영향력이 감소됨으로써 임금을 양보하라는 압력에 저항하며 장기적인 고용안정성을 획득할 수 있는 노동자의 힘이 제한되고 있다.

노조 조직률이 감소하게 된 데에는 많은 원인이 있고 이에 대해서는 오랜 토론이 필요하다. 하지만 분명한 것은 미국 경제의 산업구조 변화가 하나의 기여 요인으로 작용했다는 점이다. 노조 조직률이 높은 산업은 기반 산업(운수, 통신, 공익사업), 정부, 제조업 부문들이다. 미국 경제의 주요한 성장 부문인 서비스 산업은 노조 조직률이 낮다. 또한 모든 산업에서 시간제 노동자의 조직률은 매우 낮으며, 임시 노동자와 독립 계약자(independent contractors)는 노조에 의해 대표되는 경우가 극히 드물다(Appelbaum & Gregory, 1988).

8. 결론

　미국의 노동환경이 변화하면서 많은 것이 더 절감되고 인색한 방식으로 생산되고 있다. 경영진은 수많은 작업장에서 놀라운 생산 증가와 순익 개선을 달성했다. 1980년대에 이것이 가능했던 것은 신기술, 자동화, 혹은 노동력이 값싸고 정부 규제가 느슨한 국가로 자본이 이전된 것과 상당히 관련이 있었다. 그러나 이는 또한 노동자에 대한 기업(그리고 국가)의 책임을 어떻게 정의할 것인가에 대한 믿음이 변화된 결과이기도 하다. 이는 낙수 이론의 미덕을 강조하고 자본이 정부(혹은 사회적) 제약(일반적으로 조세, 특별하게는 환경 및 안전보건 규제)에서 자유로워야 할 필요성을 역설함으로써, 개인의 책임에 대한 새로운 윤리를 만들어냈고 그럴 듯한 시장의 가치를 재확인시켰다. 변화에 대한 구조적 압력은 노동자와 시민의 권리를 넘어 자본의 권리라는 이념적 주장의 형태로 표출되었다. 사업주가 노동자에게 갖던 일말의 의무(장기간에 걸쳐 상대적으로 안정된 고용을 제공하고, 꾸준히 인상되는 임금과 최소한의 기본적인 복지 혜택을 제공하는)는 무너지고 있다. 종종 기업이 선두에 선, 정부 규제와 조직된 노동자에 대한 공격은 일자리의 불안정성을 악화시켜왔다. 완전고용을 보장하는 정부의 책무란 더 이상 존재하지 않는다.

　분명히 미국 경제의 변화 양상은 다수의 미국인이 참여하는 노동의 속성과 경험을 변화시켰다. 여기에는 또한 엄청난 사회적·정치적 의미가 내포되어 있다. 중공업의 쇠퇴, 서비스 부문의 확대, 이에 따른 복지 혜택과 노조 조직률의 변화는 근로대중의 전반적인 복지 수준에 변화를 가져왔다. 그러나 우리가 이 장에서 언급한 구조적 변화는 노동의 재구조화, 의료보장, 휴가일수 같은 부가급여의 제공 여부와 그 수준 문제를 훨씬 넘어서, 사업주 - 노동자 관계의 본성에 심대한 영향을 미치고 있다.

여기서 지적하고 싶은 것은 이러한 변화가 미국인의 전반적인 안녕을 결정하고 작업장 안팎에서 중요한 건강 문제를 야기하는 새롭고 분명히 인식 가능한 어떤 문제에서 비롯되었다는 점이다. 광범위하게 이야기하자면 기술적 · 경제적 변화가 노동자의 부담을 증가시키고 있으며, 노동자는 작업장에서 새로운 화학적 · 인간공학적 위해인자에 노출되고 있다는 것이다. 게다가 전일제 노동자의 경우 최근의 기억과 비교해볼 때 훨씬 더 많은 시간을 노동에 투자한다. 이는 결과적으로 여가 시간의 현저한 감소를 가져왔고 근로대중의 삶의 질에 부정적인 영향을 미치고 있다.

이러한 문제는 1970년대와 1980년대의 세계 경제 변화에 대한 반응으로 나타난 노동의 재구조화와 관계있으며, 또한 변화에 저항할 수 있는 노동자의 역량 감소와도 관계가 있다고 생각한다. 노동계급의 능력이 저하된 것은 현장 노동조합의 세력 감소, 노동자와 환경보호를 위한 국가 개입의 수용성과 정당성을 제한하고 기업 권리를 증진하는 이념의 지배에서 비롯되었다.

제3장에서 살펴보았듯 경쟁력 있는 기술에 대한 기업들의 열망은 더욱더 커지고 있다. 개별 기업의 경쟁력이 곧 대한민국의 경쟁력인 양 치부되는 한국 사회의 기술지상주의는 미국 사회에 결코 뒤지지 않을 것이다. 그러나 이러한 기술 발전으로 파생되는 노동환경의 변화, 노동자 건강과 삶의 변화, 사회의 변화에 대해 우리 사회가 얼마나 합리적으로 대처해왔는지 돌아보면, 대답은 부정적일 수밖에 없다.

이 장에서는 한국 사회에서 기술 변화가 노동환경과 노동자 건강에 미친 영향을 몇 가지 사례를 통해 살펴보고자 한다.

우선 외국으로부터의 부적절한 기술을 도입하고 그로 인해 발생한 노동자 건강 문제를 가장 잘 보여준 사례로, 2장에서 소개한 원진레이온 사건을 다시 언급하지 않을 수 없다. 1981년 7월 최초의 이황화탄소 중독 환자가 확인된 이래 2007년까지 직업병이 인정된 원진레이온 노동자는 모두 913명이며, 지난 20여 년 동안 100여 명이 사망했다. 이 사건의 기원은 1962년 한일 협상의 결과로 이루어진 일본 '동양레이온'의 산업 설비 도입에서 비롯되었다. 이미 생산 시설 폐기를 결정했던 '동양레이온'은 한일 국교정상화를 위한 교섭이 진행되는 상황에서 이 노후 기계를 한국에 수출하기로 한다. 설비를 도입할 한국 회사는 일본에 기술자들을 파견해 수개월 간 교육을 받도록 했지만, 당시 '동양레이온'은 유독가스 발생에 대한 어떠한 정보도 제공하지 않았다. 이후 노동자들에게 어떤 일이 일어났는지에 대해서는 재론하지 않겠다. 20여 년이 지나며 레이온 사업의 수익성 하락과 직업병 발생으로 인한 사회적 비난 여론 속에서 '원진레이온'은 끝내 파산했고, 산업은행의 관리를 받게 되었다. 그런데 모 업체가 산업은행으로부터 설비를 사들였고, 이를 중국에 다시 매각하는 일이 벌어졌다. '원진레이온' 노동자와 노동 안전보건단체들은 이러한 매각에 극렬하게 반대했다. 수차례에 걸쳐 해당 업체에 강력하게 항의했고, 중국대사관 방문, 명동성당에서의 규탄 및 항의 집회를 벌였다. 하지만 설비 이전은 예정대로 진행되었으며, 기계의 분해와 이송, 중국 현지 노동자들을 교육하는 과정에도 접근이 엄격하게 제한되었다. 일본과 한국 노동자들의 건강과 생명을 앗아간 그 생산 설비들은 전 지구적인 기술적 해악을 상징하며 최근까지도 중국에서 조업 중이다.

한편 기존 기술의 문제점을 해결하기 위해 도입한 신기술이 예상치 못한 부작용을 낳는 경우도 드물지 않다. 일례로 오존층 파괴 효과를 가진 프레온(chlorofluorocarbon: CFC, 혹은 hydrofluorocarbon: HFC)의 대체물질인 2-브로모프로판(2-bromopropane)에 의한 건강 피해를 살펴보자. 프레온가스는 냉매와 세척제로 산업 현장에서 매우 광범위하게 사용되던 물질이지만, 오존층 파괴라는 심각한 부작용 때문에 1990년대 이래 점차 사용이 금지되고 있다. 국내의 모 전자업체도 1994년 이전에는 프레온 물질을 사용해 부품을 세척한 뒤 조립하다가 이후 2-브로모프로판을 주원료로 하는 대체물질을 일본에서 수입해 사용하기 시작했다. 그러나 1995년에 이 물질을 사용하는 공정에서 작업하던 여성 노동자 11명의 월경이 중단되었으며, 두 명에게는 재생불량성빈혈이 발병했다는 사실이 알려졌다. 이후 역학조사를 통해 남성 노동자 8명, 여성 노동자 20명이 2-브로모프로판에 의한 생식기능 저하를 업무상 질병으로 인정받게 되었다. 이전까지 2-브로모프로판의 독성 효과에 대해서는 알려진 바가 거의 없었고, 건강 장해를 일으키지 않는 것으로 여겨졌다. 이 집단 발병 사건은 2-브로모프로판과 관련한 세계 최초의 직업병 보고 사례이기도 했다. 그동안 세계적으로 잘 알려지지 않았던 2-브로모프로판의 생식독성이 한국에서 처음 보고된 가장 큰 이유는 작업장에서 기본적인 물질 관리가 제대로 이루어지지 않았기 때문이었다. 자동공급장치, 국소배기장치, 보호구 착용 같은 기본적인 보호 시설을 제대로 구비하지 않았고, 안전규칙을 철저하게 집행하지 않아서 생긴 문제라 할 수 있었다. 결국 해당 작업장은 많은 비용을 부담하고 폐쇄될 수밖에 없었는데, 사고 예방에 대한 기본적인 투자와 관심이 없었던 결과였다. 사회 전체적으로 바람직한 신기술이 노동자 건강에도 반드시 좋은 영향을 미치는 것은 아니며, 더구나 기본적인 예방조치조차 지켜지지 않는 경우 잠재적인 부작용은 예상치 못한 대규모 재해로 현실화될 수 있음을 이 사건을 통해 확인할 수 있다.

한편 기술의 변화는 구체적인 유해인자 노출 환경뿐 아니라 고용 조건과 노동시장에도 영향을 미친다. 국내 실증 연구들에 따르면 대부분의 산업에서 노동절약적인 기술 진보가 이루어지고 있으며, 고학력자의 고용 비중이 전 산업에서 증가하는 데 비해 저학력자의 고용 비중은 감소하고 있다. 특히 기술 수준이 높은 산업일수록 학력 간 임금격차는 큰 것으로 나타난다. 이는 향후 정보통신 기술을 기반으로 한 기술 진보가 이루어질수록 노동자 계급 내부의 임금격차가 심화할 수 있으며, 저학력/미숙련 노동자들의 불안정 고용 문제가 더욱 심각해질 것임을 짐작케 한다.

참고문헌

• 원진레이온 사건

이현정. 2007. 「원진레이온 직업병, 과거가 아니고 오늘이다」. ≪녹색 꿈틀 일과 건강≫, 31호.

≪환경미디어≫. 2005.12.22. "잊혀지면서 끝나지 않은 악몽 '원진레이온'".

≪연합뉴스≫. 1994.6.21. "원진레이온 설비 중국 이전계획 철회 촉구".

이윤근. 2013.6.28. "잊을 수도, 잊어서도 안되는 원진레이온 직업병 문제". ≪레디앙≫.

• 2-브로모프로판 중독 사건

「작업장의 유해물질 MSDS로 극복하기」. 원진노동안전보건교육센터 기획교육 자료집(2006.11).

전병유 · 남재량 · 신동균 외. 2005. 『한국의 노동수요 구조에 관한 연구』. 한국노동연구원.

Kim, Y. et al. 1999. "Hematopoietic and reproductive toxicity of 2-bromopropane, a recently introduced substitute for chlorofluorocarbons." *Toxicol Lett.* Sep 5;108(2-3), pp.309~313.

_____. 1996. "Hematopoietic and reproductive hazards of Korean electronic workers exposed to solvents containing 2-bromopropane." *Scand J Work Environ Health*, 22(5), pp. 387~391.

제4장

노동환경의 사회적 · 정치적 맥락

노동은 꼭 필요한 인간 활동이다. 사람은 살아남기 위해 일한다. 그러나 노동은 단순히 임금을 받기 위한 것 그 이상이다. 노동은 수많은 보상과 문제를 낳는다. 이는 사람을 지치게 해 멍하게 만들기도 하고 자극과 만족을 주기도 하며, 좌절감을 주고 품위를 떨어뜨리기도 한다. 또한 너무나 자주, 노동은 위험하고 건강에 해롭다.

노동은 대부분 사람들의 삶에서 중요한 위치를 차지하지만, 노동의 전반적인 맥락은 무시되기 일쑤이며 이해도 부족하다. 의료 공급자와 다른 안전 보건 전문가들은 작업 관련성 질환과 손상을 인지하고 예방하기 위해 오늘날 세계에 존재하는 일과 작업장의 맥락을 제대로 평가할 필요가 있다.

특정 사회에서 직업성 질환과 손상의 규모와 양상은 경제적 · 기술적 발전 수준, 권력의 사회적 분배, 특정한 정치 · 사회 체제에서 지배적인 이념의 영향을 받는다. 이 모든 요인은 질환과 손상이 '생산'되는 방식, 이를 인지하며 예방하는 방식, 노동자가 이에 대해 받는 보상 수준에 영향을 미친다.

1. 이념

작업장에서 노동조직과 핵심 행위자들의 역할은 이념에서 깊은 영향을 받는다. 여기에서 이념이란 노동자와 경영진, 관료, 과학자 등이 사회와 자신에 대해 생각하는 것, 그리고 상대방에 대한 서로의 기대를 반영하는 믿음, 규범, 가치의 복합체를 의미한다.

자본주의 자유시장 경제체제는 대부분의 사람들이 받아들이는 인간행위에 대한 추정, 즉 개인의 '선택'과 '권리' 개념, 시장의 효율성, 사유재산이 으뜸이라는 가치를 포함하고 있다. 자유주의는 정부가 합당한 이유 없이 이러한 권리를 억눌러서는 안 된다고 역설하며, 특히 미국인들은 정부에 대해 깊은 의심의 눈초리를 보내왔다. 따라서 작업장에서 권력관계를 결정하는 전제와 그것이 직업안전보건 문제에 어떻게 반영되는지 확인하기 위해서 이념의 역할을 검토할 필요가 있다.

미국의 전형적인 작업장은 소유주(owner) 혹은 소유주들, 그리고 차례로 경영자(manager), 관리자(supervisor), 노동자로 이어지는 위계적 구조로 되어 있다. 이러한 명령의 위계는 조직의 권력 분포를 반영한다. 이는 투자 결정, 회사의 예산권, 무엇을 · 언제 · 어떻게 생산할지에 대해 소유주와 경영자가 완전한 통제권을 가지고 있음을 의미한다. 이는 또한 노동자의 고용과 해고에 대한 거의 전적인 통제권, 궁극적으로 노동조건에 대한 거의 전적인 통제권을 의미하기도 한다.

노동조합은 일방적인 힘의 배치를 견제할 수 있는 잠재적 평형추라 할 수 있다. 노동조합이 있는 곳은 사업주에게서 더 나은 임금과 노동조건을 얻어내는 데 어느 정도 성공하기도 한다. 그러나 노동조합의 성취는 흔히 경제력, 실업률, 조직된 노동자의 경제적 · 정치적 힘, 소유권을 지지하는 이념

등 여러 요인의 영향을 받는다. 노동계급 성취의 지속성은 노동자의 권리를 보호하고 향상시키려는 정부의 지지 정도에 의해 상당히 좌우되기도 한다.

유럽에서도 사유재산권을 상당히 중요하게 여긴다. 하지만 미국의 상황과 비교할 때 노동조합과 노동자 정당의 힘, 정부의 노동조건 규제에 대한 폭넓은 지지와 기대 덕분에 정부가 민간 기업과 노동조건에 대해 상대적으로 강력한 규제를 할 수 있었다.

미국을 비롯한 자유주의적 민주주의 국가의 문화는 대부분 과학기술의 합리성과 중립성에 대한 믿음을 지지하는 든든한 토대로 작용해왔다. 이런 국가들의 사회·정치 체계는 사회 혹은 공중보건의 문제를 — 실제로 대부분 사회적인 문제인데도 — 기술적 해법으로 해결할 수 있다고 믿게 만든다. '기술적 해결책(technical fix)' 이념은 놀랄 만큼 끈질기게 지속되고 있다. 이는 과학을 정치에서 분리시키고, 권력과 통제에 대한 논쟁에서 전문주의를 분리시킨다.

이러한 이념적 가정은 노동환경을 파고드는 일련의 강력한 믿음의 일부를 구성한다. 과학자, 공학자와 산업위생사는 모두 자신의 전문성(그리고 그것이 표상하는 기술적 해법)이 작업장 유해요인을 줄일 수 있다고 배워왔다. 이것이 분명한 사실이기는 하지만, 작업장 유해요인이 발생하는 사회적·정치적 맥락은 무시되고 있다. 이러한 맥락이야말로 작업장이 어떻게 설계되고 관리될지를 결정한다.

2. 경영 이론과 작업 구조

최근 논란이 있지만, 경제자유주의의 아버지 애덤 스미스부터 현재에 이르기까지 경영 이론의 전반적 경향은 생산성을 높이고 노동비용을 줄이며 노동과정에 대한 경영진의 통제를 강화할 수 있도록 작업을 좀 더 세분화하는 방향으로 진행되어왔다고 할 수 있다. 이러한 '효율성' 추구는 20세기 초반에 들어 테일러 같은 '과학 경영' 주모자들의 작업과 함께 더욱 분명해졌다(Braverman, 1974; Buroway, 1979). 테일러의 관점에서 볼 때 노동자는 온전한 인간으로서가 아니라 걷기, 굽히기, 거머쥐기, 앉기, 자판 누르기 같은 기계적 동작의 집합체로 간주되어야 했다. 이러한 동작은 분석과 시간 측정을 통해 생산성 극대화를 위한 프로그램으로 다시 재조합되었다. 경영에 대한 '과학적' 접근은 자본주의와 비자본주의 사회 모두에서 광범위하게 받아들여졌다.

테일러주의는 노동생활의 질에 대해 상당한 함의가 있었다. 이는 행동에서 생각을 분리시키고, 다시 행동을 다수의 반복 작업으로 분할하는 것을 의미했다. '일'에 대한 고유한 만족, 즉 장인 정신이나 온전히 완성된 생산품에서 가질 수 있는 자부심 같은 것은 결과적으로 줄어들 수밖에 없었다. 사업주는 위계적인 관리체계와 함께, 당근과 채찍처럼 노동자를 추동할 수 있는 성과급, 보너스 같은 금전적 보상과 징계에 점점 더 의존하게 되었다. 테일러주의는 제2차 세계대전 동안 포디즘 정책으로 대체되었다가 전후 다시 지배적인 작업 조직 형태로 자리 잡았다. 그래서 미국의 작업장은 아직도 위계적인 구조를 특징으로 하고 있다. 괜찮은 보수를 지급하는 작업이 드물고 이주 노동력이 널리 활용되며 노동조합이 없는 경우, 자본주의적 노동의 규율은 더욱 분명해진다.

현대적 생산과 작업장에 영향을 미친 또 다른 중요한 요인은 화학물질 사용이 급격히 증가했다는(특히 전쟁 종식 이후) 것이다. 현재 미국은 7만여 종의 화학물질을 사용하고 있으며, 매년 1,000여 가지의 새로운 물질을 도입한다. 비슷한 숫자의 화학물질과 화학적 과정이 대부분의 산업국가에서 사용되고 있으며, 생산이 이전되면서 개발도상국에서도 마찬가지로 늘어나고 있다. 이러한 화학물질은 규제를 받지 않는 것이 절대다수이며, 인간의 건강에 미치는 영향도 알려져 있지 않다. 이는 광범위한 종류의 생산품 제조와 가공을 위해 다양한 업무 환경에서 사용되며, 전통적으로 위험하다고 여기지 않았던 수많은 일자리에서도 만날 수 있다. 타자수(typist)와 창고 노동자부터 잡역부와 예술가에 이르기까지, 노동자는 어쩌면 유독할 수도 있는 화학물질과 매일 마주치고 있다. 소재의 혁명적 변화는 (앞서 논의한) '과학경영'의 효과와 분명히 다를 것이다. 하지만 화학물질의 잠재적 건강 효과에 대해서 알려진 것이 거의 없기 때문에 노동자의 일상 경험에 미치는 영향은 생각보다 훨씬 심각할 수 있다.

더구나 기술은 생산 속도를 엄청나게 증가시켰고, 노동자에게 점점 더 큰 압력을 가해 정신적·신체적 건강을 해치는 빠르고 반복적인 동작을 수행하도록 만들고 있다. 또한 실질임금과 생활수준의 하락을 보상하기 위한 장시간 노동의 압력이 증가하는 가운데 미국을 비롯한 산업국가에서 스트레스, 이와 관련된 심리적·생리적 질병이 늘어나고 있다. 그러나 일부 국가, 특히 전후 유럽 사회는 강력한 노동조합의 압력과 역사적·문화적 요인에 힘입어 노동시간을 단축하기도 했다. 최근에는 실업률이 높아지면서 노동시간을 훨씬 줄여야 한다는 요구가 커지고 있다(Schor, 1991).

생산의 속도가 빨라지면서 상당한 자동화가 이루어지고 있다. 로봇, 로봇 시스템, 고도로 자동화된 기계 사용과 관련된 분명한 물리적 위해의 가능성은 별개로 하더라도, 자동화는 일자리를 없애고 나머지 업무를 탈숙련화하며, 복잡한 체계를 맡는 소수의 노동자만 남겨놓는다. 오늘날 많은 공장에서 자동화의 도움으로 예전에 열 명이 했던 작업을 한 명의 노동자가 맡고 있다. 그 한 명의 노동자는 극심한 스트레스와 책임감에 직면할 가능성이 매우 크며, 상당히 힘든 작업을 해야 할 수도 있다. 자동화를 통해 힘든 단순노동을 대체하겠다는 약속은, 작업장에 남아 있는 상대적으로 적은 수의 노동자들에게 더 많은 스트레스와 장시간 노동, 감당키 어려운 책임을 가져왔을 뿐이다(Zuboff, 1988).

경제적 변화와 기술적 변화는 함께 진행된다. 신기술의 전파, 세계 경제의 전 지구화, 노동의 국제적 분업에서 나타난 엄청난 변화는, 작업환경은 물론 사회의 전반적인 권력관계에도 직간접적으로 영향을 미친다.

3. 권력의 분포

모든 사회는 다양한 수준의 권력과 영향력을 가진 계급, 이해 집단, 분파와 그에 속한 사람들, 소수자와 다수자로 구성되어 있다. 이러한 정치적 · 경제적 권력과 영향력의 분포는 노동환경에 영향을 미치는 또 다른 핵심적 요인이다. 아주 간단히 표현하자면, 세상에는 '노동자'와 '소유주'가 있다. 하지만 이러한 공식으로는 고도 산업국가에서 동시대 계급체계의 복잡한 관계를 포착해낼 수 없다. 그러한 사회에서는 (대부분 독립적 전문가, 오랜 역사의 중소 자영자 계급, 늘어나는 정부 부문 노동자 집단으로 구성된) 중간계층이 폭넓은 사회적 기능을 맡고 있으며 자신의 역할 · 이해 · 권력과 함께 성장해 왔다. 하층, 중간층과 상층 계급 사이에 존재하는 다양한 수준의 정치적 권력은 특정 작업장 혹은 특정 산업에서 어떤 일이 일어날 수 있는지 그 한도를 결정한다. 따라서 사회에서의 권력 분포와 계급은 노동환경을 결정한다.

이렇게 시장의 발달, 기술 수준, 이념적 고려, 세계 경제의 변화와 더불어,

계급 · 인종 · 성별과 관련된 권력 분포는 산업체계의 행위자가 노동환경을 결정하는 '지배 망(web of rule)'을 만들어낼 수 있는 기본 틀을 구성한다. 경영진 · 노동자 · 정부의 행위는 이러한 폭넓은 사회 - 환경적 요인에 의해 제한된다.

많은 자유주의적 민주주의 국가가 평등을 명시적 목표로 표명하지만, 대체로 권력은 계급 · 인종 · 성별에 따라 불공평하게 분포되어 있다. 작업장은 사회의 축소판이며 따라서 사회의 권력관계는 현장에서 재현된다. 누가 어떤 일을 어떤 노동조건에서 하게 될지, 즉 누가 위험에 노출되고 무엇을 수용 가능한 위험으로 간주할지 결정하는 것은 권력이다. 따라서 권력 분포의 불공정성은 노동과 건강에 막대한 영향을 미친다. 더구나 그러한 위험에 실질적인 영향을 받은 이들과 작업장 유해요인의 수용성 정도를 결정하는 이들은 다르다.

> 오래된 계급 구분이 사라져간다는 상투적 표현과 기분 좋은 개념은, 미국 노동자들이 중간계급과 달리 심각한 손상, 심지어 죽음까지 그들의 일상적인 현실의 일부로 받아들여야 한다는 단순한 사실에 의해 공허한 말임이 드러난다. 상상해보라. 만일 해마다 여러 개의 기업 본사가 광산처럼 붕괴되어 60~70명의 기업 간부들이 깔려 죽는다면 일어날 만인의 아우성을. 또는 모든 은행이 경영진, 사무원, 출납계원에게 꾸준히 암을 유발시키는 보이지 않는 독성 먼지로 가득 차 있다고 생각해보자. 마지막으로 이런 공포를 상상해보자. 매년 수천 명의 대학 교수가 일을 하면서 귀가 멀고, 손가락, 손, 때로는 눈을 잃는다는 ······ (Fussell, 1992).

사회계급과 계급에 근거한 가정은 다양한 관점 — 사회적 · 경제적 · 정치적

— 에서 폭넓게 논의되어왔다. 계급은 분명 가족 배경, 교육 수준, 직업, 다양한 문화적 요인과 관련이 있다. 개인의 사회계급이 낮을수록 다양한 교육과 고용 기회를 가질 수 있는 가능성은 낮아진다. 계급은 흔히 물질적 복지와 건강 수준을 결정한다. 계급은 고용 선택에 영향을 주기 때문에 작업에서 병에 걸리거나 다칠 가능성에도 영향을 준다.

4. 인종주의의 영향

작업장에서 그리고 사회 전반적으로 인종주의는 누가 어떤 일을 얼마나 받으면서 하게 될지, 다른 선택의 여지는 얼마나 있는지를 결정한다. 미국 사회는 대부분의 역사 속에서 가장 바람직하지 않고 가장 위험한 일을 소수 인종에게 맡겨왔다. 이주민과 소수 인종 공동체는 철로 깔기, 목화 따기, 방직공장에서 천 짜기, 자동차 산업의 주물 작업, 철강 산업에서의 코크스 오븐 작동, 뉴욕 동남부의 노동 착취 공장에서 옷 만들기, 농업 노동 등을 위한 노동력의 주요 공급원이었다. 여전히 소수 인종은 가장 위험하고 가장 바람직하지 못한 직업에 과도하게 집중되어 있다.

게다가 소수 인종 노동자는 위험한 노동환경을 떠나 집으로 돌아가 봐야 위험한 지역사회 환경에 노출될 뿐이다. 미국에서 1980년대 초 이래 과학적 증거들은 일부 산업, 주와 지역 정부, 일부 경우에는 연방 정부가 차별적인 환경정책을 시행해왔다는 점을 지적하고 있다. 대체적인 평가는 소수 인종 지역사회에 건강 유해요인이 불균형적으로 많이 노출되고 있다는 것이다 (Bullard, 1992).

강력한 인종주의적 색채를 띤 사회체계는 소수 인종 집단이 중요한 권력 위치를 차지하는 것을 억누르고, 결과적으로 지배적인 인종·민족 집단의 이해를 증진시킨다. 이를테면 미국에서 농업 노동자(대부분 흑인 혹은 라틴계)가 직면한 위험에 대해 관심이 부족한 핵심적 이유 중 하나는 미국 정치 체계에서 그들이 가진 권력이 상대적으로 부족한 데 있다.

미국의 경우 정치적 현상으로서 인종주의는 특히 중요하다. 이는 아메리카 원주민과 라틴계에 대한 유럽계의 정복, 흑인 노예제도의 역사 때문이다. 이러한 쓰라린 역사는 오늘날의 정치성, 그리고 노동환경과 그에 대한 규제에서 매우 중요하다.

5. 성차별주의의 영향

권력관계에 대한 어떤 논의를 하더라도, 대개 남성과는 다른 노동 경험을 하는 여성의 상황을 고려해야 한다. 이러한 격차는 비슷한 일에 종사하는 남녀의 임금격차에서 가장 분명하게 드러난다. 평등에 관한 정치적·법적 의무가 있는데도 1991년 현재 여성의 임금은 같은 일을 하는 남성의 임금의 70%에 지나지 않으며, 경력 상승에 따라 그 격차는 더욱 커진다(Lewis, 1992). 흑인과 라틴계 여성의 임금은 백인 남성 임금의 50%에 불과하다(Amott, 1993).

흔히 여성들이 집 밖에서 일하는 시간은 배우자와 같지만, 집안일이 동등하게 분담되는 경우는 드물다. 일하는 기혼 여성은 남편에 비해 수면시간이 더 짧고 더 많이 아프며 여가 시간도 더 적다. 한 연구에 의하면 집 밖에서 전일제로 근무하며 5살 미만의 자녀가 있는 여성은 가사노동에 주당 평균 47시간을 투여하는 데 비해, 이들의 남성 파트너는 겨우 10시간을 투여한다(Byant, Zick & Kim, 1992). 평균적인 여성 노동자는 일과 가사노동에 주당 80

시간을 소요하며, 홀로 육아를 책임지는 경우는 105시간까지 늘어난다. 가정생활과 일을 균형 있게 해야 한다는 요구에서 비롯된 스트레스와 피로는 필연적으로 심각한 문제가 된다.

여성은 또한 작업장 성폭력의 주요 대상이 된다. 원치 않는 언어적인 또는 신체적인 성적 접근은 모두 성폭력에 해당된다. 이는 성적 언급과 암시부터 일자리와 관련된 위협을 동반한 성적 향응 압력, 강간을 포함한 신체적 폭행에 이르기까지 다양하다. 연구에 따르면 업무 중에 특정 유형의 성폭력을 당한 여성이 40~60%라고 한다. 미국의 500대 기업 중 약 3분의 1이 1986년 한 해에 성폭력 문제를 해결하는 데 약 670만 달러를 지출한 것으로 추정되었다(Spangler, 1992). 그 총액은 현재 훨씬 더 많을 것이다.

성별 관계는 정치적 — 따라서 노동환경에도 — 함의가 있다. 성별에 대한 문화적 전제는 사회의 권력 분포에 강력한 영향을 미친다. 여성이 권력 있는 위치를 차지하지 못하게 하는 강력한 가부장적 사회에서는 노동시장에서 성별 분리가 심각할 가능성이 매우 높다. 그 결과 주로 여성들이 종사하는 소매업에서의 성폭력이나 직업보건 문제는 화이트칼라 근무환경보다도 소홀하게 여겨진다.

6. 직업보건의 미시 맥락: 노동자 - 경영진의 관계

| 노 동 과 노 동 자   노동자는 그 자체로 스트레스 유발 요인인 통제권 부족 때문에 고통받을 뿐 아니라, 자신의 이해가 일반적으로 경영진의 이해와 상충된다는 것을 안다. 경영자의 목표는 이윤을 극대화시키는 것이며, 노동자의 목표는 정당한 노동에 대해 공정

한 대가를 받는 것이다. 흔히 경영진은 안전보건 지출 비용 때문에 이윤이 줄어든다고 생각한다. 경영대학원의 교과서는 다음과 같이 충고한다.

작업장에 대한 결정을 내릴 때, 경영자에게는 두 가지 선택의 가능성이 있다. 안전보건 문제를 교정하거나, 혹은 노동자에게 위험에 대한 보상을 제공하는 것이다. 위험을 줄이는 것이 추가적인 보상보다 돈이 덜 든다면 노동조건은 개선될 것이다. 그러나 산재보상의 한계비용이 안전 개선의 한계비용보다 적다면 기업은 보상 쪽을 선택할 것이다. 이러한 결과는 기업의 총비용을 최소화한다는 점에서 자원의 효율적인 할당을 나타낸다(Peterson, 1989: 429~430).

경영진의 양심 발휘가 이러한 훈련과 업계 내부의 유인 체계를 상쇄할 수 있다고 기대할 수도 있겠지만, 역사는 노동자가 경영진의 순수한 박애정신에 의존하는 것이 현명한 처사가 아니라는 점을 보여주었다. 사회정치적 환경은 경영진이 안전한 작업장을 구축하는 데 아주 작은 동기만을 부여할 뿐이다. 정부 규제는 존재하지만 항상 시행되는 것은 아니다[미국 내 물고기와 야생동물 감독관의 숫자가 OSHA의 감독관 숫자에 비해 5배나 많다는 사실을 고려하면 그렇게 놀랄 만한 일이 아니다].

노동자 - 경영진의 관계는 잠재적인 일자리 상실과 직업 또는 환경 조건 개선이 대립할 때 특히 문제가 된다. 이러한 딜레마의 가장 흔한 예는 '일자리 협박(job blackmail)' 상황이다. 이는 노동자가 위험한 일자리에 남을 것인지 아니면 다른 직업을 찾을 것인지 선택을 강요받을 때 생기는 문제를 나타내는 구어체 표현이다(Kazis & Grossman, 1982). 노동자나 규제 기관이 유해한 생산에 대해 통제권을 행사하려고 할 때마다 해고하겠다거나 공장을 이전하겠다는 협박을 내세우는 사업주가 존재한다. 일자리 협박은 노동자의 작업 통제권이 거의 혹은 전혀 없는 사업장, 노동조합이 조직되어 있지 않은 사업장에서 더욱 흔히 나타난다. 소수 인종 노동자에게만 해당되는 것은 아니지만, 이들은 주류 노동자에 비해 위험한 일자리에 종사할 가능성이 높기 때문에 일자리 협박과 피해가 훨씬 크다. 일자리 협박은 다양한 직간접적 방식으로 일어날 수 있지만, 최종 결과는 고용이냐 아니냐를 노동자가 강제로 선택하게 만드는 것이다.

일자리 협박 상황에서 노동자에게 유리한 선택이란 (있다 해도) 거의 없다. 유해한 작업에 남기로 한 노동자는 단기적으로 실업을 피할 수 있지만 미래의 건강과 안전은 심각한 위험에 빠지게 될 것이다. '부당한' 보상을 문제 삼지 않기로 한 노동자는 계속해서 임금을 받겠지만, 그것은 자신의 가치보다 적을 것이다. 노조 조직화를 선택하지 않은 노동자는 일자리에 남을 수 있겠지만, 부당하고 안전하지 못하며 건강에 해로운 작업환경에 노출될 것이다. 어쨌든 일자리에 남게 된 경우라도 해당 노동자는 말썽쟁이로 낙인찍힐 것이며, 어떻게든 일자리를 그만두어야 하는 시점까지 배척당할 수 있다.

노동조합은 기업이 안전보건 문제에 관심을 갖도록 강제하는 세력이며 (단체협약, 혹은 노조가 통제하는 안전보건위원회를 통해), 정부 규제는 추가적인 자극원이 될 수 있다. 한편 사업주에게는 안전보건 증진에 동기가 될 만한 두 가지 원천이 있다. 첫째, 기업 평판('홍보')인데, 이는 작업장 안전 대비책 마련에 소홀해 보이지 않도록 경영진을 압박하는 기능을 한다.[1] 둘째, 노동력 대체 비용에 대한 우려를 들 수 있다. 만약 기업이 숙련되고 충실한 노동력을 개발하는 데 투자를 해왔다면, 노동자를 위험한 환경에 노출시킴으

---

1 이는 작업 관련성 질환보다 공해나 환경 문제에서 더 효과적으로 기능하는 경향이 있고, 중소기업보다는 대기업에 더 적합하다.

로써 투자 손실이 발생하는 것을 원하지 않을 것이다. 이러한 요인은 특히 이주 노동자나 축산 노동자처럼 대체 가능한 저숙련 노동자들이, 상호 충성심이 존재하지 않는 일터에서 경영진의 외골수 이윤 추구에 의해 희생당하는 현실을 설명하는 데 도움이 된다.

▎변화하는 노동 구조

제3장에서 살펴본 것처럼 미국을 비롯한 선진국의 경제는 빠르게 변화하고 있다. 중공업에서 서비스 산업으로의 이동은 많은 미국인의 노동구조와 노동 경험에 영향을 미쳤다. 일반적으로 가장 빠른 성장 분야인 서비스 산업의 경우 대체로 임금은 낮아지고 각종 부가 혜택은 최소화되고 있으며, 직업 안정성이 제한되고 노동조합은 실질적으로 거의 존재하지 않는다. 게다가 일자리는 대부분 시간제이거나 임시직이다.

1980년대와 1990년대에 경제적 파이(pie) 축소의 대응책으로, 사업주들은 비용 절감을 위해 시간제 또는 임시직 노동자의 고용을 늘려왔다. 시간제 노동자의 평균임금은 시간당으로 환산했을 때 전일제 노동자의 60%에 지나지 않는다. 전일제 노동자의 80%가 사업주가 지원하는 건강보험에 가입되어 있는 데 비해 시간제 노동자의 가입률은 25%도 채 되지 않는다. 또한 전일제 노동자의 60%가 사업주가 제공하는 연금 혜택을 받는 반면, 시간제 노동자는 겨우 20%만이 혜택을 받는다(Amott, 1993). 1990년 현재 미국에 약 500만 명의 '비자발적인' 시간제 노동자가 있다. 이들은 전일제로 일하고 싶지만 일자리 환경상 그렇게 할 수 없는 이들이다.

시간제·임시직 노동이 증가하는 경향은 임금과 복지 혜택의 축소뿐 아니라 또 다른 부정적 측면을 갖는다. 임시직 노동자는 자신이 언제까지 얼마 동안 일을 할 수 있을지 알지 못하는 데서 오는 스트레스를 안고 살아간다. 그들에게 직업 안정성이란 거의 또는 전혀 없다. 시간제나 임시직 노동자 모두 직업안전보건 규제, 고용보험, 연금 규제 같은 정부 법률의 보호를 동등하게 받지 못한다. 노조에 의해 대표되는 경우도 거의 없다(Amott, 1993). OSHA는 석유화학산업에서의 계약직 노동자(대개 노조가 없는 노동자의 소규모 집단으로, 공장에서 유지 보수 등의 업무 담당)에 대한 사례 연구를 통해 계약직 노동자가 정규직 노동자에 비해 안전보건에 대한 훈련을 적게 받고 재해율도 높다는 것을 확인했다(John Gray Institute, 1991). 점차 늘어나는 미조직, 시간제·임시직 노동자에게 초래될 직업안전보건상의 장기적 결과는 절대로 과소평가되거나 가볍게 여겨져서는 안 된다.

미국 사회의 노동구조 변화에서 나타나는 또 하나의 공통적 특징은 가택 기반 산업(home-based industry)의 증가라 할 수 있다. 1949년 국회는 가내노동 금지 법안을 통과시켰다. 이는 가택에서 노동이 이루어지는 경우 작업장에 대한 통제와 (최저임금 같은) 노동 기준을 적용하는 것이 거의 불가능하기 때문이었다. 그러나 레이건 정부는 국회를 압박해 가내노동을 합법화시켰고, 이에 따라 1980년대를 거치면서 제조업과 서비스업 부문에서 가내노동은 빠른 속도로 증가했다. 가내노동자는 대부분 여성이며, 성과급 체계에 따라 임금을 받는 의류 제조와 서무원이 그 전형적인 모습이다. 성과급제에서는 무엇보다 속도가 중요하며, 이에 따라 사고 위험과 악화된 반복운동 손상이 늘어났고, 결국 수많은 인간공학적 문제가 일어났다(가정은 작업 유형에 적합한 설비를 갖추기 힘들다는 사실을 일부 반영). 화학적 노출 또한 문제를 야기한다. 이를테면 가정에서의 반도체 제작은 노동자를 생산과정에서 사용되는 유해물질에 노출시킬 뿐 아니라, 지역의 하수 체계를 오염시킬 수 있다.

일(work)과 노동(labor)   1억 1,000만의 미국 경제활동인구 중 약 92%는 다른 사람에게 고용되어 일한다. 이 중 약 4분의 1은 다양한 수준의 부분적 자율성과 자신의 업무에 대한 통제권을 갖는 전문가, 경영자 혹은 감독자들이다. 이 사람들은 일(work)도 하고 노동(labor)도 한다. 그러나 대부분의 노동자는 노동(labor)만 한다. 그들은 할 수 있는 한 어떤 일자리라도 찾고, 대개는 그 일자리를 유지하기 위해 필요한 무엇이든 하게 마련이다. 그들은 자신이 무엇을 만들지, 어떤 환경에서 만들지, 나중에 그 일에 무엇이 일어날지 선택하지 않는다. 이러한 선택은 그들의 고용주, 판매 및 노동시장, 그리고 전체적인 경제 상황에 의해 이루어진다. 자신의 노동에 대한 보상으로 얼마나 받게 될지, 얼마 동안 얼마나 열심히 일해야 할지, 혹은 작업장 환경의 질을 둘러싼 노동자의 통제력 수준은 안락함, 소득, 안전과 여가에 대한 노동자의 욕망과 사업주의 이윤 요구가 끊임없이 균형을 이루는 계약 상황에서 결정된다.

일자리에 대해 깊은 양가감정을 가진 노동자들이 많다. 노동이 소득을 가져다주기는 하지만, 노동자는 자신의 일에서 분명한 만족을 얻지 못한다. 노동자가 일과 관련해 좋아하는 부분은 자신의 삶을 이끌고 의미 있는 무언가를 하며, 또는 "살기 위한 물리적 수단은 물론 자신의 존재를 증명하고 고유한 방식으로 살아가고 있음을 확인하는" 기회라 할 수 있다(Williams, 1968). 반대로 노동자가 가장 싫어하는 것은, 경영진이 성실성·자율성·창의성을 희생시켜 효율성·생산성·이윤을 추구하고 노동자의 일을 무의미하게 보이도록 만드는 것이다.

현대적 생산과 시장 경쟁은 사업주가 가능한 한 최고의 생산 속도를 추구하도록 만들었다. 덜 기계화되고 분절된 작업 과정에서라면 작업 그 자체 리듬의 일부로 보일 수 있는 노동자 사이의 정상적인 사회적 상호작용이,

이제는 생산을 망치는 것처럼 보이기도 한다. 또한 작업장에서 일정 수준의 통제력을 가지고 친교를 도모하려는 노동자들의 시도는 종종 오해를 산다. 그러한 행동을 생산성과 효율성에 대한 위협으로 받아들이는 사업주와 경영진은 이것이 노동자의 태만을 나타낸다고 생각한다. 노동자는 (특히 노조가 없는 상황에서) 이러한 행동을 경영진과 비슷한 방식으로 바라보기도 하며, 혹은 자신을 사람이 아닌 도구로 취급하는 분절화된 노동 분업의 요구 속에서 스스로를 지켜나가는 노력으로 바라보기도 한다. 개인적 통제권을 좀 더 확보하려는 시도는 의식적으로든 무의식적으로든 노동(labor)을 일(work)로 대체하려는 개인의 열망을 나타내는 것이라 할 수 있다. 그러나 현행 작업장의 구조는 이러한 불복종 혹은 자기주장의 행동을 약화시킨다.

워드프로세스 기술, 전산화된 기록 관리, 전자우편 네트워크, 컴퓨터와 비디오 모니터링 같은 현대의 기술 혁신은 거대한 사무실을 분해된 조립 라인으로 바꾸었다. 노동조직의 새로운 형태는 비서와 상관 사이에 흔히 존재하던 친밀한 개인적 유대를 깨뜨렸고, 신기술은 필요한 숙련 정도를 낮추었다. 이러한 변화와 함께, 사무 작업은 공장 작업에서와 마찬가지로 기계 같은 분석과 통제의 대상이 되었다.

서비스, 소매, 물류 배급 등 다른 유형의 일에서도 비슷한 현상이 흔히 관찰된다. 자동차 공장 노동자, 문서 작성자, 키펀치 작동자에게 해당하는 것이 즉석요리 조리사, 계산대 사무원, 전화 교환원에도 점점 들어맞고 있다.

노동과 '과학적' 작업 규율 사이의 분절화된 구분을 증가시키는 것은, 효율성과 이윤의 이해라는 측면에서 경영진의 통제권 행사 방식이라 할 수 있다. 그러나 노동자 입장에서 볼 때, 이러한 유형의 조직 변화가 일어난 작업장에서만 소외와 무력감을 경험하는 것은 아니다. 소규모 상점의 많은 일자리 — 특히 서비스와 소매업처럼 여성과 청년 노동력이 대다수를 차지하는 — 는 전문화가 부족한 가운데 똑같이 매력 없으며, 종종 위험하기까지 하다.

따라서 서비스 부문의 특징적 업무는 한때 조립 라인 생산과 관계있던 소외되고 반복적인 작업과 근대 공장의 단조로움을 재현하는 경향이 종종 있다. 오늘날 선진국에서 기술의 향상과 컴퓨터의 보편화는 노동의 속도뿐 아니라 노동을 감시하는 능력도 증가시켰다. 점차 경쟁적으로 변하는 세계 경제 속에서 기술은 생산성 증가에 대한 압력과 결합된다. '경쟁력'과 생산성 공세는 노동자의 건강과 안녕에 장기적인 비용을 엄청나게 초래하는데, 이러한 결과는 언론에서 거의 다루어지지 않는다.

더 빨리 더 효율적으로 일하며, 해고나 구조 조정의 채찍하에서 '생산'하라는 끊임없는 요구는 노동자의 정신적 · 신체적 건강에 엄청난 손해를 입힌다. 이러한 목소리가 득세하는 상황에서 일의 존엄성은 분명하게 드러나지 않는다. 외국 시장에서 미국의 경쟁력이 하락할 때마다 개발도상국가에서 생산된 더 싼 상품과 서비스가 미국으로 들어온다. 그런 국가의 노동자는 겨우 기본적 생계를 꾸려갈 임금을 받으며, 종종 끔찍한 환경에서 일한다. 그 결과 미국 내 공장도 '경쟁'해야 한다는 더 심한 압력을 받게 된다. 대부분의 미국 노동자들에게 이러한 경쟁의 실체는 임금 삭감, 강제적인 초과근무, 노동 속도 증가, 작업장의 안전보건에 대한 지속적인 관심 저하라는 결과로 드러난다.

7. 조직된 노동

노동조합 조직화는 계급, 인종과 젠더 영향에 의한 권력 약화와 공민권적 권리 박탈에 맞대응할 수 있는 하나의 방법이다. 노동조합은 노동 규정과 조건, 임금률과 부가 혜택을 결정할 때 노동자들의 목소리를 대변한다. 노동조합은 경영진의 힘과 특권을 견제하는 집단적 힘을 지닌다. 일부 조합은 안전보건 문제에 깊은 관심을 가져왔지만, 대부분의 노동조합에게 안전보건 문제란 더욱 중요한 관심사에 비해 부차적인 것으로 여겨질 뿐이다. 노동조합이 취약하고 노동에 대한 오래된 적대감이 존재하는 미국의 상황에서, 노동조합이 작업장 유해요인으로부터 조합원을 보호하기 위해 필요한 자원을 항상 투입할 수 있는 것은 아니었다. 유럽의 조직된 노동자 등은 경영진의 특권과 싸우는 데 좀 더 성공을 거두었고, 많은 유럽 국가에서 노동운동의 지원을 받는 사회민주주의 정당이 종종 권력을 잡기도 했다. 노동운동이 상대적으로 약하고 사회민주주의 혹은 노동자 정당이 없는 미국에서조차, 노동조합은 권위의 전횡으로부터 노동자를 보호하며 재해 노동자를 위해 대비하는 역할을 한다.

공식적으로, 조직된 노동자는 단체교섭 ─ 노동 규정과 개인적 불평 조정을 위해 제도화된 과정인 부당 처우 처리 장치(grievance mechanisms)에 대한 협상 ─ 을 통해 노동과정에 대한 일정 수준의 통제력을 확보하려고 노력한다. 그러나 미국의 노조 조직률은 약 15%에 지나지 않으며, 부당 처우 처리 장치가 있는 곳이라도 항상 활용되는 것은 아니다. 비공식적으로, 노동자는 그들이 찾거나 꾸며낼 수 있는 어떤 탈출구를 찾게 된다. 그들은 몰래 빠져나가 담배를 피우거나 공상에 잠기고, 혹은 야단법석을 떨거나 싸움을 벌이기도 한다. "당신이 기계라는 느낌이 들지 않도록 만드는 어떤 것"이라는 표현은 단골 레퍼토리라 할 수 있다.

미국의 조직된 노동자는 현재 수적으로나 정치적으로나 제2차 세계대전 이래 가장 취약하다. 이러한 하락 경향은 1970년대에 시작되었으며, 1980년대와 1990년대를 거치면서 악화되었다. 이러한 약화는 조합 활동 전반에 걸처 분명하게 나타났다. 교섭력을 상실했고 조합원 수는 감소했으며 쟁의 활동이 줄어들었고 조합과 산업 사이의 단체협약 체결에서 '양보'가 두드러지게 증가했다.

노동운동의 힘은 노동자 건강에 직접적으로 영향을 미칠 수 있는 수많은 쟁점을 결정한다. 이를테면 작업장 유해요인에 대해 어떤 정보가 생산되고 누가 그것에 접근할 것이며, 어떤 작업장의 기준이 만들어지고 그것이 누구에 의해 집행될 것인지, 유해요인에 직면한 노동자가 선택할 수 있는 사양은 무엇이며 산재보상의 효과성은 어떠한지 등이 여기에 포함된다(Elling, 1986).

조직된 노동자는 같은 업무에 종사하는 미조직된 노동자에 비해 안전보건상 유해요인이 있음을 알게 될 가능성이 훨씬 높다(Weil, 1992). 노조가 후원하는 교육 프로그램에 덧붙여, 노동조합은 자본가의 차별 대우에 대한 보호막이 되기도 한다. 이러한 보호막은 안전보건과 관련해 매우 중요한데, 안전보건 문제에 대해 우려를 제기했다는 이유로 노동자를 해고할 수도 있기 때문이다.

미국뿐 아니라 어느 사회에서든, 노동조합은 사업주가 작업장을 청결히 하며 여성과 아동에 대한 고용 규칙을 실행하고 적절한 노동시간을 준수하며 산업위생 기준을 정하고 이를 지키도록 만드는 법률을 제정하게 하는 데 노력해왔다. 미국의 경우 노동자가 다루는 화학물질과 관련된 유해요인을 노동자에게 고지해야 한다고 OSHA가 정한 사업장에서, 노동조합은 이러한 '알 권리'에 대한 규정이 지켜질 수 있도록 압력을 행사해왔다. 알 권리에 대한 연방법이 존재하지 않던 시절, 일부 노동조합은 이 권리는 물론 매우 위험한 작업에 대한 거부권을 두고 교섭하기도 했다.

실 업　　실업은 가장 위험한 작업보다 신체적·정신적 건강에 더욱 해롭다. 최근의 연구는 심장질환, 간질환, 자살, 그 밖의 스트레스 관련 질환으로 인한 사망률이 실업률과 관련이 있을 개연성을 제기했다. 흥미롭게도 실업률의 변화 수준은 실업에 처한 노동자 자신은 물론 가족에게까지 영향을 미친다. 예를 들어 남편이 실업이나 불완전고용 상태에 있는 가정의 경우, 전일제로 고용되어 있는 남편의 가정에 비해 가정 폭력이 2~3배 이상 높게 나타난다. 실업 노동자에 대한 가장 충격적인 연구 결과 중 하나는, 노동자들이 일자리를 잃었던 경험을 거의 하나같이 개인적 가치의 소실로 내면화시킨다는 점이다. 이렇게 자신이 쓸모없다는 느낌은 실직에 대한 노동자 자신의 실질적 책임 수준과는 아무런 관련이 없었다.

현재 미국 경제에서 실업은 빈곤과 마찬가지로 항상 우리 곁에 있다. 1980년대에 실업률은 6~11% 사이에서 변동했다.[2] 1990년대의 경제 팽창으로 인해 최근 수십 년 동안 실업률이 가장 낮을 수 있었다. 그러나 실업의 부담은 소수 인종(특히 젊은 흑인 남성)에게 가장 심하게 집중되어 있으며, 이들의 실업률은 국가 평균의 3배에 이른다.

지역적 또는 세계적 수준의 실업 문제는 미국보다 훨씬 심각하다. 예컨대 유럽연합 소속 국가의 공식 실업률은 1997년 현재 11.6%에 달했다(Economic Indicators, 1999). 게다가 이 통계는 적극적인 구직 활동을 벌이는 사람들에게만 초점을 두고 있다. 공식 자료는 낙담 때문에 구직을 중단하거나 시작해보지도 않은 실직자를 배제함으로써 문제의 크기를 과소평가한다. 이러한 숫자에는 불완전고용 노동자, 전일제 일자리를 찾는 시간제 노동자, 매력적인 일자리만 있다면 일하고 싶어 하는 여성이 거의 포함되지 않는다. 개

2　일부 경제학자는 실업률 5%면 '완전고용'으로 간주해야 한다고 주장하기까지 했다.

발도상국의 경우, 미국이나 유럽에 비해 실업자나 불완전고용 노동자의 비율은 훨씬 높은 경향이 있다.

실업은 심각한 경제적 영향을 초래한다. 수많은 실업자가 존재하는 경우, 더 많은 사람이 일자리를 두고 경쟁하며 생계유지를 위한 투쟁에서 더 낮은 임금을 기꺼이 받아들이게 되므로 임금을 낮추는 효과가 있다. 이는 또한 노동조합 조직화를 매우 어렵게 만든다. 노동자가 일자리를 잃고 경영진이 반(反)노조 캠페인을 벌이면서, 전통적으로 노동조합의 힘이 강력한 제조업 분야에서조차 사람들에게 노조 가입을 장려하거나 중요한 조직화 동력을 개시하는 것이 점점 더 어려워지고 있다. 이러한 모든 요인은 직업적 유해 요인으로부터 노동자를 보호하기 위한 운동을 약화시킨다.

경 영 의 역 할 안전하고 건강한 노동환경을 유지하기 위해 노력하는 자본주의 기업도 있다는 데에는 의심의 여지가 없다. 이들은 대개 수익성이 높은 대기업으로, 상대적으로 상품 판매 시장이 안정되어 있으며, 충분히 동기부여가 된 양질의 건강한 노동력에 그들의 지속적인 성공이 달려 있다는 점을 인정한다. 흔히 이런 기업은 단체 교섭과 산업 현장의 평화를 이끌어내는 데 깊은 책임감을 갖기도 한다. 고도로 숙련된 노동자를 유인하고 유지할 수 있는 유일한 방법은 노동생활의 질을 보장하는 것이라고 결정하는 기업도 있다. 그리고 소비자의 관심이나 그들 기술의 내재적 위험 때문에 생산 안전에 관심을 갖는 일부 기업은, 노동자 건강과 안전 문제를 그들의 다른 필수적 활동의 실질적 여파로 주목하기도 한다.

일본 기업이 재해율 감소에서 보여준 주목할 만한 성공 — 아마도 일반적으로 질에 대한 관심과 낭비에 대한 혐오의 결과 — 은 일본식 제조업의 성공을 추구하던 미국과 유럽 기업에 유익한 결과를 가져왔다. 때때로 이러한 기업은 낮은 수준의 화학적 노출과 관련된 문제를 놓치곤 하는데, 이는 그들이 좀 더 명백한 안전상의 유해요인에 일차적 관심을 갖기 때문이다. 그렇기는 하지만, 그러한 노력에는 박수를 보내야 한다.

소기업 또한 안전보건 문제에 진지한 관심을 기울일 수 있다. 특히 소유주나 경영자가 평사원에서부터 올라와서 노동과정을 잘 알고 노동자와 친밀한 사회적 관계를 유지할 때 더욱 그렇다. 그러나 소기업에 대한 경제적 압력은 가장 고상한 사업주나 수석 장인조차 목이 잘리도록 만든다. 기업의 규모가 작든 크든 시장의 압력은 저항하기 어렵다. 이러한 경우, 노동환경 기준을 강제하는 정부의 역할이 특히 중요하다.

8. 결론

이번 장에서 우리는 노동환경이 사회의 좀 더 폭넓은 이념적·사회적·정치적 관계의 축소판이라는 사실을 이야기했다. 이는 미국에서 개인적 권리, 소유권, 정부의 역할, 확립된 권력관계에 대한 믿음이 종종 작업장에까지 펼쳐져 있음을 뜻한다. 즉, 노동의 사회적·정치적 조직은 더 넓은 사회를 반영한다고 할 수 있다.

작업장 유해요인의 효과와 이를 개선하기 위해 구축된 체계를 이해하려면 정치적·사회적 맥락이 어떻게 작업성 질환과 손상의 발생률, 인지, 정의와 예방을 결정하는지 고려해야 한다.

작업장을 둘러싼 정치적·사회적 맥락이라는 측면에서 이 책에 그려진 미국의 상황과 오늘날의 한국은 무서울 정도로 닮아 있다. 이는 미국이나 한국이 신자유주의적 의제를 기본으로 제국주의적 팽창을 도모한다는 공통점에서 비롯된 것이라 할 수 있다. 다만 미국이 선발 주자로서 오랫동안 다양한 자본주의 발전 전략을 개발·확장하고 이를 유지하기 위한 군사력까지 동원할 수 있었던 데 비해, 한국은 후발 주자로서 단기간에 국가 주도의 급속한 자본축적을 이룬 후 외환위기라는 외부 충격을 통해 변화가 가속화되었다는 차이가 있다.

OECD 통계에 따르면 한국 노동자들의 평균 노동시간은 연간 2,124시간(2015년 기준), 주당 44.5시간(2014년 기준)으로 비교 국가들 중 최고 수준을 자랑한다.[1] 국내총생산 2만 달러를 넘어선 '선진국'이지만, 여전히 매년 1,810여 명의 노동자가 작업장에서 목숨을 잃는다. 이 중 955명은 사고로, 855명은 질병으로 사망했다. 또한 연간 9만 명 이상의 노동자가 직업병에 걸리거나 다친다.[2] 과연 무슨 일이 벌어지고 있는 것일까?

전통적인 물리적/화학적 유해인자의 역할에 덧붙여 신자유주의적 의제에 근거한 노동환경의 변화를 지적할 필요가 있다. 즉, 규제 완화에서 비롯된 안전 관리 소홀[3]이나 노동유연성 중심의 노동시장 개편에 따른 다양한 비정

---

1 OECD StatExtracts(http://stats.oecd.org/).

2 안전보건공단, 「2015년도 산업재해분석」(2016)(http://www.kosha.or.kr/www/board View.do?contentId=363787&menuId=554& boardType=A2).

3 서울대학교 보건대학원, 「규제완화 이후 산업안전보건정책의 변화와 노동자 건강권에 미치는 영향에 대한 기초조사」(국가인권위원회, 2004).

규직의 확산, 노동강도 강화, 직무 스트레스 증가 등을 중요한 요인으로 지목할 수 있다. 또한 최근에는 간접 고용 확대에 따른 사내 하도급 노동자의 안전보건 문제, 감정노동과 노동시장 경쟁 격화에 따른 정신건강 문제 등 노동자 건강 문제의 범위가 확대되고 있다.[4]

외환위기 국면에서 정부가 받아들인 국제통화기구의 구제금융은 한국 사회의 신자유주의적 구조 조정을 전제로 한 것이었다. 정리 해고, 파견 근로, 변형 근로의 도입과 확산을 핵심으로 하는 노동법 개정과 더불어 이러한 구조 조정은 노동시장·노동조직·임금의 유연화를 가져왔다. 노동자들은 일상적 고용 불안 속에서 자발적으로 자본에 복종하고 강화된 노동강도를 감내해야만 했다. 이른바 평생직장의 신화가 깨지면서, '벌 수 있을 때 벌자'라는 생각이 널리 퍼지게 되었다. 잔업과 특근을 통해 임금을 보전하는 구조가 고착되면서 현장의 물량과 생산성은 '나의 삶의 질'과 직결되기에 이르렀다. OECD 국가 중 최장의 노동시간과 높은 재해율은 바로 이러한 상황에서 비롯된 것이다. 일례로 조선업 노동자들을 대상으로 한 실증 연구에 따르면, 노동강도의 강화, 직무 스트레스, 하청·외주·한시 노동 같은 노동유연성의 증가는 근골격계 질환과 상당한 관련성이 있는 것으로 나타났다.[5]

비정규직의 증가는 노동과 삶의 질 측면에서 중요한 의미가 있다. 2016년 경제활동인구 부가조사 분석 결과[6]에 따르면 비정규직 노동자의 비율은 전체 임금노동자의 43.6%에 달한다. 게다가 비정규직의 96.1%(839만 명 가운데

4 김기선, 「산업안전보건의 현대적 과제」, ≪노동법학≫, 55호(2015년 9월), 1~26쪽.

5 김인아·고상백·김정수 외, 「일부 조선업 노동자의 근골격계 증상과 스트레스 및 노동 강도의 관련성」, ≪대한산업의학회지≫, 16권 4호(2004), 401~412쪽.

6 김유선, 「비정규직 규모와 실태: 통계청 '경제활동인구부가조사'(2016.3) 결과」(한국노동사회연구소, 2016).

807만 명)가 임시 노동자이거나 임시 노동을 겸하고 있어, 고용이 매우 불안 정한 특징을 보인다. 특히 여성의 경우는 비정규직의 비율이 54.5%에 이르 며, 서비스직(67.8%) 판매직(66.2%), 단순 노무직(83.6%)에 종사하는 비정규 직인 경우가 많았다. 정규직과 비정규직의 격차는 더욱 심해져서 비정규직 의 월평균임금은 2006년 정규직의 50.1%에서 2016년 48.7%로 오히려 더 낮 아졌다. 남성 비정규직의 임금을 100으로 할 때 여성 정규직은 2006년 68에 서 2016년 68로, 남성 비정규직은 53에서 52.6으로, 여성 비정규직은 39에서 35.4까지 떨어졌다. 정규직-비정규직의 임금 불평등 문제는 여성 비정규직 의 문제라고도 할 수 있다.

법정 최저임금(2016년 현재 시간당 6,030원)보다 낮은 임금을 받는 노동자 의 비율은 2006년 전체 노동자의 11.9%에서 2016년 13.7%로 오히려 늘어났 다. 비정규직 노동자의 경우 2006년 20.8%가 법정 최저임금 이하를 받고 있 었던 반면, 2016년에는 28.7%가 여기에 해당한다. 또한 국민연금, 건강보험, 고용보험 같은 사회보험 가입률은 정규직이 85~99% 수준인 데 비해, 비정 규직은 32~40% 수준에 불과하다. 비정규직 노동자들은 더 위험한 환경에서 근무하는 경향이 있으며, 안전보건 교육이나 보호구 지급에서도 차별 대우 를 받고, 산재를 당해도 적정한 산재보험의 급여를 받기는커녕 오히려 실직 위협으로 인한 생계 불안에 시달린다.[7] 실제로 2016년 국정감사에서는 국내 3대 조선소에서 발생한 사고로 사망한 10명 중 8명이 하청업체 노동자라는 사실이 밝혀졌다.[8] 보수 언론으로부터 '귀족 노동자'라 불리는 정규직 노동

---

7 최혜정, "눈에 철심이 박혀도 쉬쉬 …", 《한겨레21》, 2004년 3월 10일(제500호).

8 박준영, "산업재해 사망 10명 중 8명이 하청근로자 위험도 외주화 – 현대중공업 가장 심각, 4년간 17명 사망", 《환경TV》, 2016년 9월 9일(http://www.greenpostkorea. co.kr/news/article.html?no=66526).

자들의 삶은 이보다 낫다고 할 수 있지만, 과연 이들에게 '귀족'이라는 칭호가 어울릴지는 의문이다. 하루 10시간의 장시간·교대 근무를 하고 한 달에 사나흘을 쉴 수 있으며, 특근을 해야 아이의 과외비와 각종 보험료를 겨우 감당할 수 있는[9] 귀족을 과연 귀족이라 부를 수 있을까? 실제로 한국의 100대 그룹에서 임원과 (정규직) 직원의 임금은 10배 이상 차이가 난다.[10]

한편 2005년 말 34만여 명(이 중 55.7%는 이른바 '불법체류'인 미등록 노동자)[11]이던 이주 노동자의 숫자는 2016년 현재 142만 5000명 수준으로 늘어났다. 이들은 노동안전보건의 가히 최고 취약 집단이라 할 수 있다.[12] 이들의 노동환경은 전형적으로 각종 유해요인에 노출되기 쉬우며, 안전보건 규제에서 벗어나 있는 경우가 많다. 또한 외국인으로서 경험하게 되는 언어적·문화적 장벽은 물론, 체류 자격에 따른 신분 불안정으로 말미암아 노동권을 비롯한 기본권을 침해받기 쉽다. 2005년 태국 출신 이주 노동자들의 노말헥산 집단중독 사태, 2007년 2월 여수의 출입국관리사무소 화재로 인한 미등록 이주 노동자 사망 사건 등은 이러한 상황을 단적으로 보여준다.[13] 실제 공식 기록으로 확인된 재해율과 사망만인율 모두 내국인 노동자들에 비해 높은 수준이다.[14]

노동자들의 힘이 약하다는 것은 이 모든 현상의 원인이자 결과이기도 하다. 한국의 노동조합 조직률은 미국보다도 낮은 10.2%에 불과한데, 이는

9 강수돌, 『일중독 벗어나기』(메이데이, 2007).

10 김규원, "100대 기업 임원-직원 임금격차 12.2배", ≪한겨레≫, 2016년 8월 21일 자.

11 법무부, 『출입국관리국 정책연구보고서』(2006년 2월).

12 통계청, 『외국인고용조사』(2016).

13 한양대학교·보건복지부, 『건강불평등 완화를 위한 건강증진 전략 및 사업개발 (2006년 건강증진연구사업 중장기형 연구과제)』(2007).

14 고용노동부 보도 자료, 「외국인 근로자 산업재해 예방 대책」(2014.5.8).

OECD 회원국 평균의 절반에도 미치지 못하는 것이다.[15] 현장에 만연한 고용 불안, 물량과 생산성에 대한 경쟁력 제일주의, 그리고 주식배당이나 성과급 체계 같은 인센티브 활용을 통한 노동자들의 개별화와 통제 전략은 노동자 집단의 단결을 크게 해치고 있다. 이렇게 분절된 작업장 정치 속에서 정규직 노동자들이 비정규직 노동자들의 정당한 투쟁을 외면하는 사례들을 찾는 것도 어렵지 않다.[16]

만일 이러한 정치적·사회적 맥락에 변화가 일어나지 않는다면, 그리고 이윤이나 경쟁력보다 사람의 가치, 육체적·정신적·사회적 건강을 중요하게 생각하는 방향으로 변화가 일어나지 않는다면 한국 사회의 작업장 모습은 근본적으로 바뀌기 어려울 것이다. 현재의 높은 산업재해율은 쉽사리 감소하지 않을 것이며, '건강한 노동'은 앞으로도 당분간 듣기 좋은 수사에 그칠 가능성이 높다.

---

15 박태우, "노조 조직률 10.2%로 떨어져 … OECD평균 절반도 안 돼", ≪한겨레≫, 2016년 10월 26일 자.
16 조계완, "정규직 노조에 원한이 사무친다", ≪한겨레21≫, 제508호(2004년 5월 6일).

제5장

규제의 정치성

1997년 플로리다의 농업 노동자 권익보호 단체는 주(州) 정부의 이주 노동자 보호 규제를 검토한 결과, 다음과 같은 문제를 발견했다.

- 주 정부는 살충제 노출과 농업 노동자가 겪은 손상 사이의 원인적 연관성을 밝히는 데 반복적으로 실패했다. 살충제 노출이 노동자에게 손상을 입혔다고 결론이 난 경우는 두 건에 불과했다.
- 주 정부는 31건의 법률 위반 사례를 적발했지만, 단지 두 건의 벌금만 부과했을 뿐이다.
- 주 정부는 농업 노동자가 심각한 손상을 입거나 사망했을 때조차 중독 건에 대해 충분히 조사하지 못했다. 이는 상당히 구조적인 문제였는데, 관리자가 없는 자리에서 (적절한 통역자와 함께) 동료 노동자나 목격자의 진술을 확보하지 못했으며, 관련된 의무기록을 얻지도 못했다. 또한 원칙을 준수했다는 확실치도 않은 사업주의 주장을 일상적으로 받아들였으며, 철저한 현장 조사 대신 점검표만 검토했고, 사업주 보복 행위에 관한 증거를 무시했다.
- 주 정부에 적절한 조사 프로토콜이 없었다. 사용된 살충제의 종류를 확인하

고 노출을 입증할 수 있을 만한 토양, 식물, 의복이나 다른 물리적 표본을 수집하는 데 늘 실패하곤 했다. 얻어낸 정보에서 합리적 추론을 이끌어내지 못했고, 객관적이고 확실한 증거에 기초한 규제 결정을 내리는 데에도 실패했다.

• 주 정부는 플로리다 농업 및 소비자서비스국(Florida Department of Agriculture and Consumer Services: FDACS)의 조사를 OSHA 같은 규제 집행기관이나 산재보상 관련 부처의 조사와 조율하는 데 실패했다. 또한 주 법률에 따라 살충제 노출 사례를 보고할 의무가 있는 의료 제공자와 FDACS가 효과적인 의사소통을 하도록 만들지 못했다.

• 주 정부는 살충제 사용 위반이 노동자에게 손상을 입혔을 때 유의미한 벌칙을 부과하지 못했다. 더구나 살충제 노출이 노동자에게 손상을 입혔다는 결론을 피하기 위해 다음과 같이 시간을 끌었다.

- FDACS는 두 건의 사례에서 보호 장비도 갖추지 않은 노동자가 '제한 출입 기간(Restricted Entry Interval: REI)'[1] 종료 전에 농장에 들여보내졌고 나중에 이들이 치료를 받았다는 사실을 확인했다. 그런데도 FDACS는 살충제 노출과 뒤이은 손상 사이에 어떤 연관성이 있다는 점도 부인했다.

- 다른 사례에서 FDACS는 사업주가 불법적으로 살충제를 살포해 농업 노동자의 작업 현장까지 퍼져나가도록 했다는 사실을 확인했지만, 노출과 뒤이은 손상 사이의 관련성을 밝히는 데 실패했다.

- FDACS는 또 다른 사례에서 농업 노동자 한 명에게 우발적으로 농약이 살포되었고 회사가 그를 즉각 의료기관으로 후송하지 못했다는 사실을 확인했다. 그러나 이 경우에도 노출과 손상 사이의 연관성에 대해 결론을 도출하지 못했다.

---

1 농약 살포 후 농약 처리한 지역에 출입을 제한하는 시간. ― 옮긴이

보고서는 다음과 같은 결론으로 끝을 맺었다.

접수된 사건을 충분히 조사해 살충제 중독 사실을 공표하고 노동자보호기준
(Worker Protection Standard: WPS) 중대 위반에 대해 벌칙을 부과하지 못함
으로써 주 정부는 농업 노동자들이 적절한 보호를 받을 수 없게 만들었다. 또
한 플로리다 농업 및 소비자서비스국 기록철의 반복 위반 사건이 충분히 보여
주듯, 후일의 위법행위를 저지할 수 있는 노력을 근본적으로 훼손했다(Davis &
Schleifer, 1997).

우리가 살펴본 것처럼 노동환경은 다양한 요인, 즉 기술 발전의 수준, 작
업의 사회적 조직, 경제 발전의 구조, 그리고 작업장 안팎에서 형성된 노동
자와 경영진 사이의 힘의 균형 등에 영향을 받는다. 규제정책은 사회적 힘
또는 요인의 상호관계 속에서 나타난다. 여기에서 한 가지 핵심적 문제는,
규제정책이 어떠한 방식으로 노동환경에 영향을 미치는가 하는 것이다. 이
번 장에서 우리는 미국에서 규제정책이 어떻게 발전해왔는지 개괄하고, 노
동환경 내에서 다양한 행위자가 어떻게 서로 연관되는지, 특히 국가의 역할
에 주목하면서 살펴보고자 한다.

1. 노동환경과 규제의 정치성

우리는 작업장의 안전보건을 좌우하는 국가의 통제 제도와 사회경제적
힘 사이의 관계를 살펴봄으로써 노동환경의 정치경제를 더 잘 이해할 수
있다.

안전보건에 관한 국가 통제는 전반적으로 자본주의 체제의 필요에서 비롯되었다고 해도 무방하다. 노동력의 재생산을 보장하고, 이를 확장해 자본 축적의 조건을 지속적으로 보장할 필요성은 정부의 노동자 보호 법률에 명시적으로 드러나 있다. 자본주의 발전의 특정 수준은 이러한 개입의 독특한 형태를 결정한다.

문제는 규제를 경제체제의 구조에 의해 결정되는 것으로 정의함으로써 사업주를 속박하고 의무를 부과한다는 점은 잘 보여줄 수 있지만, 정책적 개입의 촉발이나 개입 형태의 결정에서 계급 혹은 정치투쟁의 잠재력을 경시하게 된다는 점이다. 이러한 정의는 또한 허용 가능한 투쟁의 방식[2]을 결정함으로써 다양한 제도적 구조가 노자 사이를 매개하는 방식이나, 제도가 정책을 결정짓는 방식[3]에 대해서는 거의 언급하지 않는다.

국가 이론은 새롭게 출현한 국가의 '형태'나 다양한 투쟁[4]이 간섭주의의 가능한 종류를 제한하는 '방식'을 결정하는 데에서(계급 갈등 모형) 개인과 집단의 의식적 행위가 차지하는 역할을 거의 고려하지 않는다.

예를 들어 영국 공장법의 오랜 역사는 빅토리아 시대부터 현재에 이르는 근대적 행정국가의 발전을 반영하며, 이것 자체는 자유방임 자본주의를 개혁하려는 광범위한 정치적 · 경제적 압력의 결과라 할 수 있다. 공장 감독관 (Factory Inspectorate) 제도의 신설은 새롭게 형성되고 조직화된 노동계급에서 분출된 정치적 · 사회적 압력의 결과물이었다. 이제 이러한 발전은 사업

2 예컨대 의회의 역할과 정당의 행위, 노사 갈등의 성격과 쟁의 행위에 대한 법적 제약, 전반적 법률체계의 존재와 민주주의 규범 · 가치에 대한 이념적 힘 등이 있다.
3 예컨대 직업안전보건법 같은 법률 제정과 정부 개입의 특정 유형을 따르는 행정/집행 기구의 설립.
4 민주적 정치 질서에 대한 압력의 역사, 광범위한 계급투쟁이 국가 제도에 미친 영향.

장 안전보건을 둘러싸고 그 내부나 외부의 대항을 통한 정치투쟁이 벌어질 일련의 제도적 장치와 법률체계를 형성하게 되었다.

계급 갈등 모형이 국가 개입의 발전과 형태 결정에서 계급투쟁의 중요성을 강조하고는 있지만, 이 또한 안전보건 규제의 존재와 형태를 설명하는 데에는 일부 근본적인 문제가 있다. 이 모형은 계급투쟁이 법률 개혁에 압력으로 작용하고, 미국 안전보건의 역사는 국가 개입을 위한 노동자와 노조의 상당한 압력을 반영한다고 가정하지만, 이러한 압력의 특정한 형태(파업, 대의정당을 통한 요구 제시 등)나 국가의 반응 유형(정책 유형, 법률 혹은 행정 조직의 특성)을 설명하지는 않는다.

또한 계급 갈등 모형은 국가에 대해 도구주의적 관점을 갖는 경향이 있다. 즉, 국가를 '쉽게 손에 넣을 수 있는' 무언가로 이해한다. 따라서 노동계급은 지배계급에게서 통제권을 빼앗아야 하며 국가의 통제권을 두고 경쟁해야 한다고 생각한다. 우리가 보았듯 이러한 주장은 상당한 수준의 계급적 동질성과 계급의식(계급이 '대자적 계급'으로 존재하는 정도)을 가정하지만, 이는 미국의 계급 조직화 현실과 모순된다.

더욱이 단순한 계급 갈등 모형은 국가가 발휘할 수 있는 상대적인 자율성의 정도를 완전히 설명하지 못한다. 이러한 단점은 노동환경을 설명할 때 특히 두드러지게 나타난다. 노동환경 분야에서 국가의 개입이란 민간 산업에게 상당한 수준의 경제적·정치적 비용을 의미하며, 그러한 규제의 부과는 기업 집단의 거센 저항과 공격을 받고 있다는 점에서 그렇다.

▌미국의 안전보건 규제

영국과 마찬가지로 미국에서 최초의 공장법은 방직 산업에서 발달했으며, 여성과 어린이의 노동시간 및 여타 고용 조건 등에 초점이 맞추어져 있었다. 후에 이러한 노력은 성인 남성의 노동시간을 다루는 법률로 발전했고, 그 후에는 안전보건의 조건까지 다루게 되었다.

예상할 수 있듯, 최초의 법률 제정은 공업화가 가장 진척된 주(州)에서 이루어졌다. 펜실베이니아 주는 1842년에 어린이 보호 법률을 통과시켰고, 뉴욕과 일리노이 주에서는 1886년에야 유사한 법률을 제정했다. 당시 44개 주중 34개 주만이 어린이의 최저 노동연령에 관한 기준을 가지고 있었다. 1890년까지 21개 주에서 사고 예방에 관련된 법률을 마련하고 노동자를 위한 건강 보호수단을 제공했으며, 8개 주에서 공장 감독관에 관한 법률을 제정했다. 매사추세츠, 뉴저지, 오하이오, 뉴욕, 코네티컷, 펜실베이니아, 로드아일랜드, 미주리 주에는 작업장 환기에 관한 법률이 있었다. 1920년까지 35개 주에서 보건위생에 관한 규정을 마련했으며, 일부에서는 "기계에 의한 유독 먼지와 퓸(fumes)의 제거" 조항을 포함하고 있었다(MacClaury, 1981: 18~19). 이러한 노동법 중 일부는 피고용인의 안전보건을 보호해야 할 사업주의 일반적 의무를 규정하는 조항을 포함하고 있었으며, 때로는 규정과 조문에서 이를 더욱 상세히 정하기도 했다. 그러나 제2차 세계대전 이후까지 많은 주(州)에서 노동자 안전보건에 관해 시행 가능한 어떤 법률이나 규제도 제정하지 않았으며, 법은 대부분 기본적 규정만 갖추었거나 거의 집행되지 않았다(Fox & Nelson, 1972: 45~59).

법률을 시행하는 것도 특별한 문제로 인해 곤혹스러운 상황에 봉착하게 되었다. 매사추세츠 주는 1877년에 공장 감독 체계를 처음으로 적용했으며, 이어서 뉴저지와 위스콘신(1883), 오하이오(1884), 뉴욕(1886), 코네티컷과 메인(1887), 펜실베이니아(1889), 일리노이와 미시간 주(1893)가 비슷한 체계를 도입했다. 그러나 공장 감독관은 수가 매우 적었고, 종종 훈련을 거치지 않은 경우가 있었을 뿐 아니라 전문적 공무원인 경우는 매우 드물었다. 한참

뒤인 1940년에 한 공장 감독관은 이렇게 이야기했다. "어떠한 공장 감독 부서도 공장 감독관이 화학 엔지니어, 화학자, 환기 엔지니어 또는 의사의 역할을 할 것이라고 기대하지 않는다"(Teleky, 1948: 7). 안전보건 전문가의 '광범위한' 중견 집단이 발전한 것은 겨우 최근 20년 사이의 일이다. 이 책에서 제시하겠지만, 이는 호의적인 법률 제정에서 비롯된 것이라 할 수 있으며, 비록 법률 자체는 그 이후로 점차 약화되었지만 여전히 상당한 영향력을 발휘하고 있다.

법률·감독·집행의 현실을 살펴본다면, 이는 (일단 존재한다고 해도) 매우 취약하며 단순한 사고 안전조치 같은 가장 기본적인 문제만을 다루었다. 또한 제한된 감독 체계는 법률 집행이나 위반자 처벌을 거의 하지 않는, 자격을 갖추지 못한 감독관으로 대부분 채워져 있었다.

불충분하고 빈약했던 안전보건법률의 발전이 매우 느렸던 것에 비해 산재보상보험법이 매우 빠르게 확산되었다는 점은 대단히 흥미롭다. 산재보상보험법은 몬태나 주를 시작으로 1911년까지 10개 주에서 제정되었다. 1914년까지 21개 주에서 관련법이 제정되었으며, 1950년에 이르면 모든 주가 일정 형태의 산재보상보험법을 갖게 된다. 이 법률은 대부분 직업성 사고만을 적용 대상에 포함시켰고, 최소한 1945년 이후까지 직업성 질환은 포함되지 않았다(Ashford, 1980: 47~57). 산재보상체계의 발전사는 그 자체로 흥미로운 주제이며, 따로 철저하게 다룰 필요가 있다(제6장 참조). 여기에서 짚고 넘어가야 할 점은, 미국에서 산재보상제도의 역사가 '진보의 시대(the Progressive Era)'의 영향을 크게 받았으며, 사업주를 대상으로 하는 통제 불가능한 법률 소송 때문에 발생하는 잠재적 비용과 관련된 특정 이해를 반영한다는 것이다.

산재보상에 대한 관심이 점차 늘어난 데에는 이유가 여러 가지 있다. (통상적인 법체계하에서) 노동자는 작업 중 지속적으로 노출된 유해요인에 대해 사업주를 상대로 소송을 제기할 수 있다. 이는 사업주가 최소한의 안전한 일터를 구비할 책임이 있고, 그렇지 않으면 손상에 대한 보상 책임이 있다는 것을 뜻한다. 이론적으로 이러한 권리는 위험하고 건강하지 못한 노동환경에 대한 책임을 물어 사업주를 대상으로 대규모 소송을 제기할 수 있는 가능성을 열어둔 것이다. 그러나 소송을 하려면 노동자가 사업주에게 불리한 증언을 해야 하는데, 그 결과로 노동자는 해고될 수 있다. 따라서 법률적 구제는 쉽게 선택할 수 있는 해결책이 아니며, 특히 조직화되지 않은 대부분의 이민자 노동계급에게는 어려운 일이었음을 충분히 짐작할 수 있다. 또한 노동자 측이 소송에서 승리를 거두려면 값비싼 전문적 법률 자문이 필요한데, 이를 감당할 재정 능력이 있는 노동자는 거의 없었다.

반대로 사업주는 세 가지 흔한 변명으로 자신을 쉽게 보호할 수 있었다. 동료 노동자에 의한 부주의, 작업 관련 위험에 대해 노동자 스스로 알고 있었다는 점, 그리고 다친 노동자 자신의 부주의가 바로 그것이다(U. S. Congress, Office of Technology Assessment, 1985b; Eastman, 1910; Barth & Hunt, 1980; Ashford, 1980: 47~49).

소송은 노동자에게 불리했고, 또한 소송의 결과 희생자에게 소득 상실은 물론 신체 손상이나 치료비를 보상하도록 강제된 기업이 거의 없었다는 점에서 진보의 시대 개혁가들은 전국적인 산재보상체계를 요구하게 되었다. 사업주는 조직된 노동자가 미처 요구하기도 전에 산재보상제도를 지지하면서 이러한 노력을 뒷받침했다. 국가가 운영하는 방식의 산재보상체계가 자칫 파멸적일 수도 있는 책무 판결에서 자신을 보호해줄 수 있다는 것을 알아차렸기 때문이다. 노블(C. Noble)은 다음과 같이 말했다.

사업 측면에서 보자면 산재보상은 두 가지 주요 장점이 있다. 첫째, 이는 고정된 보상 목록을 가진 무과실 체계를 꾀하기 때문에 노동자가 사업주를 대상으로 소송하는 것을 피할 수 있다. 이렇게 해서 사업주 책무의 상한선을 정하고, 따라서 사고 비용을 통제·조절할 수 있게 되었다. 둘째, 산재보상은 안전보건을 둘러싼 갈등을 작업장 바깥으로 가져와 행정체계의 문제로 만들었다. 노동자는 사업주보다 의사·법률가·공무원 등의 전문가들을 대면해야 하며, 이에 따라 문제가 다시 정의되었다(Noble, 1986: 43).

대규모 제조업자들은 이러한 조치가 취해지지 않는다면 노동계급과 노조가 동요하고, 이 때문에 주 정부(혹은 연방 정부)가 노동자 권리에 의미 있는 변화를 제안하면서 작업장에 대한 사업주의 완전 통제에 이의를 제기할 수도 있다는 것을 우려했음이 분명하다.

산재보장체계의 발전에서 주요한 행위자는 문제에 제도적으로 접근하는 것의 장점을 알아채고 있던 이들이었다. 그러한 움직임은 세기의 전환기에 발전한 기업협회에 의해 주도되었다. 기업협회는 기업 전략을 조율하고 새로운 노동 문제에 대처하면서, 석유·철도·철강의 독과점으로 취득한 엄청난 이윤과 기업 환경에 대한 폭로에 대응해 더 나은 기업 이미지를 내세우고자 결성된 것이었다.

┃ 연방 정부와 안전보건　　연방 정부는 이러한 체계의 약점을 보완하거나 안전한 노동조건을 증진시키기 위한 노력을 거의 기울이지 않았다. 그래도 일부 업종과 특정한 고용 계급은 제한되나마 법적 보호를 받을 수 있었다. 예를 들어 1833년 제정된 법률에서는 장애를 입은 선원에 대한 보상을 인정했으며, 1868년 법률에서는

연방 정부 노동자의 근무일수를 제한했고, 1908년과 1916년에는 연방 부문과 철도 노동자를 포괄하는 산재보상법률을 통과시켰다.

연방 정부가 이른바 주요 행위자로서 역할을 다했던 유일한 분야는 광업이었다. 1910년 내무부 산하에 설립된 광업국은 광산안전법의 발전에 결정적인 역할을 했다. 그러나 당국에 감독권이 주어진 것은 1941년 연방 광산안전보건법(Federal Coal Mine Health and Safety Act)이 제정되고 난 이후였다. 이러한 법제화가 매우 불충분했다는 것은 분명했다. 1969년 광산안전보건법과 1977년 수정안이 통과되고 나서야 연방 정부는 모든 직업군 중에 가장 위험하다고 할 수 있는 광업 분야에서 완전한 사법권과 노동환경에 대한 통제권을 확보할 수 있었다.

1970년 직업안전보건법이 제정되기 전까지 연방 정부 법안 중에서 유일하게 주목할 가치가 있었던 것은 1936년의 '월시 - 힐리 공중 계약법(Walsh-Healey Public Contracts Act)'이다. 이 법은 연방 정부와의 계약에 의해 진행되는 모든 작업은 노동부의 안전 기준을 따라 이루어져야 한다는 내용을 담고 있었다. 이 법은 연방 정부와 계약을 맺은 작업에 종사하는 모든 노동자에게 적용되었다. 또한 이 법률에 의거해 노동기준국(Bureau of Labor Standards: BLS)에게는 작업장을 감독할 수 있는 권한이 부여되었다. 그러나 노동기준국은 이 권한을 거의 사용하지 않았다. 1969년의 경우 월시 - 힐리 법의 적용을 받았던 7만 5,000개의 사업체 중 단지 5%만 감독을 받았다. 3,750개 사업장을 방문해 3만 3,000건의 위반사항을 적발했지만 형식적인 시정명령서만 34개 발부했을 뿐이었다(U. S. Congress, Office of Technology Assessment, 1985b: 205~215).

월시 - 힐리 법 이전에는 모든 조사와 규제 활동이 통계를 집계하는 수준에 머물러 있었다. 대개 이러한 활동은 관심 있는 전문가 ─ 이를테면 앨리스 해밀턴(Alice Hamilton)[5] 같은 개인들 — 가 수행한 주요 연구에 한정되었다. '진보의 시대' 내내 중간계급 개혁가들의 행동은 크리스틸 이스트먼(Eastman, 1910),[6] 모리스 힐킷(Morris Hilquit, 의복섬유노동조합연합의 수장), 해밀턴의 노력을 보완하는 역할을 했다.

작업장 개혁에 관한 초기의 이러한 노력은 제어되지 않은 산업 발전이 초래할 희생에 대한 증거를 입증하는 데 집중되었다. 일부 대기업(특히 U.S. Steel International Harvester)은 독자적인 안전보건 프로그램을 개발했다. 노동자의 전투성이 고양되면서 이들도 그렇게 하지 않을 수 없었다. 특히 강력해진 사회주의 정당과 세계산업노동자연맹(Industrial Workers of the World: IWW)으로 상징되는 활발한 노동운동은 중요한 역할을 했다.

더욱이 안전보건에 관한 관심 증대는 전체적인 공중보건 운동과 연결되었다(Adamic, 1963; Boyer & Morais, 1955). 급성장하던 도시에서는 결핵과 콜레라의 공포가 퍼져나갔고, 추문 폭로 전문 기자들은 열악한 공장 환경에 대한 증거들을 전했다. 특히 광부노조의 전투적 노력, 결핵 등의 문제에 대한 미국노동총연맹 - 산별노동조합회의(American Federation of Labor and Congress of Industrial Organizations: 이하 AFL-CIO)의 관심 등으로 세기의 전환기에 총체적인 사회개혁의 맥락에서 직업안전보건 문제가 쟁점으로 제기될 수 있었다. 로스너(Rosner)와 마르코비츠(Markowitz)는 이를 다음과 같이 기

---

5 직업의학의 창시자로, 1910년에는 '직업성 질병에 관한 일리노이 주 위원회'를 구성하도록 임명되었다.
6 크리스틸 캐서린 이스트먼(Crystal Catherine Eastman, 1881~1928)은 미국의 법률가, 반군국주의자, 페미니스트, 사회주의자, 저널리스트였다. 1910년 「직업성 손상과 법(Work Accidents and the Law)」이라는 보고서를 발간했는데, 이는 이 분야의 고전이 되었고 산재보상보험법 탄생에 중요한 역할을 했다.

록했다.

개혁가들은 산업화에서 비롯된 인간 희생이 드러내는 참된 공포에 자극을 받았으며, 안전보건 문제가 계급 갈등을 증폭시킬 수 있음을 두려워했다. 그들은 진보운동의 이념을 반영해, 산업계와 정부의 협조적 노력을 통한 노동조건 개선이 필요하다고 생각했다. 그리고 이것이 노동과 자본의 긴장을 해결하는 데 큰 위력을 발휘할 것이라고 믿었다(Rosner & Markowitz, 1984: 467).

이러한 운동에 관여하던 많은 이들은 유럽(특히 영국과 독일)의 노동환경과 질투 어린 비교를 하곤 했는데, 이 국가들에서는 이미 정부가 노동환경 규제를 위해 적극적으로 개입하고 있었다(MacClaury, 1981: 26~31; Rosner & Markowitz, 1987; Ashford, 1980).

1920년대 말 무렵, 전시경제의 수요가 안전보건의 쟁점 — 특히 군수품 생산과 다양한 종류의 화학물질 사용 증가에서 비롯된 — 에 대한 관심을 증대시키면서 개혁가들은 연방 정부에서 동맹군을 찾았다. 당시 정부는 생산을 조직화하는 데 점점 더 깊숙이 관여하고 있었고, 경제를 주도하는 정부기구의 존재는 전반적인 경제정책에서 익숙한 측면이 되었다.

그러나 개혁의 속도와 방향은 일관된 흐름을 유지할 수 없었다. 전시경제의 필요성과 그러한 필요가 촉발한 생산 합리화가 지배적 과제가 되면서, 개혁가와 노동조합 활동가의 제휴는 반공주의 선동, 1920년대 스타일의 정치적 억압, 그리고 1930년대의 경제 불황이라는 소용돌이 속으로 사라져 버렸다. 일부 성과물 — 이를테면 광범위한 산재보상법률의 통과 — 이 남기도 했지만, 전반적으로 볼 때 남은 것이라곤 기업이 운영하는 국가안전위원회(National Safety Council: NSC)뿐이었다. 그리고 심지어 국가안전위원회는 전반적인 안전보건 운동을 '노동자 비난(blame-the-worker)'의 이념쯤으로 후퇴시키기까지 했다.

1930년대 대공황과 산별노동조합회의의 전투적 조합주의를 경험하면서 미국의 복지체계는 중요한 개혁이 이루어졌다. 그러나 작업장의 안전보건을 의미 있게 향상시키기 위한 것은 거의 없다. 이러한 실패에 대한 한 가지 설명을 전반적으로는 경제, 특정하게는 노동조합운동이 직면한 문제에서 찾을 수 있다. 즉, 노동자들을 CIO로 조직화하려는 필사적인 노력과 이후 20년 동안 이어진 AFL과의 경쟁, 극도로 높은 실업률을 생각해볼 때, 작업장의 안전보건 문제에 관심이 거의 기울여지지 않았다는 것은 그리 놀라운 일이 아니다. 1930~1931년 웨스트버지니아 골리브리지(Gauley Bridge, West Virginia)의 재난으로 수백 명이 목숨을 잃은 역사상 최악의 기업 학살 사건이 발생했어도 연방 정부는 새로운 법안을 제정하려 하지 않았다(Page & O'Brien, 1973: 59~60).[7] 제2차 세계대전 동안 정부가 안전보건 문제를 다루기 시작했지만, 이러한 노력은 1920년대의 '안전제일' 운동과 유사한 선전 캠페인에 지나지 않았다. 그래서 현존하는 법률의 엄격한 집행이나 새로운 연방 안전보건 법률의 제정 등 그 어느 것도 이끌어내지 못했다.

1940~1968년에 법률을 제정하려는 의회의 시도가 한두 차례 있었으나, 당시 제안된 여러 법안 중 어느 것도 위원회를 통과하지 못했다. 많은 경우, 법안에 대한 반대는 연방 입법이 주(州)의 권리를 침해하느냐는 문제로 집중되어 있었다. 이러한 법안을 통과시키려는 노력은 주와 연방 모두에서 공

---

7 골리 브리지에 수력전기 터널을 건설하는 동안 노동자들은 드릴로 규토를 뚫어야 했다. 어느 누구에게든 어떠한 호흡보호구도 지급되지 않았다. 결국 작업의 여파로 470명 이상의 노동자가 사망했고, 1,500명이 영구 장애인이 되었다. 이들 중 대다수는 흑인이었다.

중보건 당국자와 노동부 사이의 관료주의적 논쟁에 희생되어버렸다(Page & O'Brien, 1973: 63~64).

1965년에 공중보건 서비스국은 흔히 '프리예 보고서(Frye Report)'로 알려진 「8,000만 미국인의 건강 보호」라는 보고서를 출판했는데, 이는 이후 입법 전개의 기반을 일부 형성했다. AFL-CIO의 자문경제학자인 조지 테일러(George Taylor)는 이 보고서의 보급을 강력하게 촉진했다. 그는 안전보건 문제를 의제화하기 위해 워싱턴 관료사회에서 자신의 지위를 활용하는 데 점차 익숙해져 갔다(후에 테일러는 직업안전보건법의 통과와 1970년 초반 OSHA의 기능 정립에 중요한 역할을 했다).

'프리예 보고서'는 정부 주도의 사업장 안전보건 개혁을 주장했다는 점에서 역사적 의미가 있다고 할 수 있다. 더욱 중요한 점은 작업장 건강 문제를 전반적인 공중보건 문제와 의식적으로 연관시켰다는 사실이다. 보고서는 일반적인 공중보건의 시야를 견지하면서 그동안 등한시된 사업장 안전보건 영역으로 보건 전문가들의 관심을 이끌어냈고, 이 문제를 둘러싼 학계의 지원을 동원했다. 비록 보고서의 권고안은 전혀 수용되지 않았지만, 테일러의 노력은 AFL-CIO의 관심을 이끌어냈다. 그 결과 워싱턴의 노조 지도자들은 공중보건 서비스에 중심을 둔 노동 건강 이니셔티브에 대한 보고서 권고안에 존슨 행정부가 귀를 기울여야 한다고 목소리를 높이게 되었다(MacClaury, 1981: 21).

이러한 발전 그 자체로는 연방 직업안전보건법 제정을 위한 새로운 동력을 창출하기에 충분치 않았다. 그러나 그들은 이 기간에 정부가 이 문제에 대해 관심을 갖도록 부추겼으며, 우라늄 채굴 광부 사이에서 암 발생률이 높아졌다는 증거가 출현함으로써 그 관심은 좀 더 분명해졌다. 1967년 증거가 공개되자 방사선 노출 효과에 관한 대중의 뿌리 깊은 공포는 한층 심화되었다. 그런데도 연방 방사선위원회(Federal Radiation Council: FRC)가 아무런 조치를 취하지 않자, 노동부 장관 윌리엄 워츠(William Wirtz)는 월시 - 힐리 법의 권한하에서 방사선 노출 기준을 공표했다. 매클로리(J. MacClaury)가 이야기한 대로 "이러한 흐름은 노동부와 보건, 교육, 복지 부서들 사이의 경쟁적인 사업 제안을 촉발하면서 1967년에 전국적인 직업안전보건 프로그램을 만드는 데 결정적인 영향을 미쳤다"(MacClaury, 1981: 21).

세계대전 직후 냉전정치와 상대적인 노사 합의의 전반적 성공이 작동 중인 조건에 대한 주요 공격을 방해하면서 1950~1960년대 안전보건에 대한 조치는 더욱 부족하게 되었다. 1960년대 후반까지 노동조합은 (일부 주목할 만한 예외가 있기는 하지만) 스스로 안전보건 문제를 쟁점화하지 못했다. 이시기에 전반적인 안전보건 운동은 직업안전보건을 위한 첫 번째 법령의 통과를 둘러싸고 동맹을 이루기 시작했다.

▎ 직 업 안 전 보 건 법 (O S H A c t)의 기 원 직업안전보건법의 기원에 대해서는 다방면에서 분석된 바 있으며, 많은 문헌이 조직된 노동자의 직접적인 역할을 낮게 평가했다. 전반적으로 안전보건 규제를 추진하는 데 노동조합운동이 중요한 역할을 하지 못했음은 분명하다. 그러나 노동계는 노동환경에 대한 일반 노동자의 동요에 적극적으로 반응했으며, 1960년대에 일부 개별 조합, 특히 가장 위험한 산업에서 종사하는 노동자로 구성된 조직은 이 문제를 다루지 않을 수 없었다.

그러한 노동조합 중 한 군데가 전미광산노조(United Mine Workers of America: UMA)로, 안전보건 문제에서 오랫동안 적극적인 활동을 해왔다. 이 활동은 진폐협회(Black Lung Association: BLA)의 설립과 짝을 이루었고, 78명의 목숨

을 앗아간 1968년 웨스트버지니아 광산 폭발 참사를 둘러싼 대중의 분노는
이 활동에 박차를 가했다. 진폐협회 일부 회원의 활동은 당시 개혁운동에서
이들이 가장 분명한 세력이라는 인상을 심어줄 수 있었다. 광산 소유주(그리
고 때로는 전미광산노조 국제 지도자)에 대한 적대감은 다음과 같이 표현되었다.

> …… 파업과 선택적 폭력이라는 전통적인 기법과 시민 불복종이라는 새로운
> 방법을 통해 …… 광부들과 그 가족은 1960년대 격렬한 시민권 투쟁에 대해 직
> 간접적인 경험을 가지고 있었다. 베트남 참전과 정기적인 중서부 도시 왕래를
> 통해 애팔래치아 지역 주민은 시민권 운동에 참여한 흑인들의 새로운 명료함
> 을 접할 수 있었다. TV는 전국에서 벌어진 시위, 집회, 시민 소요를 다루었다
> (Fox & Stone, 1972: 53).

진폐협회는 1960년대 후반에 설립된 세 개의 '희생자 단체' 중 하나였다.
다른 두 조직, 즉 석면폐협회(White Lung Association)과 면폐(갈색폐, Brown
Lung) 운동은 대기 중의 분진과 화학물질이 노동자 건강에 위험하다는 대중
적 인식을 증진시킬 수 있는 중추적 세력을 구성하기 위해 연합했다. 석면
이 노동자 건강에 미치는 영향에 대한 어빙 셀리코프(Irving Selikoff) 박사의
연구 결과가 발표되고, 면 분진이 섬유 노동자에게 심각한 폐질환을 일으
킨다는 증거가 늘어나면서 이 문제를 둘러싼 지역사회 조직이 발전했고,
이를 통해 노동자와 지역사회 활동가가 함께 모일 수 있게 되었다. 지역의
노동조합과 이 산업 분야들을 대표하는 노동조합은 연방 수준에서 로비 활
동을 벌이고 이러한 쟁점을 공론화하기 시작했다. 또한 법률체계를 통해
그들의 요구를 강제하고, 국제 상급 조직에 이 문제를 제기하기 시작했다
(Brodeur, 1973; Judkins, 1986; Berman, 1978).

이러한 희생자 단체의 역할에 대해서는 더 많은 연구가 필요하다. 그렇지만 1960년대 후반 전개된 직업안전보건 문제의 인식 고양에서 그들이 매우 중요한 역할을 했다는 것은 분명하다.

전미광산노조뿐 아니라 수많은 노동조합은 이 문제를 제기한 개인들의 활동에 상당 부분 힘입어 안전보건 문제를 쟁점화할 수 있었다. 특히 조지 테일러는 석유화학원자력노조(Oil, Chemical, and Atomic Workers: 이하 OCAW)의 앤서니 마조치(Anthony Mazzochi), 나중에 아벨(I. W. Abel)의 보좌관이 된 전미철강노조(United Steelworkers of America: USWA)의 대표 존 시낸(John Sheenan)과 연계했다.

단일한 전략에 따라 행동한 것은 아니었지만, 이 세 사람은 워싱턴 정치 환경에 친숙했고, 공중보건과 노동자 건강에 관련된 다양한 위원회와 태스크포스에 참여했다. 그들은 랄프 네이더(Ralph Nader) 관련 인물을 포함해 워싱턴에서 활동하는 많은 활동가와 연계되었고, 노동기준국 차관보인 에스더 피터슨(Esther Peterson)의 지지를 얻어냈다. 당시 그는 우라늄 광산에서 일하다 라돈 가스에 노출된 OCAW 노동자의 상황에 특히 동정적이었다. 또한 이들은 자신의 노동조합이 안전보건에 주의를 더 많이 기울일 수 있도록 노력했다.

이 활동가들은 노동자 건강을 보호하기 위한 포괄적 연방 법률의 제정을 압박해나가기 시작했다. 그러나 전체적으로, 조직된 노동자의 지도부는 첫 법안이 의회에 제출되기 전까지 이 문제에 깊이 관여하지 않았다. 이를테면 AFL-CIO는 연례 회의에서 안전보건에 관한 안건을 거의 다루지 않았다(Donnelly, 1982: 14; Edwards, 1981: 183; cited in Noble, 1986). 조합 지도부는 평조합원이 안전보건 문제로 동요하거나, 이들의 지지를 얻기 위한 새로운 쟁점으로서 그 가치를 인식하는 경우에만 반응했다.

이러한 맥락에서 사업주나 연방 정부보다는 현장 노동자의 동요가 노동조합에 더 큰 영향을 미쳤다고 할 수 있다. 어쨌든 여기에서는 정황이 중요하다. 1960년대 중반까지 노동자 투쟁이 증가하고 있음은 명백했다. 1966~1967년의 파업 발생률은 과거 10년의 어느 때보다 높았으며, 지도부가 공인하지 않은 자생적 파업의 횟수도 1967년과 1969년 사이에 급격히 증가했다(Edwards, 1981, cited in Noble, 1986).

이러한 파업은 위험하고 건강에 해로운 노동환경에 대한 우려에서 종종 촉발되었다. 이를테면 1965~1967년에 17만 5,000명의 자동차·화학·광산 노동자들이 안전보건 문제를 두고 자생적 파업을 감행했다(Donnelly, 1982: 17). 또한 전반적으로 노동환경 문제가 노동자의 주요 관심사가 되었다는 증거도 존재한다. 미시간 대학의 1969년 「노동환경 조사」 보고서에 의하면 노동자가 안전보건상의 위험을 '상당히 크거나' '엄청난' 문제로 여기고 있음이 드러난다(Quinn & Shepard, 1974: 149~153).

이러한 활동은 환경 문제에 대해 관심이 증가하고 1968년 존슨(Lyndon Johnson) 대통령이 재선을 위해 블루칼라 노동자의 지지를 확보하려고 노력했던 것과 때를 같이했다. 비록 첫 번째 직업안전보건법안이 선거 기간에 의회를 통과하지는 못했지만, 조직된 노동자들이 그 법안을 지지한다는 것이 분명해지자 새롭게 선출된 닉슨 행정부는 이를 다시 제출했다. 직업안전보건법의 통과와 관련된 역사는 다른 곳에서도 다루어진 바 있다(Page & O'Brien, 1973; Berman, 1978; Kelman, 1980; Mendelhoff, 1979; Bureau of National Affairs, 1971; Mintz, 1984). 그러나 정부 안에서 작동한 여러 요인이 중요한 역할을 했다는 점을 강조할 필요가 있다.

켈먼(Kelman)이 실제 주장했듯이, 근거를 살펴보면 직업안전보건법을 제정하려는 최초의 추진력은 노동조합이나 관련 활동가가 아닌 연방 정부 내부에서 나온 것으로 보인다. 존슨 행정부는 시민권의 쟁점을 발판으로 정책 의제를 형성하는 데 관심이 있었다. 의회에서 민주당이 다수당이 되고, 일반적으로 사회개혁에 관심이 있으면서 특히 환경이나 공중보건 문제에 관심이 많은 중간계급 투표자가 새로운 블록을 형성함에 따라 존슨 행정부는 개혁 의제를 찾고자 했다. 또한 민주당은 전통적 지지기반인 백인 블루칼라 노동자, 노조와의 관계를 개선하고 강화해나갈 방법이 필요했다(Noble, 1986).

그 결과, 존슨 행정부는 '삶의 질' 정책이라는 매우 광범위한 의제를 개발하게 되었다. 직업안전보건은 그 의제의 일부가 되었는데, 부분적으로 노동부가 이를 중요한 문제로 제시했기 때문이었다. 어떤 이들은 (당시 직업안전보건국에 근무하는 형제를 두었던) 존슨 대통령의 수석 연설 담당자가 대통령의 연설문에 안전보건 문제를 슬쩍 끼워 넣었고, 그래서 이 문제가 더 큰 관심을 불러일으켰다고 이야기하기도 했다. 하지만 행정부가 연루된 이유를 이런 식으로 받아들이는 것은 지나치게 단순한 이해라 할 수 있다. 오히려 안전보건은 삶의 질 의제로 개발된 수많은 정책 과제 중 하나이자, 블루칼라 노동자의 정부 지지를 끌어올리기 위해 활용된 것으로 이해해야 할 것이다.

당시 법률 제정의 주도권은 행정부에서 형성되었다. 노조 활동가의 압력, 테일러, 마조치, 아벨 등의 활동 결과로 도출된 노동부와 AFL-CIO의 제안, 그리고 네이더 같은 사회개혁가까지 포괄함으로써 첫 번째 법안은 대중적 관심을 끌 수 있었다(Noble, 1986: 72~82; Kelman, 1980).

그러나 이러한 역사에서 고려해야 할 또 다른 요인이 있다. 일부는 직업안전보건법이 당시의 작업장 사고 증가 경향에 대한 반응이었다고 주장했지만, 도넬리(Donnelly)가 지적하듯 이는 잘못된 것이다. 작업장 사고로 사망한 노동자 수는 1960년대에 노동자 10만 명당 21명에서 1967년에 19명으로 줄어들었다. 물론 감소폭이 적지만 분명 '증가'는 아니다. 이러한 숫자가 여전히 심각하다는 것은 사실이지만, 왜 정부가 그 특정 시점에 조치를 취하게 되었는지 설명해주지는 못한다(Donnelly, 1982: 18~19).

희생자 단체의 보상 청구가 증가하고 '프리예 보고서'와 뒤이은 연구를 통해 근거가 제시되었는데도, 정부는 작업장에서의 독성물질 노출 때문에 주요한 건강 위기가 발생한다는 증거에 큰 관심을 기울이지 않았다. 오히려 다른 요인이 법안 통과에 압력으로 작용했다. 이를테면 대중매체의 폭로와 관심, 일부 활동가가 작업장 안전보건 문제와 알게 모르게 연결시켰던 환경 문제에 대한 대중의 관심 증가 등이 그것이었다(Berman, 1978: 32; Elling, 1986: 395; Gersuny, 1981; Kazis & Grossman, 1982).

이러한 요인이 일정한 영향을 미친 것은 분명하지만, 환경운동의 전반적 성숙은 법령 제정의 토대가 되는 압력의 구조적 배경이 될 뿐이다. 분명한 점은 평조합원의 불만이 다른 사회·경제 세력에서 비옥한 토대를 찾았다는 것이다.

> 노동자에게 안전하고 건강하게 일할 권리를 주겠다는 결정은 '위대한 사회(Great Society)'의 태평성대 기간에 나타난 미국 자유주의 성격의 커다란 변화라는 맥락에서만 이해될 수 있다. 이때 노동에 대한 일반 대중의 불만은, 노동조건 문제를 팽창하는 개혁 요구로 발전시키고자 했던 노동운동가, 환경주의자, 공익 개혁가들의 급진적 전망과 결합되었다(Noble, 1986: 69).

이러한 미국 자유주의의 변화는 전후 미국 자본주의가 급성장한 원인이자 결과라 할 수 있다. 사업주와 노동조합운동 간에 이루어진 타협, 냉전과 그에 동반된 수사적·이념적 공세의 폭넓은 영향이 모두 합쳐져 자본은 일정 수준 운신의 자유를 얻을 수 있었다. 1950년대에는 대기업의 헤게모니에 도전하는 수많은 소기업이 세워졌으며, 자본의 이동성은 국내 경제 부문에서나 국제적으로 점차 증가했다.

퍼거슨(Ferguson)과 로저스(Rogers)의 지적에 따르면, 이때는 정확히 뉴딜 동맹[8]이 국내 정치 영역에서 자유주의적 정책을 지지하려던 시기였다. 이러한 동맹이 원하던 것은 '국내에서의 자유주의, 해외에서의 국제주의'였으며, 이는 1950년대와 1960년대 내내 효과적인 지배력을 발휘했다.

이러한 지배적 경향성이 야기한 모든 쟁점을 여기에서 논의하는 것은 불가능하지만, 점점 강력해지는 미국 자본의 일부(대규모 다국적기업과 은행)가 케인스주의를 받아들이고 장려했음은 분명하다. 권력을 지닌 세력은 이러한 정책과 함께 국내의 사회적 불안을 다루는 사회 프로그램에 기꺼이 협조했다(Ferguson & Rogers, 1986: 46~55).

존슨의 '위대한 사회' 프로그램과 자본 분파의 정치적 혹은 경제적 공세 사이에 갈등은 존재하지 않았고, 물론 자유무역에 대한 존슨 행정부의 책무도 그러했다. 이러한 정책에 반대하는 이들은 여전히 정력적인 세력으로 남아 있던 국내 산업자본과 소기업들이었다. 정부는 이해 집단 사이를 중재해야 했으며, 이를 위한 노력은 안전보건을 둘러싸고 서서히 발전하던 계급적 압력의 분출구를 만들어냈다. 앞으로 살펴보듯 이러한 기회는 직업안전보건법이 통과할 수 있게 했지만, 1970년대 동안 총자본이 엄청난 좌절을 겪자 재빨리 재평가되었다.

따라서 직업적 위해로부터 노동자를 보호하기 위한 연방 법률의 제정이 (노조 활동으로 표출되는) 노동자계급의 압력에서 직접적으로 기인했다고 보

---

8 가난한 흑인과 백인, 혹은 수백만 농민의 동맹이 아니라 자본 집약적 산업과 국제적으로 활발한 거대 은행의 연합을 의미한다.

기는 어렵다(Donnelly, 1982; Elling, 1986; Gersuny, 1981; Piven & Clowerd, 1977). 그러나 1960년대 중반 평조합원의 투쟁 열기는 노조 지도자와 관료에게 상당한 압력으로 작용해, 어떤 형태로든 대응을 하도록 만들었다. 안전보건 문제가 (방금 기술한 대로 다양한 요인의 상호작용 결과) 당대의 지배적 쟁점으로 떠오르자 노조 지도부는 재빨리 그 기회를 놓치지 않고 붙잡았다.

직업안전보건법 제정 이전의 안전보건 운동 역사는 연방 법률이 제정되는 데서 '계급적 압박'이 가장 중요한 요인은 아니었음을 (최소한 AFL-CIO와 주요 노동조합의 로비 활동, 쟁의 행위에 나타난 노동계급 요구의 형태로는) 시사한다. 대중 여론, 언론의 폭로, 공중보건 연구가 문제를 공론화시키는 데 핵심 역할을 했다. 그러나 켈먼이 지적했듯이 의회, 공중보건국, 노동부 같은 일련의 기구가 존재함으로써 법률 제정에서 중요한 촉매 역할을 할 수 있었다. 이러한 의미에서 직업안전보건법은 '정부 안에서(within the state)' 형성되었다고 이야기할 수도 있다. 전체 뉴딜 사업의 간접적 효과가 사회복지정책에 중요했던 것처럼, 법률 제정에서 국가기구의 역할은 매우 중요하다고 할 수 있었다.

그러므로 직업안전보건법의 제정은 이러한 요인과 '팽창하는 개혁 요구'의 결합에서 비롯되었다고 할 수 있다. 노동조합의 로비나 평조합원의 파업, 시위 등으로 나타난 직접적 '계급행동'은 이야기의 일면일 뿐이다. 앞서 지적했듯, 자본 내부의 긴장과 그것이 정책에 영향을 미치고 강제할 수 있는 정도도 마찬가지로 중요하다. 이러한 요인이 특정한 역사적 시점에서 결합할 때, 우리는 국가가 특정 정책 쟁점에 대해 자본가계급이나 여타 비판적인 사회적 행위자의 영향에서 얼마만큼 상대적인 자율성을 갖고 행동하는지 파악할 수 있게 된다(Weir, Orloff & Skocpol, 1986: 16~27).

더 나아가, 실제로 계급 기반 사회운동이 법률 제정에 일정한 압력을 행사하고 특정한 자본 분파의 재편성과 결부되었다면, 이것이 두 번째의 급진적 변동, 즉 1970년대 말의 신자유주의와 규제 완화 전략의 도래를 설명할 수 있을까? 분명히 핵심 질문은 직업안전보건법 같은 개혁을 촉발한 것이 무엇인가 하는 것이지만, 한편 그러한 개혁이 침식당하고 공격당한 방식을 검토하는 것도 중요하다. 여기에는 어떤 종류의 힘이 관련되어 있는가? 국가기구는 어떠한 역할을 했는가?

1970년의 직업안전보건법 직업안전보건법의 제정은 사회적 규제라는 과거 형태와의 단절을 의미한 것이었다. 이는 직업안전보건청(Occupational Health and Safety Administration: OSHA)이라는 기구를 통해 연방 정부에 강력한 규제력을 부여하면서 거의 모든 미국 노동자에게 의미 있는 법률적 보호 체계를 마련했다. 하지만 법률의 통과는 결코 쉽지 않았다(MacLaury, 1981).

3년간의 격렬한 법률 투쟁과 집중적인 로비 끝에 마침내 1970년 12월 닉슨 대통령이 법률에 서명했다. 직업안전보건법은 노동자의 승리로 갈채를 받았다. AFL-CIO 의장인 조지 미니(George Meany)는 이를 "안전하고 건강한 작업장을 향한 긴 발걸음"이라고 불렀다. 실제로 (사상 처음으로) 개별 사업주가 "고용된 노동자에게 사망 혹은 심각한 손상을 초래하거나 초래할 수 있다고 인정된 위험이 없는 고용 환경을 제공하도록" 강제하는 연방법을 만들어낸 것이다. 또한 이는 세 개의 기구 — 안전보건 기준을 정하고 집행하는 OSHA, 직업적 위험요인을 연구하는 국립 직업안전보건연구원(National Institute for Occupational Safety and Health: NIOSH), 논란이 되는 규제 적용 행위를 심사하는 직업안전보건 심의위원회(Occupational Safety and Health Review Commission: OSHRC)를 만들어냈다.

노동계급은 지속적으로 '더 강력한' OSHA를 지지했지만, 이러한 체계는 1971년 이래로 노동과 산업계 양쪽에서 끊임없이 공격을 받았다. 직업안전보건법이 통과되고 실행되면서 사기업을 규제하는 국가의 역할에 대한 전례 없는 정치적 갈등이 생겼다. 분명히 OSHA의 활동은 국가의 경제 개입에 대한 미국인들의 전통적인 저항, 정치적 영향력에 대한 취약함, 그리고 제2차 세계대전 이후 미국에 지속된 계급세력의 전반적 균형에 의해 고도로 포위당해 있(었)다.

이러한 특징은 매사추세츠 주에서 공장법이 처음 제정된 지 100여 년이 지나서야 직업안전보건법이 탄생할 수 있었던 상황을 설명해준다. 정부 개입(특히 연방 수준에서)에 적대적인 자유주의적 민주주의 이념과 허약하고 분절된 노동운동은 직업안전보건법의 등장을 어렵게 만들었고, 현 체계의 상대적인 취약성에 기여했다.

1970년대의 직업안전보건

직업안전보건법은 법률로 발효되기 전부터 이미 경영계와 산업계의 공격의 초점이 되었다. 직업안전보건법은 일차적으로 닉슨 대통령의 법률이라 할 수 있었다. 즉, 이는 1972년 재선에서 닉슨이 노동계의 지지를 확보하기 위한 수단의 성격을 가지고 있었다. 그 상징성은 닉슨의 선거 전략에서 매우 중요한 것이었다.

대통령 후보인 닉슨에게 어떤 가치가 있든, 노동자에게 직업안전보건법의 제정은 매우 중요한 것이었다. 이는 미국 내 작업환경을 상당히 개선할 수 있도록 연방 정부의 권한을 수립한 최초의 조직화된 노력을 보여주는 것이었다. 앞으로 살펴보겠지만, OSHA에는 법령에서 위임된 권한을 행사할 만한 자원이 충분히 주어지지 않았다. 사실상 OSHA가 직면한 일련의 문제

중 여럿은 닉슨 대통령에게 의미 있던, 오직 상징적인 가치에서 비롯된 것이라고 할 수 있다.

처음 몇 해 동안 OSHA의 활동을 특징지은 것은 갈등과 타협이라 할 수 있었다. 시작 단계부터 주요 갈등에 직면하면서 OSHA는 미국 노동자의 안전보건 문제에 대해 효과적인 조치를 거의 취하지 못했다. OSHA는 (과학적 근거도 거의 없이) 수십 년에 걸쳐 민간 산업이 개발하고 구(舊)'노동기준국'이 사용하던 상대적으로 느슨한 450개의 보건 기준을 당장 적용함으로써, 미국 산업계에 존재하는 건강 위험을 통제할 수 없는 위치에 스스로를 몰아넣었다.

집행 또한 취약한 영역이었다. 이 새로운 기구에는 극소수의 감독관만 채용되었고, 이 기간에 부과된 벌금은 제지 효과가 거의 없었다. 평균 벌금액은 50달러가 채 안 되었고, OSHA 기준의 중대 위반에 대한 최고 벌금도 평균 625달러에 불과했다.

더 중요한 문제는 초기에 OSHA가 마련하고 적용한 새로운 기준이 매우 고르지 못했다는 점이다. 처음 3년 동안 OSHA는 한 번도 적용된 적이 없는 발암 의심 물질 14종에 대한 규제에다 겨우 새로운 건강 기준 세 가지만을 더 도입했을 뿐이다. 1976년까지 OSHA는 새로운 기준 네 개를 공표했는데, 대부분 노동조합이 제기한 소송에 대응한 것이었다. 1971년부터 1984년까지 OSHA는 총 18개의 개별 보건 기준과 26개의 안전 기준을 마련했다.

설립 초반기 수년 동안 OSHA는 대규모 안전보건 위반을 거의 다루지 않았다. OSHA가 소규모 사업장을 일차적 대상으로 삼아 활동을 전개했다는 분명한 증거가 있다. 이는 일부 소기업이 실로 위험한 환경을 묵인하곤 했다는 점에서 의미가 있는 것이었다. 특히 소기업이 안전보건환경을 개선하기 위해 스스로 행동할 만한 자원을 충분히 가지고 있지 않거나, 대중의 의견과 공공복지에 적절한 관심을 기울이지 않는 경우라면 더욱 그러했다. 하지만 대체로 소기업이 규제에 반대할 만큼 충분한 정치적 영향력을 행사하지 못했다는 점 또한 사실이며, 따라서 OSHA에게는 다소 '쉬운' 공격 목표가 될 수 있었다.

이렇듯 소규모 사업장에 초점을 둔 초기 활동의 정치적 결과는 부정적이었다. 후일 OSHA와의 싸움에서 결정적인 역할을 하게 될 집단에게 적대감을 불러일으켰던 것이다. 소기업 사업주는 기업이 정부 규제에서 자유로워야 한다고 가장 강력하게 주창하는 이들이었다. 그들은 반(反)국가, 반(反)규제 대중주의의 발전에 핵심적인 이념적 요소를 제공했다.

1970년대에 안전보건의 전반적 개선은 매우 미흡했고, 1974년 석유 위기와 이후의 급격한 경제 불황은 미국 경영계와 산업계에 압력으로 작용했다. 이러한 상황은 효과적으로 지속될 수 있는 규제 장치 개발 능력을 향상시키는 데 중대한 문제를 야기했다.

첫 번째 석유 위기에 뒤이어 나타난 전 세계적 경기후퇴는 미국 경제에 큰 영향을 미쳤다. 1973년 4.9%였던 실업률이 1975년 8.5%로 급격히 증가했고, 국민총생산(GNP)은 1974년과 1975년 모두 떨어졌으며, 1975년의 물가인상률은 9.1%에 이르렀다. 1970년대 중반 내내 경제 상황이 악화되면서 1970년대 초반 호응을 얻었던 사회적 규제에 대한 정치적 여론은 점차 부정적으로 변해갔다. 그 결과 경영계와 산업계는 규제로 인한 실패를 극복할 수 있는 방법을 찾으려 했다(Szasz, 1984: 108~109). 이를 위해 그들은 로비 활동을 다시 조직했고, 개별 기업의 수익성을 전체 경제의 지속적인 건강과 동등하게 만들려고 노력했다(특히 생활수준의 유지).

이러한 재조직화는 OSHA는 물론, 재계와 연방 정부 사이의 전반적인 관계에 중요한 함의를 가지는 것이었다. 노블이 지적했듯 변화는 미묘하게 일어났다.

가장 중요한 기업과 산업 집단 중 다수는 시장을 규제하는 국가의 권리나 안전보건의 위기라는 현실을 더 이상 부정하지 않았다. 그 대신 그들은 좀 더 교묘한 방식으로 자신의 이익을 방어했다. 가장 중요한 것은, 사업주가 더 적은 비용과 더 큰 이윤이라는 그들의 고유한 이해를 일자리, 경제성장, 자본 투자에 대한 전반적인 사회적 이해와 동일시시켰다는 점이다. 경영계에 따르면 경제성장은 사회적 이해를 위한 보호로서 중요할 뿐 아니라 그 전제 조건이었다 (Noble, 1986: 104).

그러나 이러한 경영계의 최선의 노력에도 불구하고 1970년대 후반은 OSHA가 좀 더 성장한 시기로 기억된다. 이때는 카터 행정부가 집권한 시기였으며, 카터가 임명한 이들의 행동주의 덕택에 많은 규제 기구가 혜택을 받았다. OSHA의 대표를 맡게 된 산업위생학자 빙엄(Eula Bingham)의 경우가 특히 그러했다. 그녀가 재임한 짧은 기간에 OSHA는 독성물질의 허용 기준을 낮추었고, 기준 설정에 비용 - 편익 분석을 적용하려는 시도를 거부했다. 1978년 OSHA는 여섯 개의 새로운 보건 기준을 공표했고, 이 기준들에 대한 경제성을 검토하는 것에 이의를 제기했다. 또한 그녀는 OSHA가 규제 집행 전략을 증진시키고 합리화하도록 추진했다. 즉, 사소한 규제를 제거하고 벌금액을 높였으며 사업장에 대한 추적 감독을 늘렸다. 이 기간에 OSHA는 노동자의 안전보건에 관한 권리를 향상시키고, ('새로운 지도력 프로그램'하에서) 노동자가 주도하는 훈련 프로그램을 개발하고자 노력했다. 1978~1979년이라는 짧은 기간에 보여준 OSHA의 전향적인 활동은, 카터 행정부가 경영계의 로비에 굴복하는 사례가 점차 늘어나고, 특히 1979년 11월 이란 인질 사건[9]이 발발하면서 막을 내리게 되었다.

1980년대의 직업안전보건

1980년대에는 이미 카터 대통령 임기 마지막 2년에 분명해진 우경화를 악화시키는 더욱 뚜렷한 우편향이 나타났다. 레이건 - 부시 시대의 신(新)보수주의는 동시대의 다양한 사회적·정치적 환경에 중대한 영향을 미쳤다. 그렇다면 OSHA와 직업안전보건 규제는 전반적으로 어떻게 버텨나갔을까? 작업 조건에 대한 연방 규제를 통제하려는 노력은 아마도 미국에서 진행된 신보수주의 운동의 가장 성공적인 밀어붙이기 사례라고 할 수 있을 것이다. 이미 1970년대에 확립된 백악관의 감독권 통제를 활용함으로써 레이건 행정부는 효과적인 OSHA '약탈'을 위해 재빨리 움직일 수 있었다.

레이건 행정부의 첫 번째 행동은 모든 신규 규제에 대한 60일 동결 조치였다. 집권 직후 백악관은 부통령 조지 부시를 의장으로 하는 '규제 태스크 포스'를 설립했다. 이러한 정책의 핵심 공격은 1981년 2월에 발효된 행정명령 12291이라고 할 수 있다. 이는 모든 주요 규제에 대한 감독 권한을 기획예산처(Office of Management and Budget: OMB)에 부여했다. 모든 규제 당국은 새로운 규제를 공표할 때마다 이를 정당화할 수 있는 광범위한 비용 - 편익 분석 결과를 기획예산처에 제출해야 했다. 따라서 기획예산처는 사회적 규제 축소 투쟁에서 주요 행위자가 되었다. 레이건 대통령은 신속하게 기획예산처를 규제 관리자로 만들었다. 기획예산처의 감독, 다양한 규제 평가 기

---

9 1979년 11월 4일 미국의 반(反)혁명 쿠데타 지원을 의심한 일군의 이란 대학생들이 테헤란의 미국 대사관을 급습해 미국인 63명을 인질로 억류했고, 추가로 세 명의 인질을 이란 외무성에서 억류했다. 63명의 인질 중 13명이 2주 안에, 그리고 1980년 7월에 한 명이 추가로 석방되었으며, 나머지 남자 50명과 여자 2명은 444일간 억류되어 있었다. 이를 가리켜 이른바 이란 인질 사건이라고 부르는데, 당시 지미 카터 대통령의 인질 구출 작전은 실패했고, 이는 다음 대통령 선거에서 로널드 레이건에게 패하게 된 주요 원인으로 지적되었다. ― 옮긴이

구, 대통령의 행정명령이 결합함으로써 백악관은 다수의 규제 기구, 특히 OSHA에 대해 엄청난 통제권을 가질 수 있게 되었다.

이러한 통제를 공고화하는 두 번째 전략은, 규제 당국을 통제할 만한 위치에 레이건 행정부의 정치적 의제에 친숙한 인물을 발탁하는 것이었다. OSHA를 없애겠다는 그의 선거 공약이 실행에 옮겨지지는 못했지만, 정치적인 임명권 행사와 규제 심사 노력은 1970년 내내 진행된 공격으로 이미 약해질 대로 약해진 기구의 마지막 힘을 빼앗기에 충분한 것이었다.

이러한 전략은 세 가지 방식으로 사회적 규제를 통제했다. (1) 규제에 대한 의사 결정에서 경제학자의 역할이 중요해졌으며, 규제에 대해 비판적인 인물이 경제정책 결정자로 임명되었다. (2) 규제 심사 집단과 기획예산처는 대중이 쉽게 접근할 수 있는 기구가 아니기 때문에, 비(非)기업적 이해를 가진 이들이 목소리를 내기가 점차 어려워졌다. (3) 규제에 대한 비용 - 편익 분석 요구는 규제 평가 방식의 속성을 변화시켰다. 이제 규제는 노동자의 안전보건에 대한 영향이라는 측면이 아니라 일차적으로 거시경제적 효과의 측면에서 평가되었다(Noble, 1986: 159~160).

2. 1980년대의 사회적 규제: OSHA의 붕괴

1970년대에 형성된 경영계의 의제는 1980년대의 시작과 더불어 열매를 맺게 되었다. 1974년 불황과 첫 번째 석유 위기를 맞이하면서, 경영계는 장기적 수익성 복원을 위한 통합적 전략이 필요하다는 것을 깨달았다. 직업안전보건법 통과 후 1~2년 만에 등장한 경영계 로비 집단의 재(再)조직화에 대해서는 다른 문헌에서 좀 더 상세하게 기술한 바 있다(Noble, 1986). OSHA의 경우 기업 로비 활동의 주요 표적은 백악관이었다.

그 결과 연속적인 일련의 대통령 통제를 통해 OSHA의 규제 추진력을 약화시킬 수 있었다. 포드 대통령은 규제 당국이 기획예산처에 「인플레이션 영향 보고서」를 제출하도록 요구하는 첫 번째 관련 행정명령을 공표했다. 그는 또한 연이어 '규제 개혁 심의기구'를 설립했다. 그 뒤 카터 행정부는 (직업안전보건법을 포함한) 모든 신규 규제에 대해 「경제 영향 평가 보고서」를 제출하도록 했고, 더 나아가 '규제 분석 기구(Regulatory Analysis Review Group: RARG)'와 '규제위원회'를 설립함으로써 백악관의 규제 기구 통제를 공고화했다. 이러한 기구가 '대통령 비서실'을 통해 조직되면서 기존 규제 기구에 대한 조사가 면밀하게 이루어졌다. 특히 직업안전보건(예: OSHA), 환경[예: 환경보호청(Environmental Protection Agency)] 소비자보호[예: 소비자 상품 안전위원회(Consumer Product Safety Commission)]와 관련된 기구에 관심이 집중되었다.

이러한 조사는 예산 감사 역할에 의해 상당한 도움을 받았다. 인플레이션 효과를 낳을 수 있다고 추정되는 모든 규제에 대한 심사 권한을 기획예산처에 부여한 포드 대통령의 행정명령 11821(1974년 공표)과 더불어, 백악관은 많은 사회적 규제에 대해 자신의 통제권을 확립해나갔다. 나중에 다시 언급하겠지만, 기획예산처의 역할은 점차 중요해졌다. 기획예산처(그리고 대통령 비서실)는 '임금 및 물가 안정 위원회', '규제분석기구', '규제위원회'와 함께 그 권한 아래 규제 기구에 대한 통제력을 점점 더 키워나갔다.

백악관의 감독과 기준 선정 절차에서 경제적 요건을 만족시켜야 한다는 요구는, 규제 완화 정책 기전이 제대로 작동하고 있을 뿐 아니라 의사 결정 과정에서 OSHA가 심각한 제약에 직면해 있음을 뜻하는 것이었다. OSHA는 1970년대 후반기 동안 이러한 제약에 저항하고자 노력했지만, 규제 감독으로 위장된 꾸준한 위협은 자율성을 약화시켰고, 적절한 목표 추구를 극도로 어렵게 만들었다.

효과는 이중으로 나타났다. OSHA의 역할이 최소한으로 축소되는 동시에 사업주와 노동자 모두에게 신뢰를 잃은 것이다. OSHA는 더 이상 규제 준수를 명령할 수 있는 권위를 갖지 못하게 되었고, 노동자에게 신뢰받지 못했다. 그 결과 OSHA 자체가 단지 상징적인 존재로 전락해버렸다. 이러한 상징성은 OSHA의 태생부터 형성된 역할 구조를 반영한다. 미국 사회에 나타난 많은 사회적 법제화와 마찬가지로, 직업안전보건법은 국가가 (특정 계급이 아닌) 일반적 이해에 따라 행동하는 것처럼 보여야 한다는 이념적 요구를 만족시켜왔다.

이러한 효과는 포드와 카터 행정부 시기 동안 이미 다져진 토대 없이는 달성될 수 없는 것이었다. 특히 백악관에 부여된 감독 권한의 증가를 보면 이러한 사실을 확인할 수 있다. OSHA를 기획예산처의 직접적인 영향력하에 두면서 규제 당국과 직업안전보건법 자체의 내용과 취지를 약화시키는 것이 훨씬 쉬워졌다. 이러한 과정은 특정 후보를 OSHA 수장으로 지명할 수 있는 대통령의 권한에 의해 더욱 촉진되었다. 이러한 임명 과정은 규제 기구를 축소하고자 했던 레이건 행정부의 노력에서 상당히 중요한 것으로 드러났으며, 수많은 분야의 사회적 규제에서 큰 효과를 발휘했다.

3. 1990년대의 OSHA

1990년대는 현저하게 약화된 직업안전보건 규제 체계와 함께 시작되었다. 1980년대 후반 OSHA는 소수의 유명 사례에 적극적으로 대처했지만,[10]

이는 여전히 아주 예외적인 경우였다. 1990년 의회에서 최고 벌금액을 7배 인상하는 안을 승인하고 고의적인 위반에 대해서는 최소 5,000달러를 부과하도록 했지만, '상한선' 벌금은 실제로 거의 부과되지 않았다. 오히려 OSHA는 사업주에 대한 징벌적 벌금을 회피하는 정책을 의식적으로 개발해 왔다(Noble, 1992: 46).

지난 20년 동안 나타난 OSHA의 정치성에 대한 논의는 추상적으로 보일 수도 있다. 하지만 규제 실패는 인간의 필수적 요구와 존엄성에 매우 실질적인 영향을 미쳐왔다. 최근 연합통신(Associated Press)에 보도된 사례를 살펴보자.

정부는, 만일 당신이 (근무 중) 화장실에 가고 싶어 하면 당신의 상사는 이를 허락해야 한다고 이야기할 것이다. 작업장 보건을 감독하는 연방 기구는 사업주가 화장실을 제공해야 할 뿐 아니라 노동자의 이용을 허용해야 한다고 했다. 하지만 어떤 노동자에게는 이것이 해당되지 않는다.

노동부의 안전보건 당국은 '고용의 모든 장소에서' 모든 노동자에게 화장실 시설이 제공되어야 한다고 오랫동안 요구해왔다. 그러나 이러한 규제는 사업주가 화장실을 충분히 갖추어야 한다고 요구할 뿐, 노동자가 그 시설을 이용할 수 있는지에 대해서는 언급하지 않는다.

대부분의 노동자에게 이것은 문제가 되지 않는다. 그들은 필요할 때 일어나서 화장실에 갈 수 있다. 하지만 어떤 일자리, 이를테면 식품 가공, 조립 라인, 텔레마케팅 같은 일의 경우, 단순한 인간적 욕구를 충족시키는 것에서조차 애원,

---

10 이를테면 1989년 폭발사고를 일으킨 필립스 정유 공장에 570만 달러의 벌금을 부과했고, 같은 해 US 스틸에는 730만 달러의 기록적인 벌금을 부과했다.

심지어 일자리 상실의 위험을 수반한다.

OSHA의 대변인 스티븐 가스킬은, 규제 당국이 20년 전에 모든 작업장에 화장실 설치 의무를 규정함으로써 노동자가 필요하면 이를 이용할 권리가 있다는 것을 기업에게 분명히 일깨웠다고 이야기했다.

그는 그 규칙을 상세하게 설명할 필요성을 보여주기에 충분할 만큼 문제제기가 누적되었다고 이야기했다. "우리는 합리적인 이유가 있고 필요하다면 노동자가 화장실을 이용할 수 있어야 한다고 사업주에게 이야기해왔다."

이전 규제를 해석한 기록에서 당국은 "모든 피고용인이 화장실을 즉각 이용할 수 있어야 한다"는 점은 분명하다고 밝혔다. 기록에 따르면 "접근 제한은 합리적이어야 하며 지연 연장을 유발해서는 안 되"고, "시의적절한 접근성이 기준의 목표라 할 수 있다". 중단 없는 생산공정과 관련된 많은 회사는 "노동자의 부재, 그것이 화장실 가는 데에 걸린 최소한의 시간일지라도 파괴적인 효과가 나타나는" 조립 라인이나 여타 직업군에 종사하는 노동자를 위해 신호 혹은 구제 체계를 확립하고 있다. OSHA 기록에 따르면 "이러한 체계에서 화장실을 이용하고 싶은 노동자가 일정한 신호를 보내면 그가 작업대를 떠나 있는 동안 다른 노동자가 이를 대체한다". 당국은 "노동자가 화장실 이용을 위해 비합리적으로 오랫동안 기다릴 필요가 없도록 충분한 대체 노동자가 확보되는 한, 이는 기준에 부합하는 것이라고 여길 수 있다"고 이야기했다.

OSHA 기록에 따르면 화장실을 즉각 이용하는 것이 거부된 노동자는 건강 결과가 부정적일 수 있다. OSHA 현장감독관은 이러한 위반에 시정명령서를 발부할 수 있다(Knutson, 1997).

10년간의 보수주의 시기 이후 클린턴 행정부는 좀 더 자유주의적인 정치로 복귀하는 것처럼 보였지만, 집권 초기 OSHA의 쇠퇴를 저지하는 데 거의 아무런 조치도 취하지 않았다. 규제 당국과 관련 연구부서의 예산은 계속 삭감되었다. 당시 클린턴 대통령이 노동자 안전 문제를 위임했던 노동부장관 로버트 라이시(Robert Reich)의 역설에도 불구하고 1993~1994년 보건의료 개혁안, 스캔들 쪽으로의 지속적인 관심 전환, 1994년 선거에서 공화당의 압도적인 의회 장악 등은 OSHA를 거의 사망에 이르도록 만들었다. 1993년 과 1994년에 OSHA 개혁에 관한 여러 개의 법안이 상정되고 주요 노동조합, AFL-CIO, 수많은 환경 단체가 이를 지지했지만, OSHA를 개혁하고 강화하려는 동맹은 너무 취약할 뿐이었다. 개혁안은 시들해졌고 이들이 가까운 미래에 성공할 개연성은 거의 없었다.

1995년 OSHA가 제안한 인간공학 기준안도 비슷한 운명을 맞았다. 이 제안이 성공했더라면 미국 내 거의 모든 사기업의 통제권과 비용에 영향을 미쳤을 것이다. 그렇기 때문에 기업 이해를 둘러싼 강력한 동맹[유나이티드 파슬 서비스(United Parcel Service: UPS)가 주도]과 정면충돌하게 되었고, 새로운 기준안은 좌절되었다.

4. 정치적 함의

1960년대 후반과 1970년대 초반에 만들어진 수많은 형태의 사회적 규제를 두고 많은 논평가들은 자본의 후퇴라고 평가했다(Kazis & Grossman, 1982; Green & Weitzman, 1981). 그러한 규제는 공해와 노동자 안전에 대한 공학적 통제 요구를 충족시키기 위해 막대한 자본 지출을 필요케 했을 뿐 아니라, 생산의 지점에서 자본가의 통제력에 도전했다. 분명히 노동자, 소비자, 환경보호와 관련된 법령 전체(1970년 초반에 완성)는 산업계의 특권에 대한 주요 공격으로 간주될 수 있었다.

그러나 1970년대 세계 자본주의 위기에서 신보수주의 정치성이 성장해나갔다. 이는 단순히 조직화된 노동이나 환경 및 소비자 운동의 압력에 대한 반응은 아니었다. 세계대전 직후를 특징짓던 일관된 경제성장의 종말은 전례 없는 사회적·정치적 불안의 시기로 이어졌으며 (부분적으로 베트남 전쟁에 의해 증폭된) 행위자들의 새로운 동맹과 시민권, 환경 쟁점에 대한 관심 증대를 낳았다.

이러한 힘이 추진력을 얻으면서 1970년대에 일어난 두 번의 심각한 경기후퇴는 복지 이념의 전반적 수용을 나타내던 핵심적 계급 타협을 침식했고, 민간 기업에 대한 규제 완화의 목소리를 높일 수 있는 비옥한 토대를 제공했다. 유럽, 특히 영국에서 경제위기의 심화는 계급 타협의 붕괴를 예고했다. 복지국가, 그리고 경제성장을 효과적으로 조절하고 유지할 것으로 기대했던 케인스주의 경제 운영 원칙에 대한 실망이 점차 확산되었다. 이러한 의심과 이들이 가져온 국가에 대한 신뢰 상실은 1970년대 중반까지 정치적 태도에 심각한 변화를 가져왔다. 경영계와 산업계는 이러한 상황의 의미를 전유하는 데 주저하지 않았다. 특히 자본주의의 진정한 위기가 유럽과 미국에서 확고해지면서 말이다.

국제사회에서 미국의 전반적인 주도권 약화는 미국 내의 변화를 악화시켰다. 세계 정치에서 미국 헤게모니의 상대적 위축, 유럽과 일본 자본에 의한 국내외 시장의 잠식, 적극적으로 규제를 강화하려는 듯 보이는 내부적 위협이 결합함에 따라 총자본은 심각한 문제의식을 갖게 되었다. 이러한 후퇴에 직면해 자본가들은 특정 정책에 대한 개별적 대응을 넘어서는 반응을 조직했고, 미국에서 기업 운영을 한다는 것의 정치성에 변화를 이끌어냈다. 우리가 이야기하고 싶은 것은 이것이 보수주의적 정치 환경의 등장에 직접적 동력이 되었으며, 그 하나의 결과가 레이건과 부시 행정부의 등장이었다는 것이다.

레이건 - 부시 시대의 정치는 세 가지 전선에서 자본에 매우 유익하다고 할 수 있었다. 첫째, 조세와 통화 정책은 부유층과 이른바 아메리카 주식회사(Corporate America)에게 엄청난 혜택이 돌아가는 방식으로 소득 재분배를 달성했다. 둘째, 앞서 언급한 것처럼 노동자의 협상력을 약화시키고 정치적·경제적 행위자로서 노동조합의 정당성을 무력화하는 일제공격이 이루어졌다. 셋째, 반(反)노동조합, 반국가주의, 반공주의 이념의 확산은 신보수주의 운동에 정당성의 가면을 부여했고, 이들이 훨씬 광범위하게 받아들여지도록 촉진했다.

더 나아가, 여기서 전개된 논의에서 가장 중요한 점은 공표된 정책이 기업들을 정부 규제에서 풀어주는 데 초점을 두었다는 것이다. 이러한 신보수주의적 공격은 이전 행정부가 다져놓은 토대로부터 상당한 도움을 받았으며, 자유방임적 태도의 이념적 확산에서 발달한 정치적 환경에 의해 촉진되었다.

공격은 다양한 형태를 띠었으며, 앞선 사건들이 이 운동의 성공을 위한 군건한 토대가 되었다. 레이건 행정부 정책에 대한 반대의 부족은 이를 촉진시켰다. 민주당은 1980년 대통령 선거 참패 이후 혼란에 빠져 있었고, 그 결과 1984년과 1988년의 선거에서도 연이어 패배했다. 그뿐 아니라 규제 기구는 1970년대 중반 내내 지속된 경영계의 공격으로 악화된 대중적 반대 정서와 더불어, 부패와 경영 실패 혐의 때문에 더욱 약화되었다. 이렇게 해서 규제 당국은 레이건 - 부시 행정부가 개시한 조직적 반대활동에 취약해질 수밖에 없었다.

이러한 정책은 (미국 정치 문화에서 특별히 새로운 것은 아니지만) 레이건 행정부 기간에 특히 치명적인 형태를 취했던 반(反)소비에트, 반공주의 선전의 도움을 받았다. 소비에트를 '악의 제국(Evil Empire)'으로 규정한 레이건 행정부의 반복적 형상화, 사회주의자·공산주의자·동성애자들에 대한 종교적 극우 집단의 공격, 노동조합운동에 대한 지속적인 공세 — 이 모든 대중주의적 호소는 미국식 애국심으로 포장되었고, 매카시 시절 최악의 상황을 강하게 연상시키는 형태로 전개되었다.

5. 결론

작업장 안전보건에 대한 정부 규제 제정과 시행의 후퇴는 이러한 역사에 비추어 판단해야 한다. 작업장 위험에 대한 국가 통제 같은 사회적 규제가 분명히 자본의 '약화'에 기여했을 수 있다. 마찬가지로 신보수주의는 레이건 행정부 집권에 앞서 출현했다. 따라서 순전히 도구주의적 관점(말하자면, 그것이 직면한 쟁점에 반응한 개인들의 행동일 뿐이라는)에서 레이건 행정부의 정책을 판단할 수는 없다. 오히려 앞에서 기술한 맥락과 정책은 1970년대에 정점에 이른 다양한 정치적·경제적 위기에 대한 반응으로 생각해야 한다. 그 결과물은 자본에 유리한 방식으로 계급 간 균형을 조정하기 위해 필사적으로 국가 권력을 제한하는 정치 전략으로 나타났다. 자본주의 발전에서 나타난 국내적·세계적 변화는 국가가 노동자의 요구와 자본의 필요를 더 이상 통합할 수 없다는 것을 보여주었다.

앞서 논의한 맥락에서 보자면, 미국의 조직 노동자는 1970년대 그들이 발전시킨 안전보건에 관한 주도권을 포기하도록 강요받았다고 할 수 있다. 이러한 전개는 노동계가 더 이상 공장과 사무실에서 노동자를 보호할 수 있는 위치에 있지 못하게 되었음을 의미한다.

레이건 행정부의 권력 획득은 제2차 세계대전 이래 미국 정치경제에서 나타난 중요한 변화의 결과물이었다. 1950~1960년대처럼 미국이 세계 자본주의 권력으로서 개혁에 대한 국내적 압력을 수용할 수 있었던 경제 확장기의 경우, 총자본은 우파적 국내 정책을 명시적으로 펼칠 필요가 거의 없었다. 이 시기에 노동운동은 미국 재계와 통합을 이루었고, 상당한 수준의 노동·사회 개혁이 이루어지는 와중에도 기업의 수익성은 점차 향상되었다.

1960년대의 진보운동은 개량적인 사회적 법제화를 촉구하던 당시의 고유한 상황들을 활용할 수 있었다. 그러나 1960년대 말이 되면서 베트남 전쟁에 들어간 비용, 한때 미국 기업이 지배했던 시장에서 서유럽과 일본의 경쟁적 도전, 1973년과 1978년에 일어난 유가 급상승은 미국의 통상 지배를 위협했다. 특히 (1971년 닉슨의 달러 가치 절하로 표상되는) 국제통화체계의 붕괴는 미국 자본을 정치적·이념적으로 단결하도록 강제했다. 1970년대를 거치면서 바로 그렇게 된 것이다.

미국 자본은 정치적 재편성을 통해 이전 10년 동안 부분적으로 상실했던 주도권을 되찾을 수 있었다. 정치적·경제적 위기가 심화되자 자본은 노동운동을 공격할 수 있었고 그 하락세를 촉진했다. 이 과정에서 자본은 산업 판도에 급속한 영향을 미친 구조적 변화에 엄청난 도움을 받았다.

이러한 복잡한 전개과정이 낳은 하나의 결과는, 자본이 직업상의 안전보건 위험에서 노동자를 보호하기 위한 법제화에 조금도 관심을 두지 않으면서 정부 규제를 지속적으로 비판할 수 있게 되었다는 점이다. 국가는 이러한 자본의 압력에 반응해 이전 행정부가 마련한 토대 위에 규제 완화 담론과 정책을 조직해나갔다. 이러한 전개의 유산은 레이건에서 클린턴 행정부까지의 사례에서 드러나듯 미국 정치의 우경화로 나타났다. 그것은 클린턴 행정부의 약간 진보적인 사회적 의제하에서조차 미국과 그 밖의 곳에서 신자유주의 정책의 완전한 지배로 나타났으며, 결국 점점 더 큰 사회적·정치적 불평등을 낳았다. 노동자 건강에 미친 해로운 효과는 극적이었다.

한 국 의 안 전 보 건 규 제 완 화 *

규제는 목적과 필요에 따라 경제적 규제와 사회적 규제, 그리고 행정적 규제로 구분할 수 있다. 경제적 규제는 경제적 목적을 달성하기 위한 것으로, 주로 시장의 진입, 가격, 수량 규제 등의 형태로 시장에 관여하는 규제를 말한다. 이에 비해 사회적 규제는 교육, 보건, 환경, 안전 등 공공의 이익을 위해 설정되는 조치로, 시장에서 거래되지 않거나 외부효과 같은 시장실패 요인이 존재할 경우 발생하는 문제를 해결하기 위해 사용된다. 행정적 규제는 정부의 업무 수행과 관련된 서류 작업이나 행정적 절차에 관한 행위에 해당한다.

이러한 분류에 따른다고 '규제 개혁 = 규제 완화'의 등식이 성립하는 것은 아니다. 규제의 필요성과 목적에 따라 규제의 강화, 규제의 투명성 확보 등을 포함하는 다양한 규제 개혁이 존재할 수 있다. 그러나 우리 사회에서 이루어지는 규제 개혁 논의는 대개 규제 완화에 국한되어 있다. 규제 개혁의 사령탑은 '규제개혁위원회'라 할 수 있으며, 규제 개혁의 법적 근거는 '행정규제기본법'에서 찾을 수 있다. 이들의 활동을 살펴보면 모든 규제는 행정규제이며 규제 개혁, 즉 규제 완화의 대상으로 간주하는 듯하다.

직업안전보건에 대한 규제 완화가 본격적으로 이루어지기 시작한 것은 1993년 6월 '기업 활동 규제완화에 관한 특별조치법'(이하 '기업규제완화법')이 제정되면서부터라 할 수 있다. 당시 집권 세력인 김영삼 정부는 규제 개혁 추진의 강도 측면에서 이전 정부와 근본적인 차별성을 보였다. 규제 개혁을

---

* 이 글은 역자들 중 일부가 참여한 연구보고서[서울대학교 보건대학원, 「규제완화 이후 산업안전보건정책의 변화와 노동자 건강권에 미치는 영향에 대한 기초조사」(국가인권위원회, 2004)]의 내용을 현재 상황에 맞게 발췌·수정한 것이다.

단지 정부의 정책 기조로 삼는 데 그치지 않고, 법적 체제를 갖추어 조직적이며 체계적인 규제 개혁을 단행하려 한 것이다. 이후 김대중 정부는 외환위기를 극복하기 위한 방안으로 신자유주의를 표방했으며, 경제 규제 개혁을 범정부 차원에서 조직적·상시적으로 추진했다. 노무현 정부 또한 이러한 연장선상에서 규제 개혁 정책을 추진해나갔으며, 한미 FTA 체결은 그 결정판이었다고 할 수 있다. 신자유주의를 이념적 지향점으로 표방한 이명박 정부와 박근혜 정부에 들어와서는 규제 완화가 더 노골적으로 진행되었다. 2007~2008년 미국발 금융위기를 겪으며 전 세계에서 초국적 금융자본에 대한 탐욕을 규제하고 그동안의 신자유주의 정책을 비판적으로 성찰해야 한다는 목소리가 높아졌다. 이에 비해 한국은 지금까지도 친재벌적 보수 정권 하에서 신자유주의적 규제 완화 정책이 전 사회 분야에 무소불위의 힘을 발휘하고 있다.

직업안전보건 분야는 교육·환경 분야와 마찬가지로 사회적 규제의 성격이 강하기 때문에 규제 완화를 논하는 것 자체가 문제라 할 수 있다. 그럼에도 규제들이 기업의 경쟁력을 약화시키는 불필요한 행정규제처럼 비춰진다. 그러다 보니 그러한 흐름을 저지하는 데에도 상당한 어려움이 따른다. 실제로 규제 개혁은 국민들로부터 상당한 정도의 지지를 얻고 있다. 1960년대 이래 정부가 경제개발을 주도하다 보니 불합리한 경제 규제가 상당수 존재했던 것이 사실이고, 이러한 경제 규제를 철폐하거나 완화해야 한다는 주장이 지배적인 여론으로 자리 잡았다. 또한 '산업안전보건법' 조문의 상당 부분이 명목상으로만 존재하고 이미 사문화되어 있었기 때문에 현장에서 규제 완화의 영향이 크게 부각되기 어렵다는 점도 한몫을 한다. 덧붙여 직업안전보건 문제가 노동계의 현안에서 밀려나 있다는 점도 규제 완화에 효과적으로 대응하지 못하는 이유 중 하나다. 특히 1997년 IMF 경제위기 이후

20년이 지난 지금까지도 고용 문제가 직업안전보건 문제를 압도해버린 현실에서 안전보건 규제 완화에 대한 대응 자체가 어려운 실정이다.

직업안전보건과 관련한 '기업규제완화법'의 대대적 개정은 1997년에 이루어졌다. 당시 두 가지의 커다란 변화가 있었는데, 첫째는 각종 검사의 완화와 안전·보건 의무교육의 면제이며, 둘째는 '산업보건의'의 자율 고용, 안전관리자의 겸직 허용 등 의무고용의 완화다. '규제개혁위원회'는 확고한 원칙이나 노사 합의 절차 없이 단지 효율성이 낮다거나 사업주의 애로사항을 제거한다는 측면에서 규제 완화를 추진해온 측면이 크다. 노동계는 이에 대해 "기업 활동의 자율성 보장에 초점을 맞추어 국민 기본권을 침해하고 있으며, 규제정책의 효과와 효율성에 대한 면밀한 평가 없이 규제 완화를 추진하고 있다"고 비판한 바 있다. 또한 환경·안전·보건 전문가나 규제 완화의 피해 당사자인 노동자를 배제한 채 경제부처 장관, 경제학/경영학 교수, 사용자 등만으로 위원회를 구성하며 '최소한의 안전망'마저 경제 논리로 환원시킨다고 비판해왔다. 실제로 1997년 법 개정에 따라 2년 또는 1년 주기로 시행되던 프레스·리프트에 대한 정기검사가 면제되자 사업주의 관심이 저하되었고 사고는 급증했다. 또한 제조업의 유해위험방지계획서 제출 의무가 면제된 이후 유해·위험성에 대한 사전 평가와 재해예방대책 수립·시행이 제대로 이루어지지 않아 중대 사고의 위험성이 증가했다. 유해 위험 업종에 대한 안전 및 보건관리자 선임 의무의 완화로 30~49인 위험 업종 사업장의 안전보건관리체계는 약화되었으며, 공정안전관리제도의 규제 완화 이후 대상 사업장의 재해가 급격히 증가했다(그림 참조).

현재 직업안전보건 분야의 진정한 '규제 개혁'은 필수적임에도 불구하고 완화 또는 철폐된 규제를 제자리로 복원하는 것뿐 아니라, 유명무실해진 산업안전보건법을 전면 개정해 실질적으로 노동자의 건강을 보호·증진할 수

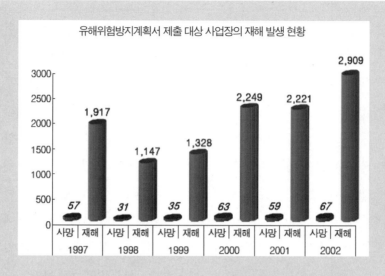

유해위험방지계획서 제출 대상 사업장의 재해 발생 현황

있는 방향으로 직업안전보건체계를 새롭게 구축하는 것이다. 현재 산업안
전보건법은 제조업과 건설업 중심의 산업구조를 기반으로 하고 있어, 경제
활동인구의 60% 이상이 서비스업에 종사하는 현실을 반영하지 못한다. 또
한 일정 규모 이상의 원청 기업에서 정규직으로 종사하는 노동자의 안전보
건에 초점을 맞추고 있어, 위험 작업이 원청 기업에서 소규모의 하청 기업
으로 이전되고 위험이 비정규직 노동자에게 전가되는 현실을 전혀 반영하
지 못하고 있다. 따라서 서비스업을 포함한 전체 노동자를 포괄하며 위험을
생산한 원청과 발주처가 안전보건의 책임을 지는 구조로 전면적인 규제 개
혁과 강화가 요구된다.

　또한 산업재해를 예방하기 위해서는 사전 규제 뿐 아니라 사후 책임을 강
화하는 방향으로 규제의 틀을 바꾸어야 한다. 산재사고의 원인 제공자인 사
업주의 책임을 강화할 수 있도록 일명 '기업 살인법' 같은 특별법 도입을 추
진하고, 사회적 규제 장치를 확보하는 노력을 기울여야 한다. 또한 이러한
처벌 강화와 더불어 재해 발생이 매우 낮고 안전보건조치가 우수한 사업장

에 대해서는 행정적 지원을 강화하는 등 규제와 인센티브가 병행될 수 있도록 하는 것도 고려할 필요가 있다.

　마지막으로, 노동자가 안전보건 서비스를 비교적 쉽게 이용할 수 있도록 서비스의 공공성을 강화할 필요가 있다. 특히, 영세/소규모 사업장의 경우 사업주에게만 책임을 부과하기가 쉽지 않은 현실 속에서 규제의 성격을 공공 지원 서비스의 형태로 전환하는 것이 바람직할 것이다.

제6장

산재보상의 정치성

　노동환경의 정치경제에 관한 어떤 논의에서도 중요한 쟁점으로 다루어지는 것이 바로 고용 때문에 발생한 질병과 손상에 대해 노동자가 어떠한 방식으로 보상을 받느냐 하는 것이다. 미국의 산재보상체계에는 다소 중요하면서도 독특한 특징이 있다. 그 기원과 기능 및 노동자의 안전보건에 대한 함의를 이해하는 것은 매우 중요하다.

　1972년에서 1992년 사이, 재해 노동자를 위한 연간 산재보상 비용은 60억 달러에서 600억 달러로 늘어났다. 이는 복리로 계산할 때 연간 12.5%씩 증가한 것이다. 하지만 이는 과소추정치일 수 있다. 많은 대기업이 보험료를 내는 것이 아니라 발생된 책임을 감당하기 위해 따로 기금을 적립하는 '자가보험(self-insure)'을 선택하고 있기 때문이다. 산재보험은 거대한 사업이며 최고의 금융자본이라 할 수 있다. 생산의 지점에서 발생한 노동자의 재해는 상품화되고 거래되는 시장의 물건이자 보험회사 소유주에게는 부의 원천이 된다. 그리고 더욱 중요하게는, 보험기업의 경영진이 가진 엄청난 금융 권력의 원천이 된다. 한편으로 산재보상은 문자 그대로 노동자의 아픔과 고통에 대한 것이지만, 다른 한편으로는 자본이 축적되고 자본가가 지배하는 또 하나의 방식이라 할 수 있다.

보험회사의 재정 성과를 검토하고 등급을 매기는 기업 A. M. Best Co.가 배포한 다음의 보도 자료에서 주요 산재보험회사의 재정적 현실을 엿볼 수 있다.

산 재 보 험 사 업 의   호 황

올드윅, 뉴저지 — 1998. 4. 8. — A. M. Best Co.는 방금 보스턴의 리버티 뮤추얼(Liberty Mutual) 보험사의 등급을 'A'(우수)에서 'A+'(최우수)로 상향 조정했다. 이 등급은 리버티 뮤추얼이 이끄는 11개 회원사에 적용된다.

이러한 상향 조정은 그룹의 두드러진 출자 총액, 보수적인 대차대조, 성공적인 위험 경감과 사업 다각화 전략, 우수한 운영 성과와 전국 최대 산재보험사로서의 지배적인 시장 위치 등을 반영한 것이다. 리버티 뮤추얼의 면책률은 우호적인 서비스 평판, 고객과의 튼튼한 관계, 높은 사업 보유자금, 효과적이며 비용 절감적인 지점망 등에 의해 더욱 상향 조정되었다. 게다가 그룹의 광범위한 개별적 서비스 능력, 위기관리 서비스, 관리의료 네트워크와의 전략적 제휴를 통해 경쟁력의 우위와 뛰어난 시장 평판을 얻을 수 있었다.

리버티 뮤추얼은 자본시장 접근을 통해 상당한 수준의 재정적 유연성을 갖추고 있다. 1997년에 발행한 100년짜리 5억 달러의 자본조달 채권을 포함해 1995년 이후 12억 달러의 추가 자본을 조달했다. 이러한 리버티 자본의 강점은 보수적인 보유 철학, 핵심 보유자금에 축적된 중요한 경제적 가치, 호의적인 석면 및 환경 기금과 청구 완화 전략 등에 의해 더욱 보강되고 있다. 결과적으로 리버티 뮤추얼은 다른 주식회사처럼 단기 수익 압력에 구애받지 않고 장기 성장전략 추구를 가능케 하는 선제 경영과 상호 소유 구조에서 이득을 얻고 있다(*Business Wire*, 1998).

1. 산재보상제도

19세기에 노동자가 업무 중 심각한 재해를 당했을 때 사업주에게 경제적 보상(임금 손실, 치료비, 혹은 다른 장애 때문에 발생한 비용에 대한 보상)을 받는 유일한 방법은 사업주를 대상으로 소송하는 것이었다. 노동자는 대부분 소송을 하지 않았고, 대부분 그저 빈궁에 빠져버렸다. 그러나 노동자가 소송을 하는 경우에도 사업주는 불문율상 세 가지 방어 논리를 가지고 있었으며, 이는 성공적으로 노동자의 보상 권리를 빼앗았다. 그 논리란 (1) 위험추정, (2) 기여과실, (3) 동료 노동자 책임의 원칙이다(Barth & Hunt, 1980; Lubove, 1967).[1]

이러한 주장은 사업주에게 효과적인 방어 논리를 제공했으며, 산업화 이전 시대의 생산에서는 나름대로 합리적인 부분도 있었다. 예전에는 고도로 숙련된 장인이라면 그들의 업무상 위험에 대해 최소한 사업주만큼은 알고 있었다. 이를테면 고도로 숙련된 장인은 자신의 노동과정에 대해 상당한 통제권이 있었고, 법원도 그러한 통제권을 존중했다. 그러나 대량생산의 번영과 함께 노동자들은 노동과정에 대한 통제력을 잃게 되었다. 실제로 그것이 상당 부분 산업화, 그리고 후일 테일러주의[2]와 포디즘의 핵심이라 할 수 있다.

1870년과 1920년 사이에 오늘날 자본주의라고 부르는 것의 특징인 대규

---

1 (1) 위험추정: 노동자들은 다 위험한 상황에 있다, (2) 기여과실: 피해자의 과실이 있는 경우 고용주에게 일체의 배상을 받을 수 없다, (3) 동료 노동자 책임의 원칙: 동료 노동자의 과실은 다른 모든 노동자에게 귀착되므로 사용자에게 책임을 물을 수 없다. — 옮긴이

2 테일러주의와 탈숙련에 대해서는 제3장과 제4장 참조.

모의 현대적 생산조직이 미국에 도입되었다. 통제권의 이동 및 규모의 변화와 함께, 노동자는 강인한 장인의 불문율 개념에 어긋나는 산업적 독재에 예속되었다. 하지만 더욱 중요한 변화는, 탈(脫)숙련되었지만 공민권을 갖게 된 프롤레타리아가 성장해 일정한 정치권력을 갖게 되고 '사업주 책임' 법률을 통과시키는 데 성공했다는 점일 것이다. 이러한 법률은 단순했다. 즉, 사업주의 세 가지 불문율상 방어기제를 단순히 포기하도록 만드는 것이었다. 결과는 신속하게 나타났다. 법정에 간 노동자가 사업주에 대항한 소송에서 승소하기 시작한 것이다(Croyle, 1978).[3]

이러한 새로운 상황에서 오늘날 '역사적 타협'이라고 부르는 것이 이루어졌다. 1911년부터 주(州) 의회는 산재보상법을 제정하기 시작했다. 이는 재해 노동자에게 신속하게 임금을 보전해주고 요양 비용을 지급하면서 법적 분쟁으로 확대되는 것을 피하는 무과실 원칙의 법률이었다. 이 법은 또한 노동자가 사업주를 대상으로 소송을 하지 못하게 했다. 보상금 지불은 임금을 일부 제공하는 것이었으며, 통증과 질병을 회복하는 데 드는 비용은 포함되지 않았다. 또한 이러한 쟁점을 배심원의 손에서 벗어나게 함으로써, 고용주가 12명의 보통 시민과 맞서 해결해야 하는 사고 비용과 관련한 불확실성을 상당히 감소시켰다. 물론 많은 노동자는 사업주를 대상으로 결코 소송하지 않았을 것이며, 한다고 해도 법정에서 패소할 가능성이 높았다는 점에서 이 새로운 법률을 통해 이익을 얻었다고 할 수 있다.

새로운 산재보상법의 핵심적인 부분은 사업주가 산업재해의 위험에서 스스로를 보호할 수 있도록 보험 가입을 강제한다는 점이다. 일부 주에서는

---

3 산재보상법이 통과되기 직전에 일부 노동자들이 사업주를 대상으로 한 소송을 성공적으로 제기했다는 증거가 일부 있다.

독점적인 주 보험기금을, 소수에서는 경쟁적인 주 보험기금을 설립했다. 그러나 대부분의 경우 사업주는 사보험회사에서 보험을 구매해야 했다. 이를 통해 개별 사업주는 통상적인 생산비용이 들어가듯 보험료를 납부하면서 위험을 공동으로 관리하게 된다. 이로써 불법행위 보상체계에 따른 들쭉날쭉한 결과는 사라지게 되었다.

새로운 산재보상제도가 갖는 하나의 매력은 산업안전에 대한 시장 동기를 유발한다는 점이었다. 보험료는 사업장의 사고경험에 근거해 산정되므로 위험한 사업장은 불리한 조건을, 안전한 사업장은 유리한 조건을 갖게 된다. 배심원의 결정에 결부된 극적인 불확실성과 비교해본다면, 이는 상대적으로 사소한 조절 절차라는 점에 주목해야 한다. 여하튼 산재보상제도를 통한 재해 예방의 효과에 대해서는 오늘날까지 상당한 논쟁이 있다. 오늘날 이 제도가 사전 예방의 역할을 한다 해도, 그 인과적 효과를 세심하게 분리해 평가하는 것의 어려움 때문에 틀림없이 매우 적게 나타날 것이다(Boden, 1995).

1920년대 중반까지 거의 모든 주가 산재보상법을 채택했다. 이렇게 주에서 부과한 안전망은 이후 50년 동안 노동자 안전보건을 위한 체계에서 가장 기본적인 요소가 되었다.

국가의 새로운 역할

산재보상제도는 미국이 유럽에서 차용한 사회보장제도 중 첫 번째 것이다. 실제로 최초의 산재보상제도는 1884년 독일에서 비스마르크 시절에 만들어졌고, 이를 신속히 받아들인 영국과 프랑스는 1890년대와 1900년대 초반에 산재보상제도를 발전시켰다(Dwyer, 1991).

산재보상체계는 노동계급의 불만을 진정시키면서 생산과정에 대한 자본가 통제의 완전성을 유지하도록 국가를 활용하는 하나의 방안이다. 또한 노자 간의 갈등을 제도화하면서 산업재해를 대중의 시야에서 제거하는 역할을 하기도 한다. 국가는 이러한 체계를 기꺼이 선택함으로써 갈등을 중재하고 문제를 법적인 절차로 환원시켜버렸다. 좀 더 일반적 수준에서 드와이어 (Dwyer)는 다음과 같이 기술했다.

…… 그것은 노동자의 불만족, 노동운동 조직과 권력의 성장 영역으로 보이는 것을 축소하는데, 사업장 내에서 사업주 권력 구조를 침해하지 않으면서 그렇게 할 수 있다. 이는 기술적으로 표준화된 재해에 대해 표준화된 지불 체계를 마련함으로써 가능해진다. …… 그러한 정의를 내리는 과정에서 제도는 그 자신을 '중립적'인 것으로 정의하려 할 것이다(Dwyer, 1991: 32).

분명히 기업의 사고 감소 노력이 촉진되겠지만, 피할 수 없는 희생은 '외부효과'로 다루어지며 사회적 안정을 보장하기 위한 사회적 기전이 들어선다. 하지만 여태껏 등장했던 해결책이 대량생산기술의 위험을 다룰 수 있는 유일한 방식은 결코 아니다. 예를 들면 20세기 초 매사추세츠 주 의회는 섬유산업에서 '죽음의 키스' 북[4] 사용을 금지시켰는데, 이는 결핵의 공포는 물론 노동계, 공중보건 당국자, 가톨릭교회의 강력한 정치적 동맹 때문이었다. 즉, 국가가 자본의 재산 운영 자유를 제한하면서 기술 선택에 개입하기로 결정한 것이다. 이렇게 직접적인 국가 개입이 좀 더 광범위하게 적용되면 정부는 기업의 이해와 다투는 위치에 놓이게 된다. 이때 산재보상은 한층 덜 까다로운 문제 해결책을 의미한다.

---

4 직조기의 북에 실을 꿰기 위해 노동자들이 입을 사용해야 했기 때문에 붙은 이름.

매사추세츠 주에 형성되었던 동맹은 반(反)헤게모니적인 역사적 블록을 상징한다. 노동계, 공중보건, 교회가 단결해 자본의 기술 통제를 제한하기 위해 국가를 활용한 것이다. 최우선적인 생각은 국가가 직업성 질환의 예방을 위해 개입할 수 있고, 개입해야만 한다는 것이었다. 그러나 이러한 개입은 국가에 이를 요구할 수 있는 동맹의 힘이 있을 때만 일어났다.

산재보상제도는 금융자본과 보험회사, 제조업자와 철도 소유자, 일부 노동운동과 사회복지운동 조직을 포함하는, 일차적으로 자본주의적 헤게모니 동맹에게 직업성 손상에 대한 또 다른 해결책을 의미했다. 이러한 해결책을 정당화하는 즉각적 보상은 자연스러운 시장 기전을 통한 이차 재해 예방과 함께 재해 노동자에 대한 신속한 소득 보전, 진료비 지급이었다. 이는 노동자 권리가 규제되지 않고 제도화되지 않았을 때 경제적·정치적 비용의 대안으로서, 유럽에서 그랬던 것처럼 미국에서도 쉽게 받아들여진 강력한 개념이다.

▌노동자가 재해를 당했을 때

산재보상제도는 자본주의 국가를 합리화시키는 수단으로서 중요한 금융 현상일 뿐 아니라, 실제로 일 때문에 다치거나 아픈 노동자가 가족의 생존을 위한 임금을 확보하고 의사에게 비용을 지불할 수 있도록 만들어주는 제도이기도 하다(Schwartz, 1993). 오늘날 미국에서 이러한 '무과실 체계'는 재해를 당한 노동자가 경제적 지원을 받기 위해 의지할 수 있는 유일한 수단이다.

여기에서 사보험회사만 기능하는 매사추세츠 주에서 무과실 산재보상체계가 어떻게 작동하는지 잠깐 살펴보자. 노동자가 업무 중 재해를 당하면 사업주는 보험회사와 주의 산재보상 감독 기구인 산업재해국(Division of

Industrial Accidents)에 재해 보고서를 제출해야 한다. 그러면 보험자는 14일 이내에 청구 건에 대해 승인 또는 기각을 해야 한다. 산재보험은 업무상 재해에서 초래된 모든 의학적 비용을 보험회사가 지불하도록 하고 있다. 의사는 매사추세츠 주 등급결정위원회가 결정한 등급에 따라 치료 비용을 보험회사로부터 직접 받는다. 병원이나 의사가 노동자에게 추가 비용을 부담시키는 경우는 없다.

노동자가 일시적 완전장애 상태에 빠지는 경우, 휴업급여는 노동자 평균 주급의 60%(재해 당시 매사추세츠 주 평균 주급을 기준으로 최대)까지 허용할 수 있다. 현금급여를 받으려면 최소 6일 이상 일을 할 수 없어야 한다. 21일이 넘는 노동손실을 초래한 재해의 경우에만 첫 6일에 대해서도 보상받을 수 있다. 매사추세츠 주에서 1992~1993년에 재해 노동자가 최대로 받을 수 있는 급여는 주당 543.30달러였다. 일반적으로 부가급여는 계산에 포함되지도, 보상이 되지도 않는다. 한편 산재보상급여는 소득세 대상이 아니다. 매사추세츠 주에서 일시적 완전장애급여는 최대 3년까지 지급되며, 만일 그 후에도 일을 할 수 없다면 노동자는 영구적 장애 지정을 신청해야 한다.

노동자가 업무 중 재해를 당했으나 여전히 어느 정도 일을 할 수 있다면 부분장애로 간주된다. 이런 경우에 보험회사는 최대 완전장애 등급분의 75%까지를, 급여손실분의 60%를 지급한다. 로버트 슈바르츠는 다음과 같은 사례를 기술했다.

한 노동자가 회사에서 주당 600달러의 임금을 받고 있었다. 그는 심각한 요통을 얻게 되었고, 1년 동안 치료를 받으며 완전장애급여로 주당 360달러를 지급받았다. 그는 좀 덜 힘든 상점일을 찾았고, 이를 통해 주당 300달러를 벌었다. 급여손실 때문에 그는 지속적인 보상급여를 받을 수 있었고, 보험회사는 주당

180달러에 해당하는 급여를 지급했다(Schwartz, 1993: 19).

'부분장애'급여는 일부 예외가 있기는 하지만 최대 5년까지 받을 수 있다. 이를테면 눈, 손, 다리 또는 발 기능의 75%를 상실하거나, '생명을 위협하는 영구적인 신체적 조건'을 갖게 되거나, 직업성 질환에 의해 영구적 장애에 빠지는 경우, 최대 7년까지 부분급여를 받을 수 있다(Schwartz, 1993: 20).

영구적 완전장애를 겪게 된 노동자(즉, 예전의 일을 할 수 없을 뿐 아니라 가벼운 작업이나 앉아서 하는 일도 할 수 없고, 다시는 일을 하지 못할 것으로 예상되는)는 여생 동안 급여의 2/3(주의 평균 주급 최대값에 따라 다를 수 있음)를 받을 수 있다. 또한 매년 생계비 조정이 있고, 만일 재해 노동자가 사회보장 장애 급여나 유사한 급여를 받고 있다면 지급되지 않기도 한다. 장애노동자가 벼룩시장 같은 곳에서 소액의 돈을 벌어들이는 정도는 용납된다.

산재보상체계의 추가적인 '급여' 종류에는 '기능손실'과 흉터에 대한 특별 급여가 있다. 슈바르츠의 기술에 따르자면 "신체의 각 부위는 등급이 매겨지고, 급여액은 이 등급과 재해 당시 주의 평균 주급 곱으로 결정된다. 예를 들면 1992년 10월 10일, 요추기능 완전 상실에 대한 급여는 1만 7,385달러였다." 한 신체 기관의 외관 변형에 대한 급여는 정해진 지침에 의해 지불된다. 이를테면 (높게는) "얼굴: 변색을 동반한 넓은 상처는 인치당 6.5 × 주의 평균 주급"에서 (낮게는) "손: 변색을 동반하지 않은 선형 상처는 인치당 1 × 주 평균 주급"과 같이 정해진다.

노동자가 업무 관련 사고로 사망했다면 생존한 미망인은 고인이 받던 임금의 2/3에 해당하는 급여를 유효한 최대치까지 받을 수 있으며, 최소 주당 110달러를 받을 수 있다. 유족급여는 미망인이 재혼하는 즉시, 혹은 유족들이 일자리를 갖게 된 지 5년이 지나면 종결된다. 부모가 수급권을 상실하더라도 미성년 자녀에게는 주당 60달러가 보장된다. 고인의 장례비는 최대 4,000달러가 지급된다.

매사추세츠 주 산업재해국은 또한 직업 상담 서비스를 제공하고, 노동자의 직업재훈련에 드는 비용(대학 수업료나 교재비)을 보험회사가 지불하도록 정하고 있다.

산업재해국은 악질적인 사례의 경우 재해 노동자가 이중 보상(double compensation)을 받도록 인정해준다. 이러한 경우는 드문데, 고용주가 고의적으로 안전기준을 위반했거나 인지한 상태에서 재해를 유발했음을 노동자가 입증해야 하기 때문이다. 미성년자가 재해를 당했거나 주 아동노동법률을 위반한 경우 통상 이중 보상이 적용된다.

계 급 의   중 요 성

최근 뉴욕 주의 사업주와 보험회사들은 다른 많은 주에서와 마찬가지로 급여 삭감을 강요하기 위해 의도적으로 산재보상 비용 위기를 사칭하고 있다(Tarpinian, Tuminaro & Shufro, 1997). 보험회사가 실제 급여비용에 비해 기업 보험료를 과다 징수한다는 증거가 있다는 활동가들의 주장에 대해, 뉴욕 주 기업위원회는 이것이 비용 절감이 아니라 단지 비용 이동의 문제라고 대응했다. 이러한 대응은 정교하게 발전된 계급의식을 함축적으로 보여준다. 사업주와 보험회사는 같은 계급이며, 그들은 이 사실을 알고 있다. 그들은 다툼을 벌이기도 하지만 이는 실제로 내부적 사안이다. 비용 절감이란, 노동계급이 그것을 인식하고 있든 아니든, 노동계급의 은신처에서 비용을 끄집어낸다는 것을 의미한다. 그래서 전통적인 자유주의적 이념에서 산재보험이란 '역사적 타협'을 나타내지만, 자본이 지배하는 현 상황에서도 노동과 자본 사이의 투쟁은 지속된다고 할 수 있다.

매사추세츠 주 산재보상체계에서 요양급여, 임금손실에 대한 부분적 보상, 재활급여, 흉터·외관 변형·기능상실에 대한 급여, 유족급여 등 모든 것은 사업주의 최초 재해 보고서와 보험회사의 승인 여부에 달려 있다. 여기에서 사업주 처벌이 따를 수 있음에 주목해야 한다. 만일 사업주가 최초 재해 보고서를 1년에 3회 미제출하고 주에서 그 사실을 적발하는 경우 100달러의 벌금을 부과한다. 보험회사는 최초 재해 보고서를 접수한 후 14일 이내에 조사를 하고 재해 노동자가 그 결과를 알 수 있도록 해야 한다. 만일 보험회사가 이 기간 내에 노동자와 연락해 결정 내용을 설명하지 않는 경우, 노동자에게 추가로 200달러를 지급해야 한다.

당연하게도 보험회사, 그리고 종종 정치인 등은 비용 상승의 한 가지 원인으로 가짜 환자를 즉각 지목한다. 언론(특히 방송매체)은 골프 라운딩을 할 수 있거나 심지어 댄싱 플로어에 나갈 수 있는데도 산재보상을 받고 있는 재해 노동자를 기꺼이 찾아다닌다. 비치는 이미지는 충격적이며 매우 이념적이다. 이렇게 언론매체는 제도를 기만하는 꾀병 환자의 빈도를 전형적으로 과대포장하면서, 실제 재해를 당한 노동자와 그들이 보상체계 안에서 최소한의 보상이라도 받기 위해 겪어야 할 커다란 어려움에 대해서는 거의 관심을 기울이지 않는다.

대중은 산재보상 사기라고 하면 자동적으로 노동자가 저지르는 사기를 떠올린다. 노동자는 미심쩍은 건강 문제 따위로 충분한 점검과 통제가 부족한 제도를 등쳐 먹거나 '작업'을 하는, 비양심적이고 보잘것없는 인간쯤으로 여겨진다. 언론은 사업주의 부정행위에는 좀처럼 관심을 두지 않는다. 이들은 노동자와 그 가족에게 초래한 위험에 대한 비용을 절감하거나 회피함으로써 최종적으로 커다란 수익을 얻는다. 노동자는 보상체계의 가시적인 수급자로 공격 표적이 된다. 즉, 제도를 통해 무언가 이득을 얻는 당사자로 자리매김하는 것이다. 산재보상제도 작동 기전의 복잡성은, 사업주의 지출 의무를 경감시켜 실제로 그들에게 (상당한) 이득을 가져다준다는 사실을 위장하는 데 기여한다. 이러한 측면에서 제도적 사기의 동기가 존재한다고 할 수 있다. 하지만 그러한 동기는 쉽게 드러나지 않기 때문에, 산재보험 '개혁' 캠페인과 관련된 사업주는 제도에서 자신이 행하는 역할에 대한 관심을 전환시켜 대중이 제도의 단점과 다른 행위자에게 관심을 갖도록 만든다. 그러한 '개혁' 캠페인은 비용 급등을 억제하는 하나의 수단으로서 종종 재해 노동자의 급여를 삭감하는 것으로 종결된다. 그리고 대중은 지역 내 일자리 감소를 두려워하며, 제도에 대해 거의 알지 못하고, 또 그것을 자신의 이해가 걸린 문제로 인식하지 않기 때문에 대개 수동적인 방관자로 남아 있다.

매체들이 사업주의 부정행위를 실질적으로 외면해왔다면, 사회학자들 또한 이 문제를 회피해왔다. 그것이 질적 연구이든 양적 연구이든, 산재보상 체계에서 사업주가 저지른 부정행위를 살펴본 연구는 거의 없다. 사업주들이 비용 통제와 기업 이윤의 증가라는 엄청난 압력에 직면해 있는데도, 이들에 의해 저질러지는 광범위한 체계적 부정행위에 대한 의문은 그저 드문 가능성 정도로만 고려되고 있다. 더욱 심각한 것은, 사업주의 부정행위가 만연해 있다면 산재보상제도 전체를 심각하게 왜곡시키고 훼손시킬 수도 있다는 점이다. 이는 또한 사업장에서 일어나는 재해, 질병, 사망의 비용과 부담을 다른 사회보장제도로 떠넘기는 꼴이 된다.

우리가 이야기하는 '부정행위(fraud)'란 무엇을 의미하는가? 사업주의 부정행위는 다양한 형태로 나타나지만, 근본적인 공통점은 보험을 전적으로 회피하거나 보험료 절감 방안을 찾음으로써 회사에 부과되는 비용을 낮추는 것이다. 좀 더 구체적으로 사업주는 다음과 같은 행동을 한다.

- 산재보험 적용의무를 무시한다.

- 직원 수를 틀리게 보고한다.

- 의무조항을 만들어내는 사업주 - 노동자 관계를 회피하는 방법을 찾는다. 이를테면 파견노동자를 활용하거나 외부 하도급업체로 이동하는 방식을 취한다(특히 건설업).

- 노동자의 직업 분류를 허위로 기재한다(업종에 따른 보험료율이 다른 상황에서).

- 재해 발생 후 직무 기술을 허위로 작성한다.

- 정당한 산재 청구에 대한 지불을 불법적으로 방해한다.

- 재해를 보고하지 않고 실직 위협이나 노골적인 현금 지급을 통해 노동자의 침묵을 '사려고' 한다.

많은 주에서 1990년대 초 산재보험 비용의 급상승을 억제하기 위해 법적인 조치를 취하기 시작했다. 그중 다수는 부정행위에 대한 대응 수단을 제도화한 것이었다.

- 일부에서는 산재보상체계, 보험부서 또는 주 법무부 내에 부정행위 관련 부서를 설치했다(1993년 이러한 조치를 취한 주에는 아칸소, 루이지애나, 캔자스, 몬태나, 뉴햄프셔 주가 포함된다).

- 많은 주에서 산재보험의 부정행위를 경범죄에서 중죄로(아칸소 주는 1993년, 버지니아 주는 1994년에 시행), 또는 경범죄의 수준을 상향 조정했다.

- 일부 주에서는 벌금을 증가시켰다(하와이, 버지니아 주, 1993년).

- 소수의 주에서는 형사 범죄로 처벌했다(루이지애나, 오클라호마 주, 1993년).

- 일부 주에서는 보험에 가입하지 않거나(조지아 주, 1994년) 불충분한 보험에

가입한(몬태나 주, 1993년) 고용주를 대상으로 하는 소송절차나 벌금을 마련했다.

- 일부 주에서는 사업주 - 노동자 관계의 정의를 강화하고, 독립 도급업자나 파견업체 활용의 조건을 강화했다(콜로라도, 네바다, 오클라호마, 오리건, 로드아일랜드, 유타 주).

이러한 통제는 비교적 새로운 것이다. 이러한 조치들이 산재보상체계 내에서 일어나던 악습에 어떠한 결과를 초래했는지 파악할 수 있는 자료를 기대하긴 아직 이르다. 그러나 부정행위 단속 기구에 의해 수집된 자료를 조만간 이용할 수 있을 것이며, 그렇게 된다면 사업주 부정행위의 형태와 범위에 대해 더욱 자세하게 파악할 수 있을 것이다. 예를 들면 1993년 이래 로드아일랜드 주 노동부 조사관은 산재보험에 가입하지 않은 136개 업체를 적발했다. 위반 업체는 시정명령을 받았지만, 주 정책상 산재보험 가입을 약속하는 한 처벌은 면제되었다. 코네티컷 주 부정행위 단속 기구는 1992~1994년 회계연도 기간에 업체들에 대한 834건의 보험료 미납 혐의를 조사했다. 이러한 규모에도 불구하고 주는 1994년까지 5년간의 미납에 대해 민사상 벌금으로 단지 1만 5,000달러를 거둬들였다(National Council on Compensation Insurance, Inc.[NCCI], 1994).

중요한 의문은, 과연 언론이 우리가 산재보험의 경험으로부터 무엇을 배울 수 있는지 말해주기 위해 이들과 다른 자료 위에서 얻은 정보를 다루어줄까 하는 것이다.

버턴(Burton, 1994)이 인용한 「산재보상체계에서 독립 도급업자 적용 법률에 대한 미네소타 보고서」에서는 "보험체계는 본질적으로 보험 미가입상태를 유지하거나 잠재적 비용을 다른 쪽으로 전가시키려는 비양심적 사업주에 의해 함정에 빠진다"라고 표현했다. 이 보고서는 모든 산업에서 발생하고 있는 미보험 청구 건에 대한 광범위한 정보에 주목하면서 "수천 개 사업장"의 보험료 납부에 대한 검토를 촉구했다.

이 보고서는 "노동산업부가 확보한 사례와 자료는 보험료와 관련된 부정행위가 만연해 있음을 시사한다"라고 이어가고 있다. "문제의 규모는 현재 이용 가능한 자원의 수량과 구조가 감당할 수 있는 것보다 훨씬 크다"(Burton, 1994).

한편 산재보험 분석가인 존 버턴은 노동자의 부정행위가 비용 상승에 중요한 방식으로 영향을 끼칠 것이라는 우려를 부인했다. 오히려 그는 커다란 그림을 상정하면서 훨씬 위험하다고 생각되는 사업주의 부정행위 문제를 경로에 그려넣었다. "부정행위 문제를 좀 더 폭넓은 질문의 한 부분으로 바라볼 필요가 있다. 우리는 업무 관련 재해와 질병의 규모, 그러한 사건들의 경제적 결과를 정확히 측정하고 있는가?"(Burton, 1994)

사업주가 보고해야 할 재해를 숨길 때 어떤 일이 일어날까? 우리는 그런 일이 일어난다는 사실을 알고 있다. 1980년대에 OSHA는 양호한 안전기록을 보유한 기업에 대해 근로감독을 면제하는 프로그램을 시작했다. 그러나 몇 년 후 엄청난 규모의 기록 관리 부정행위가 폭로되면서 OSHA는 그 계획을 포기해야 했다. 예컨대 메인 주 배스에 위치한 배스 철강회사(Bath Iron Works)는 심각한 폐질환, 절단, 골절 등을 포함하는 600건 이상의 재해와 질병 기록을 누락했다. 또 다른 사례로 버턴은 두 가지 자료원의 비교를 통해 1991년 산재보험에 기록된 사망재해가 같은 기간 노동통계청의 사업장 내 사망자 명단에 기재된 것의 44%밖에 안 되는 등 불일치가 심각하다고 지적했다. 이에 따르면 그러한 간극은 심각한 경제적 결과를 낳을 것이다(Burton, 1994).

덧붙이자면, 이처럼 왜곡된 수치는 공공정책 결정에 중대한 결과를 초래하며, 노동자의 건강과 안전 보호를 위해 법령과 제도를 만들고 공공기금을 현명하게 사용하려는 노력을 심각하게 저해할 수 있다.

2. 역사적 동맹: 꾀병 환자, 악덕 변호사, 돌팔이 의사

미국의 산재보험이 위기라는 생각은 광범위하게 퍼져 있다(Rest, Levenstein & Ellenberger, 1995). 사업주는 치솟는 산재보험 비용에 의해 포위당한 것처럼 그려지며, 보험회사는 보험료 인상 제한을 작심한 주 보험 규제 당국에 의해 산재보험 체계에 '보조금 투자'를 강요받는 것처럼 보인다(보험료가 더 싼 다른 주로 도망가는 것을 막기 위해). 대중은 현재의 산재보험 위기를 추동하는, 미국 기업에 대항하는 사악한 동맹이 존재한다고 믿는다. 노동자에 의한 부당 청구('꾀병 환자') ─ 구급차를 쫓는 변호사('악덕 변호사')와 돈을 파헤치는 의사('돌팔이 의사')에 의해 도움이나 영감을 얻는 ─ 가 산재보험 비용 급증의 원인인 것처럼 그려지고 있다.

변호사의 역할은 최근의 위기와 개혁 분위기에서 상당한 관심을 끌고 있다(NCCI, 1994). 변호사는 원래 소송의 대상이 되지 않도록 고안된 체계 내에서 실제로 고객에게 추가적인 경제적 이익도 주지 않으며 손쉽게 돈을 버는 것처럼 보인다. 게다가 의료 전문가들 사이에는 변호사에 대한 적의가 상당하다. 의사와 변호사 사이에는 거의 증오심밖에 없다. '변호사가 연루되었다는 것'은 치료관계를 방해하고 환자의 정상기능 회복을 지연시키는 요인으로 흔히 간주된다. 그래서 이는 연구에서 흥미로운 통계적 변수가 되어가고 있다(Tait, Chibnall & Richardson, 1990). 불행하게도 왜 노동자가 변호사를 선임하려 하는지에 대해서는 별로 논의가 없고, 어떻게 의사와 변호사가 함께 노력해 재해 노동자의 정당한 요구를 최대한 충족시킬 수 있는지에 대해서도 논의가 없다.

예상할 수 있듯, 보험회사나 대규모 자가 보험 사업주에게 고용되거나 활용되는 변호사는 노동자 변호인만큼 궁핍에 좌우되지 않는다. 실제로 보험회사에서 발생하는 엄청난 수준의 법적 비용은 추정조차 어렵다. 이를테면 보험회사와 자가 보험 사업주에게 최고 수준의 법률 자문이란 사업 운영상 고도의 우선순위를 갖는 비용을 의미하며, 따라서 경비를 절약하는 경우가 거의 없다. 내적으로는 소송을 억제하려는 실질적 동기가 없을 수도 있다. 지불 지연은 원고를 좌절시켜 단순히 포기하거나 보험회사의 첫 번째 제시안에 합의하도록 몰아가는 한편 보험회사에는 보다 많은 투자자금이 가용해짐을 의미한다. 그래서 많은 재해 노동자는 — 특히 변호사, 노동조합, 또는 스스로의 적절한 경제적 지원이 없는 경우 — 논쟁이 있을 때 압도적인 승률 차이를 두고 싸워야 한다.

전 국민 의료보장 제도에 대한 최근의 수많은 논의 과정에서 산재보험 관련 의사들은 상당한 조사를 받았다. 일부는 똑같은 의료 서비스에 대해 다른 보험에서보다 훨씬 많은 금액을 산재보험에 청구했음이 드러났다(가격차별). 또 어떤 이들은 일차적으로 재해의 직업 관련성이 확정되면 돈을 더 많이 벌 수 있다는 이유 때문에 재해에 업무 관련성 딱지를 붙인다(비용 이전). 두 가지 형태의 위반행위에는 증거가 있다(Butler, Johnson & Baldwin, 1993; Burton, 1994). 일부 의사들은 쉽게 돈을 벌 수 있다는 감언이설로 속이기가 쉽지 않다. 그러나 부정행위가 얼마나 널리 퍼져 있는지, 또는 그것이 발생하는 상황이 어떤 것인지는 분명하지 않다. 예를 들면 일부 의사 — 보험에 가입되어 있지 않거나 보험 혜택이 적은 재해 노동자에게 최선의 처치를 제공하려고 노력하는 — 는 필요한 처치를 제공하기 위해 업무 관련성 여부를 더욱 철저히 조사할 것이라고 이야기한다. 다른 방식으로는 보장되지 않는 치료가 필요한 경우, 업무 관련성의 정의를 좀 덜 엄격하게 적용할 수도 있다. 상황에 대한 정보도 없이 노동자 측의 의사가 사기를 치고 있다고 결론을 비약하는 것은 구조개혁이 아니라 선전행위에만 도움이 된다.

게다가 사업주와 보험회사가 필사적으로 노동자의 의사 선택권을 제한하기 위해 노력한다는 것은 자신들이 의사 결정을 통제하거나 거기에 영향력을 행사해 보상 비용을 조정할 수 있다고 믿고 있다는 점을 보여준다. 그러나 노동자의 의사 선택에 대한 사업주의 두려움을 뒷받침할 만한 근거는 거의 없다. 오히려 노동자의 의사 선택을 제한하는 것이 실제 의료비를 증가시킨다는 증거가 있다(Pozzebon, 1993). 사업주는 자신들이 직접 고용하거나 계약을 맺은 의사(예: 회사 의사)에 대해서는 일부 통제권을 가질 수 있지만, 정말 독립적인 의사라면 사업주의 영향을 분명히 덜 받을 것이다. 이러한 의사들이 과연 멸종위기 대상 목록에 오를지의 여부는, 특히 현재와 같은 관리 의료의 성장기에 대중의 중요한 관심사가 될 필요가 있다.

아마도 산재보상 '부정행위'와 관련된 논의에서 가장 곤혹스러운 부분은 재해와 질병 보고의 은폐 문제일 것이다. 너무도 자주, '손실 예방'은 노동자의 요양 청구를 '단념시킨다'는 것을 의미한다. 이는 재해 예방이나 작업장 안전으로 해석되지 않는다. 일부 사업주는 손실을 통제하기 위해 창조적인 방안을 고안해냈다. 예를 들면 그들은 이른바 안전 인센티브 프로그램을 통해 재해 보고와 청구를 하지 못하게 만들기도 했다. 이 경우 노동자가 특정 기간 '무재해'를 기록하면 보너스나 다른 선물을 받는다.[5] 한편 사업주는 '손

---

5 이러한 상황에서 일어나는 의료비용의 이전에 대해 살펴보는 것은 흥미로운 연구

실시간' 보전비용(휴업급여) 지불을 피하기 위해 재해 노동자에게 근무 중이라고 보고하게 하면서 그 시간에 아무런 의미 없는 작업을 시키기도 한다. 만일 사업주가 노동자의 진료비 청구서를 보험회사에 제출하는 대신 스스로 지불하기만 해도 '(임금 손실 없는) 의료비' 급여 청구조차 산재보상체계에서 파악되지 않는 것이다.

산재보상체계에서 승인되는 업무상 질병 사례가 극소수라는 점은 널리 인정된다(Barth & Hunt, 1980). 이러한 사실은 다양한 기술적 요인에 기인하고 있다. 즉, 긴 잠복기, 업무 관련성에 대한 의사들의 인식 부족, 다수의 만성 질환이 갖고 있는 다요인적 특성(즉, 잠복기가 길거나 그 기원이 다양할 수 있는 질병은 원인을 확인하기 어려움) 등이 여기에 해당한다. 이들은 분명히 중요한 요인이며, 이 때문에 질병 청구에 대한 보험회사와 사업주의 반박이 비교적 쉬워진다. 그러나 또한 그다지 기술적이지 않은 다른 설명에 대해 의문을 가질 필요가 있다. 많은 업무상 재해에서처럼 사업주가 재해 경험률에 근거하는 보험이나 자가 보험에 가입해 있다면, 고액 청구에 대해 기꺼이 비용을 지불하는 것은 그들의 이해에 부적합하다. 그렇게 하면 보험료가 쉽사리 인상될 수 있다. 또한 노동자에게도 보상 청구를 하지 않는 그들만의 이유가 있을 수 있다. 복잡한 산재보상체계를 헤쳐나가면서 일을 처리하고 매번 자신의 진실성을 의심받아야 하는 심각한 스트레스와는 별도로, 노동자는 업무에서 미묘한 또는 공공연한 차별을 받고 있다는 점을 깨달을 수 있다. 심지어 갑자기 일자리를 떠나 있는 자신을 발견할 수도 있다.

사업주는 직업성 질환과 손상을 OSHA 일지에 기록해야 하며, 그렇게 하

주제가 될 것이다. 특히 노동자에게 건강보험을 제공하지 않는 기업의 경우에 그러하다.

지 않는 경우 흔히 엄청난 벌금이 부과된다. 그러나 이와 관련된 사업주의 유사한 부정행위가 주 산재보상 기구에 의해 다루어지는 (혹은 공개되는) 경우는 좀처럼 없다. 사업주가 노동자의 위험을 잘못 분류하고 손상과 질병을 보고하지 않으며 부적절한 방식으로 '손실'을 통제하게끔 하는 커다란 유인이 산재보상제도의 구조에 내재해 있는 것이다. 지역 언론은 꾀병을 부리고 휴양지 햇볕 아래에서 여가를 즐기는 노동자의 추문을 파헤치는 데에만 혈안이 되어 있고, 이러한 사기 유형이 대중적 논의 주제가 되는 경우는 극히 드물다.

3. 희생자의 조직화

1960년대의 중요한 운동 중 하나이자 직업안전보건 변화의 선구자는 진폐운동(black lung movement)이라 할 수 있다.[6] 불만을 품은 광산 노동자들은 새로운 조직인 진폐협회(Black Lung Association)을 결성했다. 그 이유는 산재보험이 폐질환으로 장애가 된 이들을 지원하지 않았고, 일자리를 잃게 되면 의료 이용을 할 수 없었을 뿐 아니라, 비민주적인 노동조합에게 배신감을 느꼈기 때문이었다. 진폐협회는 광산 노동자들의 재해보상을 위한 효과적인 변호인이자 성공적인 노동조합으로 자리 잡았다.

성공적인 광산 노동자 조직에 이어, 장애를 얻은 방직 노동자들은 면폐협회(Brown Lung Association)를 결성했다. 면폐협회는 면폐증에 걸린 면방직

---

6 희생자 조직과 OSHA 설립 과정에서 이들의 역할에 대해서는 제5장에서 더욱 자세하게 기술했다.

산업 노동자의 보상을 위해 싸웠으며, OSHA의 면분진 노출기준 제정을 위한 투쟁에서 중요한 역할을 했다. 유사한 조직이 석면 노출 희생자에서도 발전했다. 1970년대에는 진폐, 면폐, 석면폐 조직이 모여 '생명의 호흡(Breath of Life)'이라는 연합체를 결성하기도 했다. 이들 집단은 자신의 질병을 사회 투쟁에 참여하는 수단으로 변화시켰다. 회원들에게는 구체적 목표가 있었고, 그들은 대부분 재해에 대한 금전적 보상에 관여했지만, 또한 사업주와 보험회사, 노동자의 요구에 무관심한 국가기구, 특히 광산 노동자의 경우에는 비민주적이고 부패한 노동조합의 비인간적 처우에 도전했다.

병이나 장애를 얻은 노동자는 노동조합에 적대적인 지역사회에서 언론의 동정을 얻어냈다. 심지어 제시 헬름 상원의원 같은 우익 정치인의 지원을 얻기도 했다. 자기 지역구에 속한 희생된 유권자의 정당한 권리를 부인하기는 어려웠던 것이다. 희생자 조직의 노동자들은 건강한 노동자 조직이 위협으로 받아들여지는 곳에서 공감대를 얻어낼 수 있었다. 산재보상제도의 변덕, 부당성, 작위성에 기본적인 관심을 두는 재해 노동자 조직들이 지속적으로 생겨났다. 희생자 조직의 과거 성공 사례는 현재 불충분한 미국의 산재보상제도 개선을 위한 정치적 행동의 활용에서 하나의 모범이라 할 수 있다. 그러나 진정으로 효과적인 변화는 역사적 동맹 — 20세기 초 '죽음의 키스' 직조기 북을 금지시키는 데 성공했던 것 같은 — 과 같은 형태를 요구한다.

4. 결론

산재보상제도는 왜 생산의 지점이 일반적으로 공중보건에, 구체적으로는 직업안전보건에 그토록 중요한지를 분명하게 보여주기 때문에 우리는 이를 상당히 긴 분량으로 다루었다. 산재보상의 비용 — 연간 약 600억 달러 — 은 엄청나다. 산재보상체계를 통해 먹고사는 산업(즉, 보험회사)은 중요한 경제적 주체이자 그 자체로 강력한 제도이다. 산재보상을 둘러싼 이념 논쟁은 언론매체가 대중의 인식을 왜곡하고 반(反)노동자적 이념을 강화하는 방식을 보여주는 생생한 증거가 되고 있다. 또한 산재보상은 노동자부터 변호사, 의사에서 사업주, 소기업, 대기업, 그리고 정부에 이르기까지 거의 모든 주요 정치적 · 경제적 행위자를 포함한다.

지적했다시피 산재보상제도는 근대국가가 사업주와 노동자 사이를 중재하고 작업장에서 발생한 재해와 질병의 폭발적 성격과 사회적 · 경제적 비용을 감소시키기 위한 노력 과정에서 발달했다. 이는 노동자를 불리하게 만들고, 부적절한 재해 보상을 제공하는 제도이기도 하다. 산재보상제도가 사업장을 안전하게 만드는 경제적 동기를 부여함으로써 노동조건을 개선한다는 근거는 매우 빈약하다(Victor, 1982; Chelius, 1982). 이로 인해 몇몇 기업에서 신체적 손상(사고) 예방을 장려할 수는 있으나, 직업성 질환의 예방 체계에서는 거의 아무런 동기가 되지 못하고 있다.

예방이야말로 보상제도의 중추가 되어야 한다. 현재의 체계는 직업성 질환, 재해 예방과 관련해 거의 아무런 역할을 하지 않으며, 노동자 재해의 비용을 내부화하도록 촉진하지도 않는다. 산재보상제도는 사업주가 부담을 일반 대중과 노동자에게 전가하도록 허용하면서 대부분의 비용을 외부화시키고 있다.

사회보장제도의 태동과 발전은 노동운동의 성장과 분리해서 생각할 수 없다. 사회보험과 사회보장의 기본 구성 원리에 접근성, 보장성, 연대성이라는 보편적 원칙이 관철될 수 있었던 것도 노동자계급의 성장과 노동운동의 발전이라는 사회적 맥락에서만 이해될 수 있다. 특히 노동운동의 역사와 직접적으로 관련된 산재보험의 경우는 더욱 그러하다. 물론 초기의 산재보험이 사회보험의 보편적 특성보다는 사업주 책임보험적 성격이 강했고, 다른 사회보험에 비해 이러한 특성이 오랜 기간 지속되었다는 점은 전 세계적으로 거의 유사했다. 하지만 시간이 흐르면서 산재보험 또한 보편주의적 성격이 강화되는 것이 세계적 흐름이다.[1] 이러한 추세에 비추어본다면 한국의 산재보험제도는 여전히 가야 할 길이 멀다.

오늘날 한국 산재보험의 문제점은 크게 (1) 접근성의 제약, (2) 취약한 보장성, (3) 연대성의 결여로 요약할 수 있다.

우선 접근성의 문제를 살펴보자. 산재보험은 과거 임금노동자에게만 적용되던 것에서 일부 특수고용 노동자에게로 확대되었지만,[2] 적용 제외 신청을 할 수 있기 때문에 적용 대상 노동자의 실질 적용률은 2014년에도 여전히 8~9%에 불과했다. 또한 법적인 적용 대상자라 해도 실질적인 급여 혜택을 받기란 쉽지 않다. 상당수의 재해 노동자가 '공상(公傷)'으로 치료받고 산

---

1 석재은,『산재보험의 원인주의적 접근방식의 문제점과 발전전망』(한국보건사회연구원, 2002).

2 골프장 캐디, 보험설계사, 학습지 교사 및 레미콘 기사는 2008년 적용대상에 포함되었고, 택배기사와 퀵 서비스 기사는 2012년, 대출모집인, 신용카드모집인, 전속 대리운전기사는 2016년 7월 추가 적용됨.

재 신청을 하지 않는다는 것은 여전히 공공연한 비밀이다. 재해 노동자가 산재보험의 적용을 받으려면 본인에게 발생한 사고나 질병이 직업과 관련 있다는 사실을 스스로 인지하고 근로복지공단에 신청해 승인을 받아야만 한다. 즉, 노동자가 사고나 직업성 질환으로 인해 요양이 필요한 경우 노동자는 본인과 회사의 날인, 의사의 소견서가 포함된 요양급여신청서와 재해경위서 및 목격자 진술서 등 증빙서류를 함께 작성해 근로복지공단에 제출해야 한다. 그리고 이를 근로복지공단이 승인하는 경우에만 비로소 급여를 제공받을 수 있다. 회사의 날인은 필수 사항이 아니지만, 날인이 없는 경우 승인 심사 기간이 길어지거나 불승인되는 경우가 많다. 또한 업무상 재해 및 질병으로 인정되는 기준은 매우 제한적이고 엄격하다. 그렇기 때문에 산재보험의 혜택을 받아야 할 산재 노동자가 건강보험으로 요양급여를 제공받거나 심지어 본인 부담으로 치료를 받아야 하는 경우가 드물지 않게 발생하는 것이다.

둘째, 취약한 보장성의 문제를 지적해야 한다. 단체협상을 통해 별도의 임금보전이 이루어지는 일부 대기업을 제외하면 대다수 산재 노동자의 휴업급여는 평균임금의 70% 수준에서 지급된다. 따라서 산재 이후 가계소득의 급격한 하락은 예견된 일이다. 물론 서구의 복지국가들이라고 해서 모두 사정이 나은 것은 아니다. 한국보다 휴업급여 비율이 낮은 경우도 있다. 하지만 대부분의 북유럽 국가와 독일, 프랑스, 호주, 뉴질랜드, 스위스 등은 많게는 100%에서 적게는 80%까지 우리보다 훨씬 많은 휴업급여를 지급한다. 급여율이 낮은 국가들의 경우에도 정부나 사회복지기금 등에서 별도로 제공되는 부가급여가 많기 때문에 산재에 따른 소득 감소는 상대적으로 적으며, 가계 곤란으로 나타날 가능성이 우리보다 낮다.[3] 한편 산재보험의 요양급여 보장성이 높지 않다는 점 또한 실질소득 감소의 기여 요인이다. 건강

보험에 비해서는 상대적으로 보장성이 높은 편이지만, 산재 노동자 개개인이 부담하는 비급여 진료비는 여전히 전체 진료비의 10~20%에 이른다. 더구나 장애를 입은 노동자의 경우 실질적인 생계유지가 어려울 정도인데, 그러다 보니 산재 노동자가 적절한 치료와 재활 서비스를 통해 직장과 사회로 복귀하는 것이 어려워진다. 이러한 상황에서 산재 노동자가 근로복지공단의 심사/재심사와 행정심판 결과를 받아들이지 못하고 행정소송 혹은 민사소송을 제기하는 경우, 개인의 고통은 물론 막대한 사회적 비용이 초래된다. 또한 산재보험이 산재 노동자의 소득 보장과 더불어 생활 보장의 기능을 수행하려면 재활 측면이 강화되어야 한다. 특히 직업 재활은 산재 노동자의 사회적 복귀를 위해 가장 중요한 서비스라 할 수 있다. 하지만 우리 사회에서 이루어지고 있는 직업 재활은 체계적인 제도와 거리가 멀고, 사실상 재활 제도가 없다고 해도 과언이 아닐 정도로 예산과 내용이 부실하다.

셋째, 연대성의 원칙을 결여했다는 문제점이 있다. 현행 산재보험은 업종과 개별 사업장별 재해율에 따라 보험료율을 달리 하는 '차등보험료율' 방식을 채택하고 있다. 이러한 보험료 부과 방식에 따르면 사고 발생의 위험이 큰 소규모/영세 사업장의 보험료 부담이 높아진다. 이는 사업장이 산재를 은폐하는 동기로 작동하게 된다. 초창기의 산재보험이 사업주 책임보험적 성격 때문에 차등보험료율 방식을 채택했다면, 이제는 연대성 원리가 구현될 수 있는 '평균보험료율' 방식으로 전환될 필요가 있다. 더구나 사회보험으로서의 소득 재분배 효과를 얻기 위해서라면 더욱 그러하다.

그렇다면 우리 사회에서 산재보험 개혁의 방향과 내용은 어떠해야 할까?

먼저, 산재보험제도는 산재 노동자의 수급권을 최우선시하는 방향으로

---

3 이인재 · 류진석 · 권문일 외, 『사회보장론』(나남출판, 2002).

개혁되어야 한다. 현재 노동자에게 부과되고 있는 산재 입증 책임, 사전 승인 과정, 협소한 인정 기준 등 노동자의 수급권을 제약하는 조건들을 타파해야 한다. 둘째, 산재보험은 사회보험의 원리에 맞도록 의료보장과 소득보장을 동시에 실현하는 방향으로 바뀌어야 한다. 지금까지는 주로 사고성 재해, 즉 손상에 관심이 집중되었지만, 갈수록 그 중요성이 커지고 있는 업무상 질병으로 보장 범위가 확장되어야 하며, 산재로 인해 발생한 의료비는 100% 보장되어야 한다. 또한 충분한 소득 보장과 생활 보장을 통해 산재 노동자의 사회 복귀가 성공적으로 이루어질 수 있도록 해야 한다. 셋째, 산재보험의 개혁은 보다 큰 사회보험 통합의 틀 속에서 이루어져야 한다. 사회보험과 복지 서비스를 제공받는 노동자/시민의 입장에서 각각의 서비스가 연계되고 포괄적으로 제공될 때 개인적 효용이 커질 뿐 아니라 사회적으로도 효율성과 효용이 증대될 수 있다. 마지막으로, 산재보험제도 개혁의 전 과정에 노동자의 참여가 실질적으로 보장되어야 한다. 의사 결정 단위에서 최소한 과반수의 의결권을 보장해야 하며, 전문적인 의사 결정 과정에 노동자 대표의 위임을 받은 전문가들의 참여가 보장될 수 있어야 한다.

제7장

직업보건과학의 정치성

미국에서 노동과 자본 사이의 힘의 불균형 때문에 노동자의 건강·안전과 일반 환경에 대한 책임이 있는 중간계층의 역할은 매우 중요하다. 이러한 위치에서 활동하는 개인들은 자신의 전문성을 진지하게 추구하는 데 몰두하다가 종종 스스로 윤리적 딜레마에 직면해 있음을 발견하게 된다. 예를 들어 안전하지 않은 구식 장비를 사용하는 기업에서 일하는 산업위생사는 기업의 안녕에 충실해야 하며, 설비 현대화 가능성이 불충분한 자본 투입 때문에 제약된다는 점을 이해해야 한다. 하지만 한편으로는 노동자 건강에 대한 책임이라는 모순적 위치에 놓여 있기 때문에 기업의 내부고발자로 변신할 수도 있다.

흔히들 많은 전문가는 안전보건 문제를 작업장의 사회적 관계에 뿌리를 둔 어떤 것으로 이해하기보다는 본질상 기술적인 문제로 이해하도록 훈련받는다. 따라서 그들이 제안하는 '해결책'은 가장 협소한 정의와 비핵심적인 쟁점에 집중되는 경향이 있다. 기술직 인력의 훈련은 이윤 추구와 노동자 안전보건 사이의 긴장 같은 문제를 제기함으로써 사업을 재정의하거나 기업의 사명을 재구성하는 데 도움을 주기보다 기술적인 문제를 해결하는 데 맞추어져 있다.

권력관계, 기술적 훈련, 책임성, 윤리는 직업안전보건 전문가의 일에서 서로 뒤얽혀 있다. 그러나 미국에서 자본에 대한 노동의 상대적 취약성을 고려할 때, 전문가 사이에서 동맹을 발견하고 획득하는 것은 노동환경을 개선하기 위한 전략적 사고에서 매우 중요한 측면이다.

우리는 이전 장에서 서구의 신(新)마르크스주의적 분석에 해당하는 방식을 통해, 직업안전보건 문제에서 국가의 규제적 역할은 현존하는 권력관계에 정당성을 부여한다고 고찰한 바 있다. 여하튼 연방 수준의 OSHA는 미국 노동자들을 작업장의 유해인자로부터 보호한다. 필요하다면 국가는 건전하고 정당한 생산체계에서 발생하는, 본질상 주변적인 문제로 간주되는 것을 다루기 위해 개입해왔다. 국가가 그 스스로의 이해에 따라 행동한다는 믿음을 대중에게 심어주려면 규제 기관은 '상대적인 자율성'을 가져야 한다. 즉, OSHA는 나쁜 행동을 하는 사람들 — 안전 기준을 터무니없이 지키지 않는 이들 — 에 대해 조치를 취할 수 있어야 한다. 한편 규제 기관이 기업의 긴요한 경제적 중추를 건드리는 경우, 일부 사업주에게는 지나치게 적대적인 것으로 비칠 수도 있다. 이것이 얼마만큼 사실인지에 따라 생산의 지점을 들여다보는 창이 될 수 있고, 국가는 작업환경 개선을 위해 활용 가능한 수단이 될 수 있다. 교육, 연구, 안전보건 규정의 시행이라는 전반적인 역할에서 가장 중요한 행위자는 직업보건 전문가이다. 연방 정부나 주 정부에서 일하든, 혹은 기업에서 일하든 말이다.

이러한 구조에서 직업보건과학의 역할은 무엇일까? 이를 직업보건 전문가의 역할과 구별할 수 있을까? 자본주의하에서 국가의 역할에 대한 그람시의 개념은 과학과 자본, 과학과 노동의 관계를 이해하는 데 유용할까?

로드아일랜드 주 포터킷(Pawtucket)에 위치한 직업보건 클리닉에서 최근까지 과장을 지냈고 브라운 대학 교수로 있던, 직업의학의 선도적 전문가인 데이비드 컨(David Kern) 박사의 사례를 살펴보자. 프로비던스 지역신문에 실린 그의 이야기가 여기 있다.

직업병의 미스터리

포터킷에 있는 메모리얼 병원은 지난 5월 새로 발견한 폐질환에 대한 학술 논문을 발표함으로써 병원 당국에 반기를 들었던 브라운 대학 교수를 해고했다. 1990년부터 이 병원에서 의학 연구자로 일해왔던 데이비드 컨 박사는 2년 후 종료되는 5년간의 계약이 갱신되지 않을 것이라는 통보를 받았다. 병원 당국자는 그가 남은 2년 동안 여전히 이 병원에서 일할 수 있지만, 직업의학 프로그램은 중단될 것이라고 이야기했다. 컨은 병원을 떠날 생각이라고 털어놓았다. 컨의 주장에 따르면 재계약 중단은 대개 아주 특별한 상황에서만 일어나는데, 그가 병원과 포터킷의 한 제조업체와 논쟁을 벌였기 때문에 '응징'을 받았다는 것이다. 그는 해당 기업에서 심각한 호흡기 질환에 걸린 노동자가 비정상적으로 많다는 것을 발견한 바 있다. 그는 여덟 명의 전·현직 노동자가 불가사의한 폐질환에 걸렸음을 확인했다. 컨은 연구 결과의 공개를 막으려는 마이크로파이버 사(Microfibre Inc.)의 압력에 메모리얼 병원이 굴복한 것이라고 주장했다.

"정말로 중요한 문제는 기업과 병원이 공중보건학적으로 중요한 과학적 사실의 전파를 가로막기 위해 함께 행동하고 있다는 점입니다." 어제 컨은 이렇게 이야기했다. "그들은 절대 용납해서는 안 될 경제적 고려 때문에 그렇게 행동한 것입니다."

컨은 또한 메모리얼 병원과 의과대학을 제휴한 브라운 대학이 그와 병원의 갈등 국면에서 그의 편에 서지 않음으로써 학문적 자유라는 원칙을 훼손했다고 이야기했다.

이 논쟁은 컨이 마이크로파이버 사에 대해 조사를 시행한 것에서 비롯되었다. 그곳은 실내장식용 폴리에스테르, 나일론, 레이온, 아크릴 섬유, 벨벳 직물을 생산하는 곳이다. 그는 1994년 11월 의과대학 학생들을 데리고 마이크로파이버 사를 방문했다. 이는 직업의학 프로그램에 소속된 학생들을 6주마다 작업장에 데리고 가도록 정한 훈련 프로그램의 일환이었다.

컨은 마이크로파이버 사에 관심을 가지고 있었다. 한 호흡기 전문의가 그 회사에서 일한 적이 있고 호흡곤란과 만성 기침을 앓는 환자를 그에게 의뢰했기 때문이다. 그 환자는 간질성 폐질환이라는 흔치 않은 폐질환에 걸려 있었다. 이는 폐조직에 염증이 일어나고 반혼이 생기면서 호흡곤란을 유발하는 질환이다. 호흡기 전문의는 환자의 문제가 직업과 관련 있다고 생각했다. 컨과 학생들은 마이크로파이버 사에서 기업 기밀을 공개하지 않겠다는 합의조약에 서명했다.

컨은 첫 번째 방문과 조사에서 환자의 증상과 마이크로파이버 사를 연결할 만한 분명한 증거를 발견하지 못했다고 이야기했다. 그러나 1년이 더 지난 1996년 1월, 컨은 비슷한 증상을 가진 또 다른 노동자와 마주쳤다. 컨은 그 기업의 임원을 만나 이 문제를 국립 직업안전보건연구원(NIOSH)에 보고해야 한다고 제안했으며, 그들은 이 제안을 따랐다. 이어서 컨은 이 회사가 소유한 캐나다 공장에서 유사한 사례 다섯 건을 추가적으로 확인했다.

마이크로파이버 사는 이 문제를 조사하기 위해 메모리얼 병원을 — 그렇게 해서 컨을 — 고용했고, NIOSH 및 다른 자문위원들과도 함께 작업했다. 컨은 마침내 포터킷 공장에서 근무하는 노동자 150명 가운데 간질성 폐질환 환자 6명을 추가로 발견했다. 이 질환은 대략 4만 명당 한 명꼴로 발생하기 때문에 8명의 환자란 150명에게서 통상적으로 발생할 수 있는 것보다 훨씬 많은 수였다.

그러나 연구를 어떻게 진행해야 하는지, 노동자들에게 어떤 이야기를 해주어야 하는지를 두고 회사와 컨은 지속적으로 마찰을 빚었다. 컨은 회사 측이 대기 시료 분석자료에 접근하는 것을 가로막았다고 이야기했다. 올해 초 병원 대변인 릭 디에츠(Rick Dietz)는 그 문제를 이렇게 설명했다. "컨 박사와 회사의 업무관계는 견고한 편이 아니었다. 그들이 조사와 의사소통을 해나가는 방식은 정말 달랐다. 그들 사이에서 일이 성사될 수 있도록 하는 공통의 기반을 찾을 수 없었다."

1996년 10월, 컨은 자신이 발견한 것에 대한 요약 보고서를 회사에 제출했고, 이를 미국 흉부학회 학술대회에서 발표할 것이라고 전했다. 컨 박사에 따르면 회사는 이에 강력히 반대했고, 만일 발표한다면 소송을 제기하겠다고 했다. 컨은 브라운 대학 당국과 이 문제를 의논했다. 대학 측은 그가 비밀보장 협정에 서명한 사실을 언급하며 발표하지 말라고 조언했다. 그러고 나서 12월에 병원장 프랜시스 디에츠는 학회에서 연구 결과를 발표하지 말아달라는 편지를 컨 박사에게 보내왔다. 그 편지에는 메모리얼 병원이 직업의학 프로그램을 종료할 것이라는 내용도 담겨 있었다. 이는 본질적으로 컨이 병원 직원으로서 일을 계속하고 환자를 볼 수는 있지만, 기업과 함께 일하거나 브라운 대학 학생들에게 직업보건 문제에 대해 훈련시킬 수 없다는 것을 의미했다.

컨은 강행해 5월 중순 샌프란시스코에서 열린 미국 흉부학회 학술대회에서 연구 결과를 발표했다. 컨은 그 내용이 학계에 보고될 필요가 있다고 생각했다. 약 2주 후, 병원 측은 컨에게 계약 갱신 불가를 통보했다. 그 통보는 병원의 통보 기한이 마감되기 겨우 이틀 전에야 이루어졌다.

메모리얼 병원의 대변인 릭 디에츠는 어제 연락이 닿지 않았다. 그러나《보스턴 글로브》와의 인터뷰에서, 그는 컨의 계약이 종료된 것은 연구 결과 발표 권리에 대한 현재의 논쟁과 "거의 아무런 관련이 없다"고 이야기했다. "최종적인 컨 박사의 이해, 병원의 필요, 공통의 방향에서 일하게 될 양측의 능력을 다루기 위해 아직 할 일이 많다."

올해 초에 있었던 한 인터뷰에서 릭 디에츠는 컨에게 정보 은폐를 요구한 적이 없다고 말했다. "그것을 연기해달라고 요청했을 뿐이다. 제출하지 말라는 요구는 없었다. 우리는 학문적 자유를 가로막는 길에 서지 않을 것이다."

컨은 연구 결과에 대해 침묵하라고 강요하는 경제적 압력이 있었다고 주장했다. 브라운 대학은 포터킷 병원에 새로운 일차 의료센터 건립을 추진하고 있었는데, 기금 마련 행사 동안 메모리얼 병원이 회사에 접근해왔다는 것을 마이크로파이버 사는 인정했다.

그러한 유인은 마이크로파이버 사가 성명서에서 밝혔듯, 컨의 작업이 종료되고 "상당히 지난 후에" 일어났다. 회사는 그러한 유인 때문에 기부를 한 것이 아니라고 설명하면서 "수년간 지역사회에서 적극적인 자선 프로그램을 수행해왔고, 이를 계속할 의사가 있다"라고 밝혔다. 병원이 제안한 일차 의료센터가 "마이크로파이버 사가 지원하려고 하는 지역사회 프로젝트 유형"이라는 것이다.

컨이 곤경에 처했다는 사실이 브라운 대학의 동료와 다른 직업보건 전문가 사이에 알려졌다. 그들은 대학 측에 100여 통의 지지 서한을 보내왔다. 컨은 또한 로드아일랜드 직업안전보건위원회 의장인 제임스 셀렌자의 지지를 얻었다. "의사로서, 보건 전문가로서, 우리는 잠재적인 건강 위험에 대해 알려야 할 의무가 있지 않은가?" 지난 4월 셀렌자는 브라운 의과대학의 학장인 도널드 마시에게 편지를 썼다. "만약 컨 박사가 병원과 의과대학의 입장에 동의했다면, 다른 보건 전문가나 노동자가 이러한 상황과 관련된 잠재적인 폐 문제에 대해 어떻게 배울 수 있었겠습니까?"

브라운 대학은 컨을 지지해왔으며, 학문적 자유를 억압하지 않았노라고 강변한다. 대학의 대변인 마크 니켈에 의하면, 대학 측은 컨이 서명했던 비밀보장 협약의 위법성 여부가 불분명했기 때문에 연구 결과를 발표하지 말라고 충고한 것뿐이라고 했다. "우리는 교수진의 연구와 출판의 권리를 절대적으로 옹호합니다." 그는 말했다. "대학의 교원 규정은 자유로운 연구 결과를 공유할 수 없도록 기밀로 취급되는 연구 수행을 금지하고 있습니다."

마이크로파이버 사는 아직 컨을 고소하지 않았다. 그러나 회사를 대변하는 워익(Warwick) 지역의 광고홍보 업체인 펀/해너웨이 몬티 앤 파트너 사(Fern/Hanaway Monti & Partners)의 데이비드 몬티는 "아직 문이 열려 있다"라고 이야기했다. 몬티는 5월 샌프란시스코에서 이루어진 컨의 발표가 마이크로파이버 사의 영업 기밀을 누설했는지 아닌지를 말할 수 없었다. 마이크로파이버 사는 자사 노동자들의 질병 원인을 정확히 파악하기 위해 다른 자문가, 직업보건 전문가와 계속 함께 일하고 있으며, 아직 문제가 해결되지 않았다고 이야기했다.

컨의 경우 여기를 떠나 어디로 가게 될지 확신할 수 없다. "이 시점에서, 여기에 머무를 생각은 없습니다." 그가 말했다. "언제 떠날지는 여전히 불확실합니다. …… 이런 환경에서 나는 유의미한 방식으로 역할을 할 수 없습니다."

메모리얼 병원에서 컨의 프로그램을 잃는 것은 주(州)의 손실이기도 하다. 그것은 로드아일랜드에서 진행되는 산재 노동자를 위한 유일한 직업보건연구 및 임상 프로그램이기 때문이다(Barmann, 1997).

이 장에서는 직업병 '미스테리'의 사회적 · 정치적 동역학을 탐구하고자 한다.

1. 직업보건 전문가의 사회적 위치

노동환경 '전문가'는 실무자이며, 여기에는 인간공학자, 산업위생사, 산업의학 전문의, 산업보건 간호사, 안전기술자, 환기기술자, 교육자, 그 밖의 직업안전보건 전문가들이 포함된다. 반면 '과학자'는 연구자로서, 역학자, 독성학자, 물리학자, 화학자, 산업사회학자, 심리학자 등의 의학적·공학적 연구자뿐 아니라 '전문직' 영역에서 훈련받는 연구자들이 포함된다.

그러므로 직업보건 분야 전문가와 과학자는 관련이 있으면서도 서로 다른 기능을 수행한다. 다양한 학문 분야의 과학자는 작업장의 유해인자에 관한 기초 지식을 발전시킨다. 반면 전문가는 과학적 지식을 적용해 문제를 해결한다. 즉, 이들은 과학기술자라 할 수 있다. 과거에 전문가는 '독립적'이었다. 그들은 전문가 윤리에 의해 지배받으면서 고객을 위해 일했다. 발전된 자본주의의 특징 중 하나는 이러한 독립적인 전문가의 다수가 '피고용인'이 되었다는 점이다. 이들의 위치는 대규모 기업관료체계로 편입되거나 자문회사에 통합되었다.

전문직의 역할을 이해하려면 전문가의 사회적 위치를 규정할 필요가 있다. 전문가는 종종 직접 사업주의 통제하에 놓이거나, 혹은 시장을 통해 강력한 고객의 통제하에 놓인다. 윤리적·전문가적 기준은 대개 공공에 대한 의무를 포함하며, 이것은 강제될 수도 있다. 많은 전문가협회는 잘 발달된 행동규범을 가지고 있다. 이러한 윤리적 강제가 있기는 하지만, 전문가는 일차적으로 사업주의 통제 아래 놓여 있다. 한편 그들은 '노동자'라 할 수 있다. 즉, 그들은 회사를 소유하고 있지 않다. 따라서 사업주에 대한 그들의 의무(기본적으로 노동자의 안전보건을 감독하는 일)와 노동자로서의 정체성(동료 노동자이자 안전보건의 옹호자) 사이에는 태생적인 긴장이 있을 수 있다.

예를 들어보자. 아직 현장 경험이 없던 바이올렛[1]이라는 젊은 산업위생 전공 학생은 운 좋게도 석유화학업체에 여름 인턴으로 근무하게 되었다. 그녀는 학부에서 생물학을 전공했으며, 환경 문제에 대한 관심과 '진보적' 가정에서 배운 노동자와 노동조합에 대한 공감 덕분에 직업보건에 관심을 가지게 되었다. 그녀는 회사를 위해 일한다는 것에 신경이 쓰였지만, 동문 선배라는 젊은 직원의 환영을 받고는 매우 기뻐했다.

관리자에게 한나절 직무예비교육을 받은 후, 그녀는 하얀색 안전모를 지급받고 한 나이 든 노동자에게 소개되었다. 감독자는 그 노동자에게 그녀가 여름 동안 그들과 함께 일할 것이라고 이야기하며, 화학 공장을 둘러보게 해달라고 부탁했다. 안내를 부탁받은 노동자는 (다른 모든 시간제 노동자들처럼) 파란색 안전모를 쓰고 있었다.

바이올렛은 차례차례 탱크의 꼭대기까지 사다리를 오르내리며 실로 가혹한 현장 견학을 했다. 그 후 여름 내내 그녀는 무자비하게 괴롭힘을 당했고 믿기 어려운 이야기들을 들었으며, 헛고생만 하는 곳에 배치되곤 했다. 노동자들은 그녀가 산업공학 같은 경영진 측의 훈련생이라고 짐작했고, 그에 따라 그녀를 대한 것이다. 그 여름이 끝날 무렵 이 환경운동가는 노동자를 미워하게 되었다. 가을이 되고 나서야 그녀는 깨달았다. 오직 두 가지 색깔만 있는 안전모 중 자신이 '잘못된 색깔'의 안전모를 썼기 때문에 그런 대우를 받았다는 것을.

---

1 '바이올렛'은 몇 명의 산업위생 전공 학생의 경험에서 구성된 가상 인물이다.

2. 전문주의의 정치성과 국가

기업 내 승진 결정권을 가진 이들 사이에는 이론의 여지가 없는 압도적인 경제적 관점에서, 광산 기술자는 갈등을 유발할 수 있는 어떠한 기술적 고려도 더욱 포괄적이고 지배적인 경제적 고려에 비해 부차적인 것으로 취급하도록 강요받는다. 산업의 사회적 구조는 그가 불안전하고 불건강한 작업 조건으로 고통받는 광부들과 함께 공통의 원인을 찾아나가는 것을 가로막는다. …… 그러나 많은 광산 기술자가 이를 특별히 스트레스 상황으로 여길 것이라고 짐작하는 것은 틀릴 수도 있다. …… 일상적으로 광산 이주 노동자를 죽게 만드는 낙석 예방을 위해 지붕 지지대를 더 많이 설치하지 않는 이유가 뭐냐고 물었을 때, 기술자는 이렇게 답했다고 한다. "이민자들이 버팀목보다 싸거든요" (Donovan, 1988: 100).

직업보건의 윤리와 역사에 대한 로널드 베이어(Ronald Bayer)의 사례 연구집을 보면, 노동환경 전문가는 관리직 중 상대적으로 하위직에 근무하는 경향이 있음을 뚜렷이 알 수 있다. 유감스럽게도 "석면 규제의 역사는, 당신이 무엇을 보는지는 당신이 어디에 서 있는지에 달려 있다는 격언을 확인시켜준다. 여기에 덧붙이자면, 당신이 무엇을 말하는지는 누가 당신의 의자를 소유하고 있는지와 큰 관련이 있다"(Murray, 1998). 이러한 사례에서 그려진 꼭두각시 같은 행동은 직업보건의 정치경제에 대해 우리가 이해하고 있는 것이 타당하다는 점을 재확인시켜준다. 또한 기업의 경제적 필요와 비교할 때 여전히 그 중요성이 떨어지는 노동자 건강의 사회적 구조를 입증한다. 하지만 이러한 설명은 주체의 문제를 다루지 않는다. 즉, 노동자의 힘이 약하고 전문가가 자본의 시종 역할을 하는 동안에 일어나는 노동조건의 개선에는 누가 혹은 무엇이 핵심적 역할을 하는 것일까?

경제 문제의 경우, 현대 자본주의의 압도적 헤게모니는 개혁의 여지를 거의 남기지 않는 것처럼 보인다. 그러나 일정한 개혁은 분명 일어나고 있다. 1970년대 직업안전보건법의 통과와 함께 노동조건을 둘러싼 투쟁의 새로운 시대가 열렸고, 새로운 유형의 직업보건 전문가가 등장했다. 여러 가지 면에서 1960년대는 미국에서 전환기였고, 이 시기에 등장한 새로운 유형의 중간계급 지식인은 직업보건에 중요한 반향을 불러일으켰다.

3. 구좌파와 신좌파

19세기 후반 이래 의사, 간호사, 기타 보건 전문가들은 작지만 능동적인 좌파적 지향의 공중보건 노동자 집단을 구성해왔다. 이를테면 '시카고 노동조합회의'의 사회주의자 엘리자베스 모건(Elizabeth Morgan)과 그녀의 동지들이 1981년에 출판한 보고서는 '일리노이 공장 감독법'을 통과시키는 데 크게 기여했다(Lear, 1992: 301~302). 20세기 전환기에 이루어진 헐 하우스(Hull House)[2] 주변 집단의 활동과 앨리스 해밀턴, 크리스털 이스트먼 등의 작업은 노동조건의 법제화와 1913년 노동부 설립의 길을 닦았다. 보건 노동자의 첫 번째 사회주의 조직은 '대학연합 사회주의자 협회 치과 연구 분회(산업 민주주의 연맹의 전구체)'였다. 이 조직은 역시 최초의 공식 좌파 보건 노동자 잡지인 《진보적 치과의사》를 발간했다(Lear, 1992). 1921년에는 노동

---

2 1989년 사회개혁가인 애덤스(Jane Addams)와 스타(Ellen Gates Starr)가 시카고 일리노이에 세운 사회복지관이다. 지역사회 노동자, 특히 이주 노동자에 대해 사회적 · 교육적 기회를 제공하는 것이 주요 활동이었다. ― 옮긴이

운동과 소비자 운동 경험을 가진 여성들에 의해 처음으로 노동자 건강국이 설립되었다. 이는 단명했지만(1928년 와해), 활동 중이던 1927년에 최초로 건강에 관한 전국 노동자 대회를 조직했다(Rosner & Markowitz, 1984). 1930년대에는 뉴욕 시 약사와 약국 직원의 노동조합인 '로컬 1999(Local 1999)'가 공산당의 지도 아래 설립되어 노동운동에서 중간 및 중하위직 전문가의 역할에 관한 쟁점을 제기했다. '로컬 1999'는 나중에 '전국 병원 및 보건의료 노동조합'이 되었다. 진보적인 의사들은 '로컬 1999'의 설립에 관여했을 뿐 아니라 '의사 포럼'을 만들었다. 이는 인종차별 문제, 후에는 원자력 무기의 건강영향에 관한 선구적 작업을 수행했다. 후자의 관심은 '사회적 책임을 위한 의사회'의 발전으로 이어졌다(Lear, 1992: 304~305).

지식인과 노동운동 사이의 오래된 로맨스는 1950년대 들어 비뚤어져 갔다. 1930년대의 젊은 노동조합은 지식인의 기술을 필요로 했고, 지식인은 교육을 통해 그들에게 노동운동의 힘을 주었다. 하지만 냉전과 매카시즘의 성장은 주도적 노동조합에서 좌파(그리고 많은 좌파적 지식인)를 제거하는 결과를 낳았다. 1950년대까지 비교적 성숙한 노동조합들은 경제학자나 다른 필수적 기술자를 자체적으로 고용할 수 있었고, 선출된 임원들은 자신의 권위를 행사하고 보호하는 것을 배워나갔다. 여하튼 로맨스는 일방적이었던 것 같다. 미국의 반(反)지성주의는 스스로를 재생산해나갔고, 좌파는 '새로운 권력자들', 즉 그들의 조합주의적 노동조합과 그곳의 제한된 사회적 전망과 함께 미몽에서 깨어났다.

1950년대에 과학과 기술은 자본주의와 사회주의의 기본 신앙으로서 가장 폭넓은 흐름을 주도해갔다. 핵무기와 핵 발전, 외계 우주 탐험에서의 경쟁, 소비에트 블록의 빠른 산업화, 서구 사회 소비자주의의 부흥은 모두 과학적 사고의 헤게모니에 대한 경의를 의미했고, 신흥 중간계급은 광범위한 과학교육을 받기 시작했다. 1960년대 '신좌파' 지식인의 부흥에는 민주적 좌파의 고전적 평등주의 원리에 대한 헌신뿐 아니라 일차적으로 이러한 기술의 사용, 나중에는 기술적인 사고 자체에 대한 비판의 역할까지 담겨 있었다.

좌파 지향적인 공중보건 운동의 발전에서 또 다른 흐름은 1964년에 설립된 '인권의학위원회(Medical Committee for Human Rights: MCHR)'였다. 신좌파와 자유주의자, 특히 시민권 운동가에서 비롯된 MCHR은 자유주의적 좌파에서 이동해 점차 급진적으로 변해갔다. MCHR 활동가들은 미국 전역에 지부를 세웠고, 베트남 전쟁에 반대했으며, 시위 현장에서 적극적인 진료 행위를 벌였다. 또한 MCHR 회원 다수는 신좌파의 무료 클리닉 운동에 참여했다.

MCHR 활동가들은 두 가지 특별한 분야에서 결정적인 역할을 했다. 시카고 지부는 첫 번째 직업안전보건 사업을 발전시켰으며, 이는 나중에 '시카고 직업안전보건위원회(Chicago Committee on Occupational Safety and Health: CACOSH)'가 되었다. 1972년에 설립된 CACOSH는 전국적 운동이 된 직업안전보건위원회(COSH) 그룹의 첫 번째 조직이었다.

비슷하게 MCHR 회원들은 필라델피아의 노동조합 활동가들과 연계했으며, 특히 1970년 직업안전보건법 제정운동을 지원하도록 노동계를 조직하는 데 결정적 역할을 담당했다. 1970년대와 1980년대 직업보건과 환경 투쟁에서 주요한 역할을 했던 정유·화학·원자력 노조의 앤서니 마조치가 그 대표적 인물이었다. 이들은 '필라델피아 직업안전보건 프로젝트(PHILAPOSH)'를 결성했다.

매사추세츠에서는 1970년대 초반 '도시계획 원조(Urban Planning Aid: UPA)'[3]의 소규모 활동가 집단이 사업장 안전보건사업을 만들어냈다. 이 사

---

3 연방 정부의 지원을 받는 조직화 기구로, 존슨 행정부의 '빈곤과의 전쟁' 때 생겨났다.

업은 보스턴 근처의 린(Lynn)에 위치한 대규모 '제너럴 일렉트릭' 공장의 '국제 전기 노조, 로컬 201(Local 201)'과 연계했다. 노동조합과 UPA 활동가들이 결성한 안전위원회는 안전보건 쟁점에 초점을 둔 투쟁을 전개했고, UPA에 대한 연방 지원이 위협받자 서로 도와 1976년에 '매사추세츠 직업안전보건 연합(Massachusetts Coalition for Occupational Safety and Health: MassCOSH)'을 결성했다(Berman, 1981).

MCHR 활동가들은 또한 랄프 네이더의 '공공 시민 그룹(Public Citizen Group)'과 연계해 진보적인 공중보건의 관점을 전파하는 데 핵심적인 역할을 했던 잡지 《헬스/PAC(Health/PAC)》를 발간하고 '보건 정책 자문센터'를 설립했다. 네이더 그룹은 직업안전보건에 관한 주요 서적인 『비터 웨이지스(Bitter Wages: 가혹한 임금)』를 발행하기도 했다(Page & O'Brien, 1973).

비슷한 COSH 그룹이 캘리포니아, 뉴욕, 펜실베이니아, 사우스캐롤라이나, 노스캐롤라이나, 코네티컷, 로드아일랜드, 그 밖의 여러 곳에서 생겨났다. 1970년대 중·후반 동안 COSH 그룹은 OSHA의 보호 프로그램을 개선하기 위해, 또 문제가 좀 더 분명하게 드러나도록 압력을 가하기 위해 투쟁을 벌여나갔다. 이러한 노력의 과정에서 그들은 안전보건의 새로운 관심사를 둘러싸고 형성된 전문가 집단의 도움을 받았으며, OSHA 존재 자체에서도 힘을 얻었다. 실제로 1970년대 후반의 짧은 기간에 COSH 조직은 OSHA 활동에서 직접 도움을 받았다. 1977년 율라 빙엄(진보적인 학자이자 산업위생 전문가)이 OSHA의 수장으로 임명됨으로써 더욱 적극적인 규제 기관의 모습을 기대할 수 있었다. 그녀가 마련한 'OSHA의 신(新)지도(OHSA's New Directions)' 프로그램은 다수의 COSH 그룹과 관련 조직의 기금을 마련하는 데 중요한 원천이 되었다.

대부분의 COSH 그룹은 보건 건문가, 과거의 신좌파, 노동조합 사이의 특정한 연대에 기초하고 있었다. 이들 그룹은 직업보건 쟁점에 독특한 관점을 가져왔다. 그들은 중간계급 전문가, 급진주의자, 개혁 쟁점을 둘러싼 사람들과 연계를 맺었다. COSH 그룹은 노동환경의 개선은 작업장 유해인자에 대한 노동자의 지식과 경험에서 비롯되어야 한다고 강조했다. 그러나 이러한 지식을 활용하려면 기술 정보에 대한 접근성이 확보되어야 하고, 노동자 역량 강화에 기초를 둔 정치철학이 필요했다(Rosenstock, 1992). COSH 운동은 진보적인 기술 전문가와 손잡고 노동운동과도 연계된 노동자 옹호 조직으로 기능함으로써 노조의 평조합원과 진보적 지식인, 기술 전문가를 다시 연결시키는 데 커다란 역할을 했다. 이러한 측면에서 COSH 운동의 이념은 한편으로 노동자와 노조에 대한 구좌파의 전통적인 의존성, 다른 한편으로 역량 강화, 통제, 기술적 지식의 사용이라는 신좌파의 초점을 연결한 것이라고 할 수 있다.

새로운 조직의 탄생은 종종 기존의 노동운동에게 상당한 회의와 적대감을 불러일으키기도 했다. 그러나 오늘날 COSH 그룹은 약 25개 주에서 활동 중이며, AFL-CIO는 이들을 작업장 개혁에서 중요한 세력으로 인정하고 있다. 현재 AFL-CIO 안전보건국장은 전미철강노조 안전보건국장과 마찬가지로 MassCOSH 동창생이다. 1960년대와 1970년대의 반란자들이 1990년대 노동계의 주류 보건 전문가가 된 것이다.

4. 새로운 전문가들

이미 언급했듯, 1970년 직업안전보건법의 통과는 잠재적으로 노동조건을 개선할 수 있는 새로운 여지를 만들어냈다. 또 직업안전보건 전문가를 위한 수많은 고용 기회를 창출하기도 했다. OSHA뿐 아니라 '규제받는 집단', 자문회사와 보험사, 전국적 노동조합에서도 고용 기회가 늘어났다. 직업안전보건법이 특별히 노동자에게 힘을 부여한 것은 아니었지만, 보건 관련 전문가의 역할을 확대했고 과학과 공중보건에 대한 비판적 토론이 이루어질 수 있는 새로운 무대를 만들어낸 것은 사실이다. OSHA가 새로운 기준을 제정하려 할 때마다 노동계와 경영계의 보건 전문가가 소집되었고, 최고의 논쟁과 증거로 무장한 이들이 범국가적 공론의 장에서 토론을 벌였다. 또한 새로운 기준은 지역 수준에서 의학적·기술적 서비스에 대한 새로운 요구와 기회를 만들어냈다. '마을의 새로운 보안관(new sheriff in town)'은 근로감독관 대리 혹은 합동위원회 위원이 아니라 정유화학 회사에서 일했던, '잘못된 색깔'의 안전모를 쓴 것이 그 여름의 가장 큰 실수였던 예전의 그 여름 인턴 같은 이들이었다.

새롭게 훈련받은 전문가 양성에서 아마도 가장 두드러진 성과는 직업안전보건법에 의해 설립된 국립 직업안전보건연구원(NIOSH)이 기금을 지원한 '교육자원센터(Educational Resource centers: ERCs)'라 할 수 있을 것이다. 전국의 지역 센터는 산업위생사, 안전 전문가, 산업의학 전문의, 간호사를 위한 석·박사 과정의 훈련에 국고를 지원했다. 이러한 센터와 외부 학술 연구에 대한 NIOSH의 기금 지원은 기업에서 상대적으로 독립적인 전문가가 성장할 수 있도록 만들었다. 또한 NIOSH ERC가 후원하는 보수교육 프로그램은 실무자의 기술 수준을 향상시키는 데에도 도움이 되었다. 미국 역사상 처음으로 직업안전보건을 위한 전문가적 기반을 창조하는 데 상당한 자원이 투여된 것이다.

대조적으로, 영국에서는 상대적인 노동계의 강세로 인해 상당히 다른 입법 결과가 나타났다. 이는 '안전보건 실행'에 관한 노사정위원회를 의무화하고, 기준 개발과 집행에서 노동자와 그 대표가 더 큰 역할을 할 수 있도록 했다. 그러나 전문가 집단의 급속한 발전에는 영향을 주지 못했다. 그 결과 보수적인 대처 정권이 영국 노동조합의 경제적·정치적 힘을 상당히 약화시키자 작업장 안전 규제도 함께 무너지게 되었다. 삼분(三分)주의는 어느 한 '당사자'가 고의적으로 제거당한다면 작동할 수 없다. 미국의 경우, 고도로 발달한 안전보건 관료 기구는 똑같이 보수적인 레이건 행정부하에서 타격은 있었지만 살아남을 수는 있었다(Wooding, 1990).

고도로 조직화된 노동계의 힘을 가진 스칸디나비아의 사례는 전문주의의 한계를 보여준다. 노르웨이, 스웨덴, 덴마크에서 이루어진 전국적인 직업보건안전 입법은 보건안전위원회와 노동자 감독관을 강화시켰다. 심지어 일부의 경우 노동자가 다수를 차지하는 노동 - 경영 합동위원회(직업안전보건위원회)에 대해 전문가가 책임을 지도록 했다. 그렇지만 스칸디나비아 체계에 대해 다음과 같은 비판이 있다. 그러한 체계에서 전문가가 문제를 협소하게 정의하고 노동자 위원회와 노조가 대개 이를 받아들임으로써, 이는 손상과 질병 발생률의 상당한 개선에 오히려 방해가 된다는 것이다. 어떤 이들은 노동조직의 중대한 개혁만이 노동자 건강을 진정하게 개선할 수 있으며, 산업위생/전문가 의존적 모형은 변화를 받아들이지 않을 것이라고 주장했다.

카라섹(R. Karasek)과 테오렐(T. Theorel) 또한 캐나다, 미국, 서유럽 등의 수많은 '참여행동 연구자'들이 그랬던 것처럼 노동환경에 대해 좀 더 총체적으로 접근할 것을 주장했다(Karasek & Thorel, 1990). 이러한 비판은 더 인간적인 작업장을 창조하기 위해서는 전문가와 노동자의 관계가 근본적으로 변해야 한다는 것을 뜻한다.

작업장의 안전보건 개선과 관련해 기본적 방향성에서 전문가 기반의 접근법과 노동자 역량 강화 중심 접근법 중 어느 것이 다른 하나보다 훨씬 더 좋거나 나쁘다는 증거는 거의 없다. 각기 다른 상황에서 다양한 접근 방법이 더 혹은 덜 적합할 수 있을 것이다. 그러나 한편으로는 이념적 수준에서만 일부 비판이 들어맞되, 실제적인 안전보건 효과에는 거의 차이가 없을 수 있다. '그 문제'는 본질적으로 '기술적'인가 '정치적'인가? 이 분야에서 효과적으로 일하기 위해서는 전문가여야 하는가, 아니면 최소한의 기술적 훈련만 받은 활동가나 노동조합 담당자도 역시 효과적으로 역할을 할 수 있는가? 문제의 비(非)기술적인, 본질상 정치적 속성을 강조한 이들은 일차적으로 좌파 지식인이었다(그들 자신이 전문가였는데도). 일부 노동조합은 안전보건 훈련의 정치적 통제를 주장하면서 빈약한 노동조합 이념과 함께 '동료' 혹은 노동자 - 강사의 사용을 촉진해왔다(Levenstein & Rosenberg, 1977). 다른 노동조합은 기술적으로 훈련된 탈정치적 전문가를 활용하면서 전문가 고용 전략(hired-hand approach)을 채택했다.

필연적으로 노동조합 활동가와 전문가 사이에는 긴장이 존재한다. 이미 노동자와 경영진은 작전 영역을 두고 경쟁해왔기에 노동조합 활동가는 전문가에 대해 다음과 같은 궁금증이 생긴다. 과연 전문가는 단순히 비용을 지불하는 기업주의 편이 될까, 아니면 노동자 건강에 대한 적극적 책임감이 그들을 (최소한) 진정 객관적이 되도록 할까? 국가에 고용된 전문가는 사 측 전문가보다 사업주에 대해 좀 더 독립적인 자세를 취할 수 있을까? 아니면 미묘한 방식이기는 하지만 결국 시장의 필요에 의해 움직이게 될까? 안전보건에 초점을 둔 친(親)노동자적 전문가는 좀 더 폭넓은 의제를 가진 노동조합 지도부(그리고 조합원)와 평화롭게 지낼 수 있을까? 운동 단체의 전문가는 그 단체가 노동조합과 가져온 특별한 관계에 전적으로 이끌려 결국 국가 규제 기구의 역할을 약화시키는 것은 아닐까? 누가 노동환경을 '소유'하고 있는가? 자산을 소유한 기업주인가, 노동자에 의한 노동과정 통제를 원하는 (아니면 최소한 통제를 포기하는 대가로 월급을 받는) 노동조합인가, 노동자에 대한 안전보건 정보의 전파를 옹호하는 COSH 그룹인가, 정부의 집행 당국자인가, 아니면 기업에 고용된 산업위생사인가? 갈등의 가능성은 엄청나다.

동부 및 중부 유럽의 많은 곳에서 안전보건에 책임이 있는 사 측 인력은 생산직 노동자와 마찬가지로 노동조합의 조합원이다. 미국의 경우 노동운동이 더 협소하게 정의되기 때문에 작업장에서 사용되는 기술과 그에 따른 유해인자를 통제하려는 노력 과정에는 정치적·경제적 동맹이 필요하다. COSH 그룹은 노동계와 공중보건 전문가가 함께 해나가는 흥미롭고 독특한 방식을 대표한다. 그러나 그러한 동맹은 취약하다. 그러한 동맹은 갈등의 소지가 있는 각자의 조직 충성도, 문제에 대한 상이한 정의, 때로는 부풀려진 참가자들의 자기 이미지 등에 기초하고 있기 때문이다. 만일 동맹의 형성이 노동인구와 노동운동을 재정의하는 국면이라면 남은 임무는 아마 더욱 쉬울 것이다.

현재의 정치적·경제적 환경은 직업안전보건의 전국적 구조가 만들어졌던 1960년대, 1970년대와는 확연히 다르다. 1980년대 초반 이래 국가는 급격히 후퇴하고 있으며 시장의 이념이 횡행하고 있다. 이러한 경향은 미국적 모형에서 결정적인 역할을 하던 전문가와 안전보건 관료 기구의 입지를 침식해왔다. 포위당한 노동환경을 방어하기 위해 과연 노동계급이 결집할 수 있을까? 되살아난 AFL-CIO가 미국 노동자들의 조직화라는 엄청난 문제를 해결할 수 있을까? 안전보건에 대한 관심이 그러한 노력에 일정한 역할을 할 수 있을까? 미국 노동계급의 조건이 악화되고 있음은 널리 인정되지만, 노동조합이 이러한 상황을 반전시키기 위해 극적이고 새로운 캠페인에 기꺼이 착수하려 한다는 징후는 아직 나타나지 않았다. 미국에는 의미 있는 좌파가 없으며, 매우 의미 있는 우파가 있을 뿐이다. 미국 사회에서 정치적 담론의 상당 부분을 특징짓는 반(反)규제·반정부 이념은 독립적이고 진보적인 중간계급과 전문가 운동의 여지를 거의 남겨두지 않았다. 이제 다음은 노동계급 차례이다.

5. 학술 연구와 사기업 부문

직업보건안전상의 유해인자를 통제하거나 제거하는 능력에서 가장 기본이 되는 것은 그 존재를 인식하는 것이다. 만일 유해인자에 대해 이용할 수 있는 정보가 없다면 '알 권리'는 무의미해진다. 어떤 경우, 유해요인은 분명하게 드러난다. 이를테면 작업 수행 중에 발생한 급성 외상성 손상은 놓치는 경우가 거의 없다. 그런데도 발생 건수의 상당수가 공식적인 직업보건통계에 결코 포함되지 않는다. 이러한 결함을 극복하기 위해 NIOSH는 작업장 기술에서 비롯된 건강 희생자를 정확하게 추산할 수 있도록 주 정부 수준의 조사와 등록체계를 지원해왔다. 그러나 매사추세츠 주의 경우를 보자면 산재보상체계도 OSHA 자료수집 체계도 급성 외상성으로 발생하는 치명적 재해의 다수를 포착해내지 못하고 있다.

이러한 문제에 대한 좌파적·생디칼리스트적 반응은 작업장 손상과 질병에 대한 노동자 스스로의 지식에 초점을 맞추는 것이었다(Wegman et al., 1975). 그러나 화학물질 노출의 단기적 효과가 항상 분명한 것은 아니며, 심지어 결국 죽음에 이르는 장기적 효과를 갖는 경우에도 불분명할 수 있다. 게다가 재해 노동자의 이른바 '주관적인' 증상과 징후보다는 '객관적인' 근거와 분석이 훨씬 가치 있고 무게가 실린다는 점에서, 노동자 보고에 대한 기업주의 깊은 불신은 종종 학계에서도 되풀이된다고 할 수 있다.

미국에서 직업보건 연구에 투여되는 자원의 수량, 그 원천을 어느 정도 확실하게 측정하기란 불가능하다. 정부는 상호 심사를 시행하는 선도적 학술지에 보고되는 대부분의 연구에 기금을 지원한다. 물론 엄청난 양의 학술 연구가 정부 지원과 무관하게 산업계에서 이루어지고 있다는 사실은 분명하다. 솔직히 NIOSH의 예산은 이 분야에서 이루어지는 연구들의 전 범위를 대표하지 못한다. 실제로 정부 과학자들은 반(反)노동적인 예산 결정자들의 주목을 받는 것이 두려워 노동자 안전보건 연구에 쓰인 다양한 정부 자원을 모두 밝히기를 꺼려한다. 보건과 관련된 다양한 국가연구소, 에너지부, 환경보호청, 농림부, 군대 등이 모두 노동자의 안전보건에 관심이 있다.

직업안전보건에 대한 학술 연구는 학계, 컨설팅 회사, 연구 기관, 보험회사, 그리고 일부 대기업의 사내 연구부서 등에 의해 수행될 수 있다. 연구비의 출처에는 기업이 포함된다. 직업보건 문제가 있다고 의심되거나 그러한 문제에 대한 기술적 해결책을 제공해야 할 사업상 필요가 있는 기업이 여기에 해당한다. 연구비의 또 다른 출처에는 정부 기관, 재단, 기업협회, 기업 관련 연구소, 노사 협동 기구나 위원회, 때로는 노동조합 자체가 포함된다. 그러나 연구비 출처가 어떻든 간에 학술 연구자는 산업보건 연구를 위해 사유재산 그리고/또는 정보와 공정에 반드시 접근해야 한다.

연구에 대한 재정적인 지원은 연구지원금(grant), 계약 또는 자문(컨설팅)의 형태로 이루어진다. 일반적으로 연구지원금은 연구자에게 최대한의 자율성을 부여하며, 제공자의 부대조건이 거의 없는 편이다. 좀 더 일반적인 요구 조건과 함께 프로그램이나 센터에 기금이 지원되는 경우도 있지만, 대개의 기금은 특정 문제의 조사를 위해 사용된다. 계약은 인도 가능성, 즉 연구자가 특정 기간에 특별한 문제에 대한 보고서 제출에 동의하는 것과 관련된다. 자문은 매우 다양한 형태로 나타날 수 있다. 일부는 계약 연구와 비슷하며, 또 다른 일부는 요청에 따라 조언이나 조사를 제공하는 단순한 협약이 될 수도 있다. 이에 대해 가장 비판적인 질문이라면 누가 연구 결과를 소유하는가 하는 것이다. 기업과의 계약이나 자문 관계에서 이루어진 연구는 흔히 그 일에 돈을 지불한 기업의 소유가 된다. 일부 대학은 난색을 표시하지만, 심지어 연구지원금에 의한 연구조차 연구 결과 보고에 대해 연구비 지원자의 허가를 받아야 할 때도 있다.

이러한 지적재산권 문제는 분명히 커다란 관심거리지만, 또 다른 좀 더 미묘하고 때로 매우 중요한 쟁점이 있다. 탐구해야 할 질문을 제기하는 이가 누구인가 하는 것이다. 가장 흔하게는 노동자의 호소가 결국 연구 주제가 될 문제에 대한 논의를 촉발시키지만, 실제 연구 질문은 기업, (기업이나 산업계 수준에서) 노동계 - 경영진의 공동 논의, 기업협회나 그들의 연구 기관, 혹은 규제정책 과정이나 이미 의무화된 감시체계를 통해 정부 등에 의해 틀이 만들어진다. 이따금 학술 자문가나 연구자 스스로가 문제의 틀을 만들 수 있도록 더 큰 자율권이 주어지기도 한다. 노동단체 스스로가 안전보건 문제에 대한 연구를 조직하는 경우는 매우 드물다.

다양한 당사자는 각기 다른 방식으로 연구 질문을 구성한다. 노동자는 질문을 상당히 직설적으로 한다. 이를테면 일 때문에 내가 병이 난 것이냐 하는 것이다. 경영진은 실제로 노동자가 아픈지, 그렇다면 그 질병이 노동환경 때문인지, 재정적 책임을 져야 할 가능성이 있는지 알고 싶어 한다. 과학자는 측정 가능한 특정 노출과 건강 효과의 관련성을 묻는다. 어떤 연구 프로젝트의 결과가 관심 있는 모든 집단을 만족시킨다는 것은 기적이나 다름없다. 따라서 연구 질문을 주의 깊게 설계하고 답변에 대한 해석을 통제하는 것은 둘 다 지적재산권의 대상이 된다.

이제 덜 미묘한, 기본 질문으로 돌아가보자. '누가' 연구비를 받아야 할지를 누가 결정하는가? NIOSH는 연구 우선순위 목록을 개발했고, 정부 바깥에 있는 연구자가 이 과정에 참여하도록 장려했다. 또한 동료 심사 제도와 지원자에 대한 우선순위 점수를 부여하는 경쟁체계를 운영하고 있다. 보험회사는 통상적으로 고객에게 사내 서비스를 제공하며, 가끔 제한된 숫자의 학술 연구 프로그램을 지원하고, 때로는 컨설턴트를 고용하기도 한다. 기업과 노동조합도 컨설턴트를 고용하지만, 이 사회에서 자원의 가장 좋은 몫은 의심할 바 없이 기업 경영진의 손과 통제하에 있다. 노동계는 문제를 호소하는 데에서 중요한 역할을 하지만, 조사를 위한 연구비 지불에서는 그렇지 못하다. 이 분야의 선도적인 학술 연구자들은 기업체의 사적(私的) 후원이 연구 프로그램의 설정과 유지에 핵심적이라는 점을 대체로 이해하고 있다.

6. 연구 계약

앞에서 검토한 기업과 학계 사이의 관계에서 도출되는 쟁점 중 하나는 이두 집단이 연구 목적, 적절한 연구 수행 방법, 연구 결과 전파와 관련한 책임에 대해 서로 다르게 이해한다는 것이다(Quinn, Levenstein & Rest, 1996). 학술연구자들은 과학적 발견, '새로운' 것을 찾아내는 데 몰두하는 문화에 젖어있다.

연구방법은 프로젝트가 수행되는 과정에서 작업의 과학적 타당성을 보장하면서도 새로운, 가급적 중요한 결과를 도출할 수 있는 방식으로 설계되고보완되면서 점차 정교해진다. 일단 연구가 완료되면 과학자는 훈련과 전문가 윤리에 따라 적절한 상호 심사 학술지나 책에 그 결과를 출판할 의무가 있다. 연구 수행 과정에서 과학자는 학계의 토론과 비판을 끌어내기 위해 결론이 나지 않은 예비 결과를 발표하기도 하며, 특히 보건 연구자의 경우 위험 상황에 대한 사전 경고를 하기도 한다.

상반된 방식으로, 사기업은 지적재산을 포함한 사유재산과 관련된 금전적 비용 - 편익에 열중한다. 사기업의 이윤 추구는 시장경제가 요구하는 것이기 때문에 그리 놀라운 일이 아니다. 그러나 윤리관이 다른 과학자에게 이는 종종 놀라운 일로 비친다. 실제로 기업 내에서 연구와 관련한 관점이 매우 다를 수 있다. 기업에 속한 과학자는 일반적인 학술 연구자가 가진 지향의 상당 부분을 공유하지만, 기업 변호사는 기업과 그 자산을 보호하기 위해 주의를 기울일 것이다.

본질적으로, 기업은 불안전한 생산공정으로 인한 법적 책임을 자초하지 않기 위해 과학자의 서비스를 찾는다. 가끔씩은 분명히 정의된 문제의 답을 찾으려 하기도 하지만, '낚시질 원정'[4]이라고 생각하는 것에 대해서는 '절대' 관심을 두지 않는다. 기업은 연구 계약을 법적 구속 장치이자 관계의 정확한 조건을 확정하고 연구자의 탐색의 자유를 제한하는 것으로 생각한다. 하지만 학술 연구자는 연구 계약을 탐구의 허가권으로 보기도 한다.

7. 학술 자문위원회

과학이 고도로 정치화되고 경제적 이해관계가 중요한 세계에서, 직업안전보건 문제에 대해 기업은 최신 정보와 조언을 제공하는 학계나 학술 자문

---

4 정보를 찾기 위한 탐색적 조사. — 옮긴이

위원회에 의존하기도 한다. 학술 자문위원회의 중요한 기능은 사기업의 후원하에 수행되었든 자체 자원으로 수행되었든 학술조사를 (역시) 정당화하는 것이다. 대중 — 또는 학계 그 자체 — 은 연구 객관성을 분명히 보증하지 않은 기업 후원 연구에 대해 의심할 수 있다. 학술 자문위원회는 연구 의제를 설정하고 연구계획서를 ('상호심사' 그룹으로서) 평가해 지원 대상을 추천하거나 결정하며, 진행 중인 기업 후원 연구의 수행을 모니터하고 연구 결과를 검토하기도 한다. 학술 평가위원회는 노동자와 대중에게 연구 결과를 알리는 것과 관련해 결정이나 제안을 할 수 있다.

이러한 위원회의 역할에 대해서는 논란이 있다. 위원회의 책임과 권한이 불분명하게 이해되거나 기술될 수 있고, 이는 오해를 낳는다. 다음 사례는 자문위원회가 연구 문제에 대해 반드시 탈정치적인 해결책을 제시하는 것은 아니라는 사실을 보여준다. 한 기업협회는 회원사들이 흔히 사용하는 화학물질의 생식독성 가능성을 우려해, 회원들이 제공한 수백만 달러의 예산으로 '명확한' 연구를 지원하기로 결정했다. 선도적인 연구자들로 구성된 자문위원회가 만들어졌고, 관심 있는 연구자들은 연구제안서 공표를 자문위원회에 위임했는데, 그 첫 번째 단계는 신청 자격 요건의 발표였다. 자문위원회에 의해 자격 요건을 인정받은 그룹은 어떻게 문제를 조사할 것인지 연구계획서를 발표하도록 요청받았다. 모든 그룹이 이 제안에 응한 것은 아니었으나(최소한 한 연구자는 그 과정에 '연줄이 작용한다'는 관점을 내보였다), 대다수는 연구계획서를 제출했다. 자문위원회는 계획서를 검토했고, 세 편의 가장 유망한 계획서를 채택하면서 연구책임자에게 방법론의 일부 측면을 보강하라고 요구했다. 자문위원들에 따르면 한 대학의 계획서가 보완 전에, 심지어 보완 후에도 분명한 선두를 차지했다고 한다. 자문위원회는 기업협회에 (순위를 매기지 않은) 연구계획서 세 편을 보고했고, 기업협회는 즉각 일을 추진해 셋 중에서 가장 수준이 떨어지는 연구계획서를 채택했다. 최종 선정된 팀의 연구책임자는 이전 연구 때문에 기업협회 회원들에게 잘 알려져 있었다.

이 과정에서 노동자의 참여는 어디에 존재하는가? 그 산업은 전반적으로 노조가 잘 조직된 곳은 아니었지만, 노동계와 환경 그룹의 연합이 이 과정을 주의 깊게 관찰하고 있었다. 자문위원회가 연구계획서를 첫 번째로 검토했을 때 누가 선두인지는 금세 알려졌다. 초기에 선두를 차지한 연구진은 친노동자 성향이고 노동자의 안전보건에 헌신하는 것으로 잘 알려져 있었다. 그 연구진의 한 공동연구자는 노동자 지원 단체의 접근을 받은 적이 있었고, 그 생식 유해인자 문제가 관심으로 부상된 이유는 여하튼 노동계의 압력 때문이라고 이야기했다. 따라서 노동계는 이 연구에서 어떤 종류의 자문 역할을 하기를 원했다. 그러한 요구는 무뚝뚝하게 표현되었고, 그 연구진은 환경운동가와 노동진영 연합에 대해 무언가 '신세를 진' 셈이었다. 하지만 학술 자문위원회의 선정 결과가 기업협회에 의해 채택되지 않았을 때 노동단체는 아무런 공개적 문제제기도 하지 않았다. 평소에《뉴욕 타임스》의 관심을 끄는 데 뛰어난 능력을 보여온 한 노동단체는 업계의 조치를 언론에 노출시키려 하지 않았다. 오히려 그들은 자신들이 연구 과정 모니터링 역할을 맡아야 한다고 학술 자문위원회를 설득하려 했다. 물론 대학에 있는 '친구'들의 기대에 실질적으로 부응해보려던 노동계의 실패는 학계에 쓴맛을 남겼다. 여기에서 배운 교훈이라면 아마도 노동계 활동가가 매우 효과적인 동맹 세력은 아니라는 점이다.

이와 달리 자동차 산업의 노사는 단체협약을 통해 직업보건 연구를 지원하기 위한 특별 기금을 마련했다. 학술 자문위원회에는 두 진영에 의해 선정된 학계 연구자뿐 아니라 노동계와 경영진의 학술 대의원이 포함되어 있었다. 분명히 위원회 내에서는 정치가 작동했지만 보이지 않는 배후 조종은 아니었고, 기업의 일방적인 의사 결정에 대한 보호막으로 작동하지도 않았다. 부분적으로 이는 '미국 자동차 노조(the United Automobile Workers: UAW)'가 비교적 강하게 남아 있고, 또한 업계에 대한 그들의 위치가 상당히 제도화되어 있기 때문이었다.

8. 직업보건 연구에서 노동자 권리

직업 및 환경보건 분야에서 학술 연구의 상대적 자율성은 그것의 정당화 기능과 객관적 자세에 달려 있다. 그래야 그 결과가 일반적으로, 특히 기술에 관해 유보적인 노동자와 시민에게 받아들여진다. 과학적 태도, 주관적인 모든 것에 회의적인 태도는 객관적 측정에 의존한다. 그래서 연구자가 유해인자에 대한 노동자의 인식을 아무리 여러 번 입증해도 과학계는 여전히 이러한 자가 보고를 경계한다. 비록 '객관적' 측정 결과가 훨씬 더 불확실할 때도 종종 있지만, 연구자는 '소프트 과학(soft science)', 질적 측정, '준(準)과학' 등에 대해 신중한 태도를 보이며, 전문 분야와 사회 내에서 그들의 지위를 위해 객관적 태도에 의존한다.

우리는 그러한 방법론을 통해 인간 건강과 환경에 대한 이해가 진전되었다는 중요한 사실에 시비를 걸려는 것이 아니다. 그보다는 적법성의 좁은 시야 때문에 수많은 경험과 자료가 퇴짜를 맞고 조사·분석되지 않는다는 사실을 우려하는 것이다. 그리고 연구의 대상, 연구 결과에 가장 큰 이해가 걸려 있는 이들, 진실을 밝혀내는 데 가장 관심 있는 이들, 바로 노동자가 이러한 과정에서 문자 그대로 대상화되고 모욕당한다는 사실을 우려하는 것이다.

따라서 우리는 심오한 모순과 마주치게 된다. 노동자는 안전보건을 위한 투쟁에서 동맹을 필요로 한다. 그들에게 가장 분명한 동맹 세력이란 직업안전보건상의 유해인자를 조사할 책임이 있는 공중보건 과학자라 할 수 있다. 그렇지만 과학자는 증상과 징후에 관한 노동자의 자가 보고를 종종 믿지 않으며, 노동자는 과학자가 냉정하고 분석적이며 비인간적임을 경험한다. 노동자는 상식적인 지식의 입증과 확인, 그리고 그들 건강에 대한 미묘하고 점진적인 위협을 발견하기 위해 과학자에게 의존해야 한다. 그런데도 노동자는 종종 과학자의 시선을 매우 불안해하고 과학자는 그 모욕을 되돌려준다. 정당화 역할과 과학적 탐구 방식 사이의 모순과 싸우는 과학자는 분명 존재한다. 이를테면 '맨발의 역학자(barefoot epidemiology)', 참여행동 연구, 위험 지형도를 그리는 노동 - 지역사회 접근법은 모두 이러한 모순을 극복하기 위해 고안된 방법이다. 노동자 안전보건 훈련에 대한 프레이리(Paulo Freirie)식 접근법이 노동자의 억압보다는 그들에게 복무하기 위해 전문성을 활용하려는 노력이었던 것처럼 말이다.

미국 노동자들은 오래된 반(反)지성주의의 역사를 가지고 있으면서도, 시민을 희생시켜 전문가의 역량을 강화하는 문화에 기여하고 있다. 고된 노동과 육체 노동자에게 낮은 가치를 부여하는 미국 사회에서 학계와 노동계가 합리적인 관계를 협상해나가기란 어렵다.

게다가 직업보건안전 연구는 흔히 인간을 대상으로 하고, 이러한 연구에는 윤리적 쟁점이 존재한다. 연구 시작 단계에서는 고지된 동의(informed consent) 문제가 있고, 유해인자가 노출 이후 발견된 경우에는 '고위험 노동자 고지' 같은 문제가 있다. '국립 보건연구원(National Institutes of Health: NIH)'은 정부 연구와 정부 기금 지원 연구에서 지켜야 할 절차를 정밀하게 규정하고 있다. 이에 따라 거의 모든 대학에 기관심의위원회가 존재한다. 이는 표면상으로 연구 대상의 인권을 보호하기 위한 것이나, 더욱 중요한 이유는 인간 대상을 잘못 다루었을 때의 금전적 책임을 피하기 위한 것이라 할 수 있을 것이다. 그러나 이러한 지침들과 절차들을 통해 작업장에서의 진실을 모두 알아낼 수는 없다. 연구 대상이 노동자인 경우, 그 대상이 '환자'인 경우와는 일부 근본적인 차이가 있다. 작업장에서의 '동의'는 무엇을 의미하는가? '고지되었다'는 것은 무엇을 의미하는가?

위험에 관해 효과적이고 의미 있게 소통한다는 것이 무엇인지에 대해서는 수많은 논의가 있었다. 그러나 우리가 아는 한 작업장에서의 동의라는 문제는 탐구된 적이 없다. 아마도 우리가 '동의'라고 말할 때 이는 자유롭게 주어지는 것임을 뜻할 것이며, 다음과 같은 쟁점을 다루어야 한다.

(1) 고용을 조건으로 노동자가 연구에 참여하도록 강제할 수 있는가? 만일 노동자가 이러한 조건에서 '동의'한다면 강제의 수준은 윤리적 고려를 장담할 수 있을 만큼 충분한 것이 아니지 않는가?

(2) 노동자가 고용을 조건으로 사업주에게 개인의 의학적 정보를 제공한다면 그것이 연구 목적의 정보사용에 '동의'했음을 뜻하는가? 만일 노동자가 고용 전 선별검사의 일부로 건강정보를 제공해야 한다면 정보 제공은 '동의'를 의미하는가? 만일 OSHA나 다른 정부 기준에 따라 의학적 감시가 요구된다면 그 자료는 노동자가 연구 목적으로 자유롭게 제공한 것으로 간주될 수 있는가?

(3) 어떤 이유로든 노동자가 동의를 거부한다면 연구자는 이와 관련된 사업주의 징계로부터 노동자를 보호해야 할 의무가 있는가? 연구자에게 합리적으로 기대되는 것은 무엇인가?

(4) 노동조합이 연구 계약의 당사자가 아니라면(혹은 어떤 의미 있는 방식으로

참여하고 있지 않다면) 그것은 우리가 노동자 '동의'를 바라보는 방식을 변화시킬 것인가?

(5) 이러한 문제들과 관련해 연구자는 사업주에게 어떠한 종류의 보증을 요구하거나 요청할 것인가?

연구 과정의 마지막 단계는 연구 결과를 유포하는 것이다. 이는 학술지 게재부터 고위험 노동자에 대한 통보, 사업주에 대한 보고서 등을 포함한다. 한편 연구비를 제공한 사업주 이외에는 누구에게도 그 결과를 알리지 않을 수도 있다. 학술 연구자에게 연구 결과를 출판할 권리는 매우 중요하다. 이때 후원자가 초고나 초록을 검토할 권리가 있느냐 하는 질문이 제기된다. 후원자의 문서 검토에 얼마나 많은 시간이 주어져야 할까? 후원자가 편집상의 수정을 제안하거나 심지어 강력히 요구할 권리가 있을까? 출판에 관한 궁극적 결정은 누구 손에 달려 있을까? 지적재산권 문제가 다시금 전면에 등장한다. 주요 명문 대학은 연구자의 학문적 자유를 보호하는 연구지원금이나 계약만을 받아들이도록 엄격한 규정을 가지고 있다. 하지만 한 명문 대학 보건대학원 원장이 관리하는 기업 연구 기금을 받으려던 연구자는 그의 연구 결과(아직 하지도 않은!)가 기금 공여자와 원장 사이를 난처하게 만들지 않을 것임을 보장하라는 요구를 받았다. 또 다른 경우, 한 연구자는 국제 학술회의에 제출했던 초록을 철회했다. 연구 계약의 조건으로 그 초록을 검토한 기업협회가 연구 대상 화학물질의 잠재적 발암성에 대한 추론에 반대했기 때문이다. 기부를 보류하거나 계약 갱신을 중단하고 심지어 연구자를 제명시켜 작업장에 접근할 수 없도록 만드는 기업의 권력은 연구와 연구자에 대한 '위협 효과'가 있다. 우리가 선도적인 직업보건 학술지를 검토해 본 결과, 상호 심사된 학술 논문의 절대 다수는 공공부문의 연구비를 지원

받은 것이었다.

연구 프로젝트에 관련된 노동자는 정보에 대해 어떤 권리를 가져야 할까? 노동운동 진영은 전체 산업계를 대상으로 하는 NIOSH의 연구에서 고위험 노동자에게 연구 결과 보급을 의무화하고 이를 위한 기금을 제공하도록 하는 연방 법률 제정을 도모했지만, 그 노력은 실패로 돌아갔다. 산업계는 노동자가 과거 산재보상체계에서 인정받지 못했던 직업성 질환을 보상받기 위해 이러한 정보를 소송에 이용할 것이라고 우려했다. 아니면, 아마도 업계 이해에 더욱 위험한 것은 산업시설 주변의 주민이 작업장 노출과 지역 사회의 환경 문제를 분명하게 연결시킬 가능성이었다. 피터 인펀트(Peter Infante)가 지적했듯이, 일반 대중을 위협하는 것으로 확인된 수많은 발암성 물질은 작업환경에 대한 조사를 통해 발견되었다(Infante, 1995).

권력의 회랑을 걷고 있는 법률가들의 웅성거림을 듣는다 해도 놀라서는 안 된다. 노동자와 과학자가 서로를 경계하고, 노동조합이 그리 강력하지 않으며 특정한 상황에서는 노동자들과 다른 제도적 의제를 갖는 사회, 기업은 이윤에 높은 우선순위를 두며, 대학 당국은 일차적으로 금전적 책임에 관심이 있는 이러한 사회에서 법률가와 사법체계가 우위를 가지는 것은 당연하다. 자본주의의 일차적이고 궁극적인 정당성의 근거는 개인의 권리를 보호한다는 것이다. 사법체계는 학대와 태만 등에 대항하기 위해 개인적으로 의지할 수 있는 수단이 된다. 슬프게도 노동운동이 매우 약하고 공중보건과 노동계의 연계가 이토록 빈약한 곳, 즉 최소한 미국에서는 결국 법률가가 당대의 노동환경에 출몰하는 유령이 되어버리고 말았다.

█ 들 어 가 며   한국 사회의 직업안전보건 문제를 초기에 적극적으
█   로 제기한 것은 전문가 집단이었다. 1980년대 중반까
지 권위주의 정권하에서 '산업안전보건법'이 실질적인 기능을 하지 못했고,
노동운동은 아직 노동안전보건 운동의 핵심 주체로 나서지 못했기 때문이
다. 한편 '산업안전보건법' 자체도 사업장 내부의 일상적인 안전보건활동보
다는 작업환경측정, 특수건강진단(특수건진), 보건관리대행 같은 전문가에
의한 기술적 평가와 관리에 중점을 둠으로써 전문가와 기술에 대한 의존성
을 심화시키는 경향이 있었다. 지난 20년간 노동자계급 스스로가 노동안전
보건 문제 해결을 위해 활발한 투쟁을 전개해온 것은 큰 변화라 할 수 있다.
하지만 노조 조직률이 여전히 10% 남짓한 상황에서 전문가에 대한 의존 정
도는 크게 줄어들지 않았다.

  우리 사회의 직업안전보건 전문가는 크게 두 부류로 구분할 수 있다. 하
나는 노동조합과 연대하는 노동보건단체에 속한 전문가로, 이들은 주로 진
보적인 보건학, 직업환경의학, 인간공학, 산업위생 분야의 대학교수, 연구
자, 활동가다. 다른 하나는 '산업안전보건법'에 의해 규정된 사업주의 의무
사항에 대한 기술적 자문을 담당하는 전문가 집단이다. 여기에는 각 산업보
건기관에 근무하는 직업환경의학 전문의, 산업위생사, 산업 간호사가 포함
된다. 제도권 학회나 국공립 연구 기관, 대학 등에 속한 교수와 연구자는 이
러한 활동의 이론적 기반을 제공하고 있는데, 첫 번째 그룹에 속한 전문가
들도 이들의 일부를 구성한다.

  이 글에서는 한국 사회 직업안전보건 전문가들의 활동과 연구 동향을 간
략하게 소개하고, 전문가들이 노동자 건강을 위한 이론과 실천의 과정에서

부딪히는 문제점을 살펴봄으로써 직업보건과학의 현실에 대한 이해를 돕고자 한다.

▌ 노 동 안 전 보 건 단 체 의 활 동

한국 사회에서 노동안전보건 운동과 관련한 전문가 활동의 기원은 1970년대 후반 학생 중심의 노동자 소진료소 활동과 산재보상 상담의 경험에서 찾을 수 있다. 1986년에는 그러한 경험을 바탕으로 진보적인 보건의료인들과 전공 학생들, 공해 추방 활동가들이 노동자들과 더불어 노동자를 위한 의료기관인 '구로의원'을 창립했다. 1988년에는 2년간의 구로의원 활동을 통해 얻은 교훈, 즉 산재추방을 위해서는 조직적 대응을 할 수 있는 운동체가 필요하다는 공감대에서 '노동과건강연구회'가 결성되었다. '노동과건강연구회'는 초기에 문송면 군 사건,[1] 원진레이온 직업병 대책활동 등 다양한 투쟁에 집중했으며, 민주노조 내 산업안전전담부서 설치 촉구, 노동자의 알 권리와 참여권, 작업 중지권 보장을 초점으로 한 '산업안전보건법' 개정운동을 활발히 전개했다. 이후 각 지역과 노조 내에 산재 전담조직이 만들어지면서 연구회의 활동은 점차 전국 단위의 정책개발에 중심을 두게 되었다. '노동과건강연구회'의 가장 두드러진 성과로는 과로사 상담센터 운영한 것과 작업 관련 뇌심혈관 문제의 심각성을 공론화해 '산업안전보건법'의 개정을 이끌어낸 것을 들 수 있다.

노동운동이 점차 성장하고 노동자 스스로 자신의 문제를 해결하기 위한 투쟁이 확산되는 과정에서 '노동과건강연구회'는 연대 강화를 위해 '산재추

---

1 1988년 당시 15세였던 문송면 군이 수은온도계 공장에서 일한 지 한 달여 만에 수은 중독으로 사망한 사건.

방운동연합(산추련)'에 동참했다. 그러나 '신추련'이 조직적 틀을 갖추기도 전에 내외적 조건 변화에 따라 해소되면서 노동자의 안전보건 운동에 새로운 활력과 비전을 제시할 조직이 요구되었다.[2]

'노동과건강연구회' 구성원들은 노동자 건강에 대한 기술적 지원을 넘어 새로운 내용과 형식의 산재추방 및 노동안전보건 운동을 전개하고자 2001년 '노동건강연대(노건연)'를 결성했다. '노건연'은 법·제도 개혁 투쟁, 노동조합에 대한 정책적 지원에서부터 비정규직·영세사업장 노동자와 여성 노동자에 대한 지원활동에 이르기까지 지속적이고 다양한 활동을 전개해왔다. 2000년대 중반 이후 노동단체들과 연대해 골프장 경기보조원, 호텔 서비스직 여성 노동자, 학교 급식조리 노동자, 성수동 영세사업장 노동자 등에 대한 실태조사를 실시해 취약계층의 건강권 문제를 제기했으며, 이주 노동자와 영세사업장 노동자에 대한 진료와 상담, 교육사업을 활발하게 벌였다. 또한 산재사망을 기업 살인으로 규정하고 '기업 살인법' 제정운동을 꾸준히 벌여나가고 있다.[3]

마산·창원 지역에서는 1990년 노동조합 안전보건 간부와 법조인을 중심으로 '일하는 사람들의 건강을 위한 모임(일건)'이 만들어졌다. 한편 1991년에는 약사, 간호사, 치과의사, 한의사, 방송 프로듀서 등이 주축이 된 '노동자건강을 위한 모임(노건)'이 설립되어 상담·교육 사업을 중심으로 산재추방활동을 전개해나갔다. 이 두 단체는 1995년에 '노동과 건강을 위한 연대회의(노건 연대회의)'를 발족시켰고, 1999년에 '마창·거제 산재추방운동연합(마창 산추련)'으로 발전했다. 이들은 각 분야의 전문인이 노동자와 함께 현

---

2 노동과건강연구회, 「노동과건강연구회 10년, 성과와 한계. 노동과건강연구회 10년 사」(1999).

3 노동건강연대 홈페이지(http://www.laborhealth.or.kr/).

장의 문제를 확인해 정책을 개발하고 노동자 투쟁을 지원하는 것을 목표로 했다. 재해 노동자 보상 문제는 물론 작업환경 개선과 예방 활동까지 활동의 영역이 광범위하며, 현재까지 활발한 활동을 벌이고 있다.[4]

1992년 인천 지역 노동조합의 안전보건 담당자들은 산업재해의 심각함과 개별 사업장의 안전보건 문제를 공유하기 위해 '산재 없는 일터회'를 결성했다. 이어 1993년에는 평화의원·인천의원·푸른치과·인천치과 등 지역에서 노동자 건강상담실을 운영해오던 전문가들이 모여 '인천산업사회보건연구회'를 설립했다. 두 단체는 2002년에 통합해 '건강한 노동세상'을 결성하고, 지역에서 교육·상담·연구 사업을 꾸준히 전개해오고 있다.[5]

2003년에는 '근골격계 직업병 공동연구단'을 전신으로 해 현장성·전문성·계급성을 강조하는 노동자, 노동운동가, 의사 등이 주축이 된 '한국노동안전보건연구소(한노보연)'가 출범했다. 이들은 노동 현장의 주체적 참여와 결의에 기초한 노동안전보건 운동을 실천하고자 하며, 노동자들의 작업장 통제 실현을 목표로 삼고 있다. 또한 전문주의와 노사 협조주의를 극복하기 위해 현장 운동에 기초한 지역별 체계를 구축하며, 부문 활동이 아닌 사회의 근본적 변혁을 위한 영역별 활동 내용과 주체를 세우는 데 중점을 두고 있다. 초기에는 주로 근골격계 직업병, 직무 스트레스와 심혈관 질환 등에 초점을 맞추고, 근본적인 노동조건의 변화를 추구하는 각종 연구와 투쟁활동을 벌였으며, 이후 교대 근무와 장시간 노동 문제 등을 적극적으로 제기하고 있다.[6]

---

4   마창·거제 산재추방연합 홈페이지(http://www.mklabor.or.kr/).
5   건강한 노동세상 홈페이지(http://www.laborworld.or.kr/).
6   한국노동안전보건연구소 홈페이지(http://www.kilsh.or.kr/).

한편 노동안전보건 운동의 발전에 따라 노동 현장의 요구는 더욱 다양해졌으나, 제도적·기술적 측면에서 이를 수렴하기에 여전히 모자람이 있었다. 그 대안의 하나로 1999년 '노동환경건강연구소'가 설립되었다. 이는 1993년 '원진레이온'이 폐업하면서 노사정 3자 합의에 따라 건립된 직업병 전문병원 '원진녹색병원'의 부설 연구소였다. 이후 연구소는 대공장을 대상으로 화학물질의 건강 장해, 근골격계 질환 예방 등에 관한 연구를 활발히 수행해왔다. 이들의 기술 수준은 미국 산업위생학회와 국립직업안전보건연구소에서 운영하는 작업환경측정 정도 관리, 환경보호청의 전국 납 측정 인증 프로그램에 참여할 정도로 높다.[7]

직 업 안 전 보 건 연 구

1988년 '대한산업의학회'가 결성되고 1989년 ≪대한산업의학회지≫가 발간되면서 직업안전보건에 관한 본격적인 연구 결과들이 발표되기 시작했다. 1990년대 중반까지는 대학의 자체 연구가 주를 이루었고, 외부 연구비를 지원받는 연구는 거의 없었던 것으로 보인다. 당시의 연구 자료들은 대개 특수건진이나 보건관리대행 사업 과정에서 수집되었다. 전자의 자료들은 물리적·화학적 유해인자에 의한 전통적인 직업병 진단에 관한 것이었고,[8] 후자의 자료들은 안전보건에 대한 노동자의 지식·태도·실천 등 행위 변화에 초점을 두거나 작업장 내부의 안전보건체계 평가에 대한 것이 주를 이루

7 노동환경건강연구소 홈페이지(http://greenhospital.myzip.co.kr/wioeh/home/).
8 임현술·이원재·윤임종, 「규조토 가공업소에서 발생한 규조토폐증에 대한 조사」, ≪대한산업의학회지≫, 4권 1호(1992), 61~69쪽; 한상환·조수헌·주영수 등, 「특수건강진단 자료를 이용한 소음성 난청 판정기준의 비교」, ≪대한산업의학회지≫, 8권 3호(1996), 509~518쪽.

었다.[9]

1990년대 후반에는 '한국통신' 여성 노동자들의 선도적 투쟁에서 비롯된 경견완 장애에 대한 전국적 실태조사 결과가 여러 편의 논문으로 발표되었다.[10] 그 후에도 현장 노동자들의 문제제기나 노동조합의 요구에 의해 사업주가 법적 의무를 이행하는 과정에서 이루어진 근골격계 및 직무 스트레스 관련 실태조사 결과들이 ≪대한산업의학회지≫에 꾸준히 발표되어왔다.[11] 또한 대기업 노조의 요구에 따라 사업주가 실시한 실태조사 형태가 아닌, 진보적 연구자와 노동안전보건 운동 단체가 연대한 다양한 종류의 실태조사 결과가 학술지에 실리기도 했다.[12] 한편 2003년 '산업안전보건법'이 개정

9 박정일·이강숙·이원철·이세훈, 「중소규모 사업장 근로자의 산업보건에 관한 지식·태도·실천에 미치는요인분석」. ≪대한산업의학회지≫, 6권 1호(1994), 42~55쪽; 김규상·노재훈·안연순, 「보건관리 담당자의 보건관리대행제도에 대한 인식, 태도 및 실천의 변화」, ≪대한산업의학회지≫, 6권 2호(1994), 411~420쪽; 이재희·노재훈·김규상·안연순, 「보건관리자의 자격에 따른 사업장 보건관리 업무수행 행태」, ≪대한산업의학회지≫, 7권 1호(1995), 88~100쪽.

10 백남종·하미나·조수헌 외, 「VDT 작업자에서 업무로 인한 정신사회적 스트레스에 대한 인지가 근골격계 장애에 미치는 영향」, ≪대한산업의학회지≫, 8권 3호(1996), 570~577쪽; 송재철·이원영·권영준 외, 「VDT 작업 여성근로자의 근골격계 자각증상과 다면적 인성검사(MMPI)의임상척도들과의 연관성」, ≪대한산업의학회지≫, 10권 4호(1998), 599~609쪽; 정해관·최병순·김지용 외, 「전화번호안내원의 누적외상성 장애」, ≪대한산업의학회지≫, 9권 1호(1997), 140~155쪽.

11 박진욱·노상철, 「작업관련성 근골격계 질환의 자각 증상과 삶의 질 간의 관련성」, ≪대한산업의학회지≫, 19권 2호(2007), 156~163쪽; 이철갑·박종·박정식·손석준, 「작업관련성 근골격계 질환 증상 호소와 관련된 사회심리적 요인」, ≪대한산업의학회지≫, 17권 2호(2005), 104~115쪽; 김인아·고상백·김정수 외, 「일부 조선업 노동자의 근골격계 증상과 스트레스 및 노동강도의 관련성」, ≪대한산업의학회지≫, 16권 4호(2004), 401~412쪽; 김영기·강동묵·고상백 외, 「자동차 엔진조립공장 노동자에서 근골격계 증상의 관련요인」, ≪대한산업의학회지≫, 16권 4호(2004), 488~498쪽.

될 즈음에는 새롭게 사업주 의무로 규정된 근골격계 질환이나 직무 스트레스 예방에 관한 연구들이 쏟아져 나왔다. 직무 스트레스에 관한 연구가 활발히 이루어진 배경에는 장시간 노동, 높은 직무요구도와 낮은 재량권, 직업 불안정성을 특징으로 하는 한국 사회의 고유한 상황과 더불어 직무 스트레스 학회의 활발한 활동이 중요한 역할을 한 것으로 보인다.

직업안전보건 전문가   제7장에 소개된 닥터 컨과 그 여름에 실수를 했던 인턴의 사례는 미국 사회만의 고유한 현상은 아니다. 한국 사회의 진보적인 전문가들은 직업안전보건 연구와 실천 과정에서 어떤 경험들을 하고 있을까? 여기에서는 다양한 전문가 중 직업환경의학 전문의를 중심으로 기술해보고자 한다.

한국 사회에서 산업의학은 예방의학의 한 분야로 시작되었고, 공식적인 직업환경의학 수련 과정을 마친 전문의가 배출된 것은 2000년부터이다. 초기에 배출된 직업환경의학 전문의들은 1980년대 민주화 운동의 영향을 받으며 대학을 다닌 세대로, 현재는 대부분 대학교수로 재직하고 있다. 이들은 특수건진, 보건관리대행, 근골격계 유해요인 조사 등 사업주의 법적 의무 사항을 위탁받아 실시하는 실무자이며, 직업병 진단과 산재보상 상담을 하는 의사이자, 관련 연구를 수행하거나 정책 자문을 하는 연구자이고, 또한 각종 노동안전보건단체에서 활동하는 활동가이기도 하다.

우선 실무자로서, 이들은 사업주 또는 노동조합과 갈등을 겪곤 한다. 이들이 직업병 유소견자 판정을 내리고 나면, 사업주들은 거센 항의를 하거나

---

12 정최경희·이상윤·기명 등, 「초등학교 급식 조리노동자의 근골격계 증상 위험요인에 대한 다수준 분석 연구」, ≪대한산업의학회지≫, 16권 4호(2004), 436~449쪽.

혹은 어려운 회사 형편을 생각해 직업병 판정등급을 '깎아 달라'고 읍소하기도 한다. 즉, 직업병 유소견자의 은폐를 요구받는 것이다. 게다가 사업주들은 직업병 유소견자가 발생하고 나면 다음 해부터는 해당 기관에 특수건진을 의뢰하지 않는 경향이 있다. 비영리 기관이지만 실질적인 이윤 추구를 목적으로 하는 병원 입장에서 볼 때 직업환경의학과의 '고객'이 떨어져 나가는 것은 심각한 문제가 된다. 실제로 2006년 작업환경측정 결과 기준 초과 사업장 비율이 전국 평균보다 16~19% 더 높은 것으로 나타났고, 특수건진의 직업병 유소견자 및 요관찰자 유병률이 전국 평균보다 약 52% 더 높게 나왔던 한 대학병원은 이듬해 계약 해지가 이어져 보건관리대행 사업장 수가 전년보다 25% 이상 감소하기도 했다.[13] 이러한 상황에서 병원의 피고용인 신분인 직업환경의학 전문의에게 특별한 '직업윤리'를 기대하기란 쉽지 않다. 한편 2007년에는 한 노동조합이 이 병원에 지난 5년간의 특수건진 결과자료를 요구한 사례가 있었다. 그 노동조합은 자료를 제3의 직업환경의학 전문의에게 검토해달라고 요청했으며, 특별한 문제가 없다는 것이 확인되고 나서야 이 병원에서 특수건진을 계속하겠다고 했다. 그 배경에는 민주노총의 특수건진 거부 움직임이 자리하고 있었다. 2006년 조선족 출신 이주노동자 한 명이 근무 2개월 만에 DMF(di-methyl formamide)에 의한 독성 간염으로 사망한 사건이 일어났다. 노동부는 특수건진 기관들에 대해 특별 점검을 실시했고, 그 결과 전국에서 단 한 개 기관을 제외한 모든 산업보건기관이 부실 판정을 받았다. 이러한 상황에서 민주노총은 특수건진의 문제점을 지적하며 거부 운동을 논의하게 되었고, 해당 노동조합은 민주노총의 방침

---

13 노상철, 「현행 특수건강진단제도의 문제점과 개선방안」, 대한산업의학회 춘계학술대회 자료집(2007), 52~67쪽.

이 결정되기 전에 예정된 특수건진을 그대로 진행할 것인지를 판단하기 위해 이러한 요청을 했던 것이다.[14] 이처럼 특수건진에 대한 노동자들의 불신은 심각한 수준이다. 물론 더욱 심각한 것은 특수건진으로도 직업병을 발견하지 못하는, 혹은 은폐되는 현실이다.

진보적인 직업환경의학 전문의들은 종종 비과학적이며 편향된 연구를 한다고 비판받는다. 2003년 산업의학회 추계 학술대회에서 '골프장 경기보조원의 건강실태조사' 결과를 발표했던 한 교수는 동료 연구자들로부터 노동조합을 통해 조사했기 때문에 객관적인 연구 결과로 볼 수 없다는 비판을 받았다. 당시 골프장 경기보조원은 '산업안전보건법'상 노동자가 아니었다. 그러나 이들은 노동조합을 결성하고 타구 사고와 근골격계 질환 등 건강 문제를 해결하기 위해 '노동건강연대'에 실태조사를 의뢰했고, 이 연구자는 그 일원으로 조사에 참여한 것이다. 학회의 반응은 냉랭했지만, 이 연구는 경기보조원이라는 특수고용직 여성 노동자의 건강 문제에 대한 사회적 관심을 환기시켰다. 그리고 이후에는 다른 연구자가 일부 경기보조원을 대상으로 실태조사를 벌여 ≪대한산업의학회지≫에 논문을 게재하기도 했다. 이 사례는 우리에게 두 가지 의문을 제기한다. 하나는 '산업안전보건법'이 적용되지 않는 부문에서 일하는 취약 노동자의 건강 문제를 어떻게 '과학적으로' 연구할 것인가 하는 점이다. 취약계층에 관한 연구를 하다보면 정교한 역학적 연구방법론의 적용이 매우 어렵거나 불가능하다는 것을 쉽게 깨닫게 된다. 대표성 있는 표본 추출, 비교 가능한 대조군의 선정, 견고한 건강 결과의 측정이란 일정한 규모 이상의 안정적인 인구 집단과 연구비를 전제로 한다.

---

14 2007년 4월 30일. 옮긴이 중 1인이 출장검진에서 노동조합의 노안부장과 나눈 대화에 근거함.

하지만 이러한 방법론이 모든 노동자의 건강 문제를 연구하는 데 황금률로 간주된다면, 취약 노동자의 건강 문제는 결코 다루어질 수 없다. 노동조합 혹은 노동자들의 자발적 협조만이 거의 유일한 접근 경로인 상황에서 이러한 조사방법을 과학성의 훼손으로 간주하는 것은 지극히 교조적인 태도가 아닐 수 없다.

또 다른 의문은 이른바 '과학적' 연구방법이 과연 노동자들이 경험하는 현실의 건강 문제를 제대로 드러내는가 하는 점이다. 노동자들이 흔히 보고하는 건강 문제는 장시간 노동, 교대 근무, 직무 스트레스와 관련된 피로, 작업장 먼지와 관련된 기침과 가래 같은 증상들로 대개 비특이적이다. 이러한 건강 문제들이 뇌심혈관 질환이나 직업성 폐질환처럼 객관적으로 측정 가능한 상태에 이르기까지는 상당한 시간이 걸린다. 이를 극복하기 위한 대안으로 각종 생물학적 표지자에 대한 관심이 높아지고 있으나, 이 또한 모든 종류의 건강 문제에 적용할 수 있는 것은 아니며 검사 비용도 상당하다. 이런 측면에서 최근 참여행동연구(participatory action research)나 질적 연구에 대한 관심은 노동자의 안전보건, 특히 취약 노동자의 건강 문제를 파악하고 해결해가는 데 큰 도움이 될 것으로 보인다.

▌삼 성 반 도 체 백 혈 병 사 건 과 전 문 가 집 단

삼성전자 반도체 공장에서 일하는 노동자들의 암 발병률이 유독 높다는 지적이 이어지던 중, 2007년 황유미 씨가 백혈병으로 사망한 것을 계기로 '반도체 노동자의 건강과 인권지킴이 반올림'(이하 반올림)이 결성되었다. 유사한 피해를 당한 반도체 생산 노동자들과 가족들을 중심으로 꾸려진 반올림은 현재까지 삼성의 사과와 배상, 그리고 재발 방지 대책 수립을 촉구하며 활동하고 있다. 이들의 활동은 첨단산업의 위험성에 대한 사회적 경각심을 불러일으켰고, 노동자의 건강과 인권침해에 대해 노동계뿐 아니라 시민사회의 관심과 연대를 이끌어냈다는 점에서 노동보건 운동의 한 획을 그은 사건이다. 또한 전문가의 역할에 대해 다시 생각해보는 계기가 되기도 했다.

반올림 내부에서 활동하는 전문가인 직업환경의학 전문의 공유정옥은 노무사 이종란과 함께 길고 긴 싸움을 이끌면서 우리 사회의 직업보건 전문가들이 수백 명에 달하는 피해 노동자들의 목소리에 귀를 기울이도록 촉구했다. 이들의 목소리에 호응해 직업환경의학 및 예방의학 전문의들은 2011년 전자산업노동자 건강연구회를 결성해 약 2년간 활동했고, 산업위생 전문가들은 반도체 산업 공정의 유해인자에 대한 연구모임을 진행하고 있다. 이들 전문가들은 반도체 산업에서 일하다가 질병을 얻은 노동자의 건강 문제와 업무의 관련성에 대해 지금까지 축적된 연구 결과를 검토해서 적극적인 의견을 개진했고, 관련 연구를 지속적으로 수행해왔다. 처음으로 집단 산재소송을 했던 노동자들 중 세 명이 대법원에서 산재 인정이 확정된 사례를 포함해, 다수의 노동자들이 산재 인정을 받는 데 이들이 학술적 근거를 제공한 것이다.

한편 이 과정에서 회사 측의 입장을 옹호하는 전문가 집단이 전면에 등장한 것도 눈여겨보아야 한다. 직업병 논란이 지속되자 삼성전자는 외국의 안전보건 컨설팅 회사인 인바이런에 연구 용역을 발주해 반도체 생산라인의 근무환경을 재조사하도록 했다. 인바이런은 반도체 산업과 백혈병은 연관성이 없다는 결과를 발표했다. 그런데 인바이런은 "필립모리스 담배회사와 폐암 환자의 소송에서 담배회사를 대변하는 역할"을 해왔으며, 미국에서 베트남 전쟁 참전 군인들의 고엽제 건강 피해 문제가 제기되었을 때 "전쟁 참여 군인들의 건강 문제는 고엽제와 무관하다"고 주장했던 기관이다. 인바이런의 '활약' 이후 국내에서도 기업의 입장을 대변하는 친기업 전문가 집단이 생겨나고 있다. 대표적으로 성균관대학교 의과대학 강북삼성병원의 한 교수는 삼성전자 백혈병과 관련한 민사재판에서 "삼성전자 반도체 및 LCD 사업장에서 백혈병이 유발된 것으로 볼 수 없다"는 내용의 연구 보고서를 제출했고, 최근의 가습기 살균제 사태와 관련해서도 옥시 측 변호인을 통해 가습기 살균제가 피해 원인이 아니라는 내용의 보고서를 재판부에 제출했다.[15]

삼성전자가 반도체의 건강 피해 관련성을 지속적으로 부인해왔던 것에 비해, 또 다른 반도체 제조사인 SK하이닉스는 다른 방식으로 대응했다.[16] 2015년 SK하이닉스에서도 백혈병 등 직업병이 다수 발생한 것으로 의심된다는 언론 보도가 나온 이후 회사는 노사 및 전문가로 구성된 산업보건검증위원회를 발족했고, 국내 직업보건 전문가들에게 회사 문을 열어 반도체 공정의 유해성과 건강 문제에 대해 조사하도록 했다. 연구진은 "반도체 작업장과 직업병 의심 질환의 인과관계에 대해 입증하기 어렵다"면서도 회사 쪽에 포괄적 지원·보상을 제안하고, 노동자 건강 보호를 위한 127가지 개선 과제를 제시했다. 회사 측은 이를 수용했으며, 현재 작업장 개선과 지원보상이 진행 중이다. 이 사례는 기업이 전문가들과 협력해 객관적이고 투명한 조사를 통해서 진실을 규명하고 사회적 책임을 다하기 위해 노력한 좋은 사례로 기억될 것이다.

---

15 조성진, "돈 앞에 꼬리 내린 학자의 양심 …… 매춘학자 쇼아내야", ≪노컷뉴스≫, 2016년 5월 9일 자(http://www.nocutnews.co.kr/news/4589888#csidx3c8e1f0b725087 c83faef6418be852f).

16 이정훈, "SK 하이닉스, '산업보건 지원보상위원회' 발족", ≪한겨레≫, 2016년 1월 22일 자(http://www.hani.co.kr/arti/economy/economy_general/727434.html#csidxd78 de82343204ec96eec412f65fc9c0).

마 치 며   직업안전보건의 불모지였던 한국 사회에서 전문가들은
조직되지 못한 노동자들의 요구를 대변해 '산업안전보건
법' 개정운동, 과로사 상담활동 등을 통해 법이 작동하도록 하는 데 기여했
다. 또한 성장하는 노동운동과 결합해 노동자 스스로 현장의 문제를 제기하
고 해결해 나가도록 지원하기도 했으며, 노동 현장의 요구와 전문가의 관심
을 결합해 근골격계 질환, 직무 스트레스 같은 새로운 사회적 의제를 형성
하기도 했다.

하지만 이러한 전문가들은 피고용인이라는 신분적 제약 때문에 고객(사업
주)과의 계약에 영향을 미칠 수 있는 작업환경과 직업병 문제에 적극적으로
대처하기 어렵다는 딜레마에 처해 있기도 하다. 이들이 전문가적 직업윤리
에 따라 자율성을 발휘할 수 있도록 제도적 보완이 절실하다.

한편 2007년부터 제기된 삼성 반도체 백혈병 사건에서 직업보건 전문가
들은 기존 연구나 제도로 설명할 수 없었던 첨단산업 노동자의 건강 문제에
대한 연구를 통해 이들이 산재보상을 받을 수 있도록 학문적 근거를 제공했
다. 이 사건은 친기업 전문가의 등장을 알리는 계기가 되기도 했지만, 전문
가들이 사회적 책임을 다하려는 기업과 협력했을 때 노동자 건강을 보호하
고 작업장을 개선하는 데 중요한 기여를 할 수 있다는 새로운 가능성을 보
여준다.

제8장

노동, 건강, 그리고 민주주의

우리는 다음과 같은 질문으로 이 책을 시작했다. 생산의 지점이란 무엇인가? 우리는 그 이중적 의미 때문에 이와 함께 책을 시작했던 것이다. 우리는 마르크스 등과 마찬가지로 여전히 생산의 지점에 초점을 두고자 한다. 사물이 만들어지고 삶을 살게 하며 형태를 결정하고, 때로는 잃게 만드는 그곳 말이다. 또한 우리는 다음의 질문들에 대답할 필요가 있다고 믿기 때문에 여기에서 시작했다. 누구를 위해 생산하는가? 누가 이득을 얻는가? 누가 그것을 통제하는가? 한번 생각해보자.

- 납이 건강에 해롭다는 과학적 증거는 수세기 동안 있어왔다. 그렇다면 왜 우리는 노동자가 납 노출에 의해 중독되는 것을 받아들이는가?
- 살충제는 해충을 죽이기 위해 개발되었다. 그러나 그것은 다른 생명체에게도 유독하다. 그렇다면 왜 우리는 오늘날 사용되는 대다수 살충제의 인체 효과에 대해 그리도 무지한가?
- 방직 산업은 세계 도처에서 산업혁명의 최전선에 있어왔다. 그렇다면 왜 '면폐증'이라는 면방직 노동자의 호흡기 질환이 1960년대 후반까지 미국에서

인식되지 못했을까?

- 아스팔트 증기는 덴마크에서 발암물질로 확인된 바 있다. 그렇다면 왜 그것은 미국에서 대기오염물질로 규제될 뿐 발암물질로는 규제되지 않을까?

- 어떤 다국적 자동차 기업은 노동자의 청력 손실 예방을 위한 장비 구입을 검토하는 분명한 내부 지침을 가지고 있다. 그런데 왜 이러한 지침이 현장 관리자에 의해 무시되고 있을까?

- 오늘날 전일제 노동자는 줄어들고 임시노동자는 늘어나며 업무를 처리해야 할 속도는 빨라지고 그 어느 때보다 교대 근무가 많이 이루어진다. 이 모든 것은 신체적·심리적 건강 문제를 증가시킨다. 이러한 상황의 과학적·기술적 측면이 충분히 연구할 만한 것이기는 하지만, 과연 최선의 해결책도 단지 과학적이고 기술적인 것일까?

- 위험한 기술과 물질이 원래 쓰이던 국가에서 금지당하고 개발도상국에서 그 활로를 모색하려는 경우, 어떤 종류의 해결책이 가능할까?

- '일자리 아니면 건강'이라는 선택에 직면했을 때 노동자나 가난한 이들 또는 빈곤 국가는 무엇을 해야 할까?

이러한 질문은 노동자 안전을 위협하는 구조적 원인이 해결되기는커녕 어떤 경우에 더욱 악화되고 있음을 뜻한다. 노동이란 우리가 세상을 만들어 가는 방법이다. 그렇기에 이런 상황을 용납해서는 안 된다. 노동은 우리의 창조력이자 상상력이며, 지역사회와 우리 자신의 발전에 대한 헌신을 보여 주는 방법이기도 하다. 노동은 우리의 신체와 영혼을 먹여 살린다.

노동이 위험을 수반하는 것은 틀림없다. 이때의 위험이란 지친 마음에 대한 위험, 자기만족감에 대한 도전, 게으름의 유해성을 말하는 것이어야 한다. 노동이 소수(사업주)의 이득을 위해 일부(노동자)를 위험에 빠뜨려서는 안 된다. 실제로는 다수(소비자)의 이득을 위해 일부를 위험에 빠뜨려서도 안 된다. 민주주의, 건강, 노동은 단지 경제적 계산법뿐 아니라 근본적인 인간 가치, 개인과 지역사회의 권리와 관련해서도 복잡하게 뒤얽혀 있다.

미국의 대중매체는 공중보건 운동의 단편적인 소식들로 채워진다. 노동조합 활동가는 보건의료 개혁 운동을 조직하고, 지역사회 그룹은 최근의 끔찍한 유해폐기물에 대해 항의한다. 환경 정의를 위한 외침이 도심 안쪽에서 울려 퍼지며, 사람들은 알 권리, 행동할 권리, 거절할 권리, 그들의 권리를 주장할 권리 — 심지어 일터에서도 — 를 요구하고 있다. 최근 담배회사에 대항한 공중보건 투쟁은 새로운 정치적 고지로까지 격상되었으며, 소비자단체는 가공식품의 영양 및 화학 성분에 대한 적절한 정보 요구 투쟁에서 승리를 거두고 있다. 거리의 웅성거림으로 여겨지는 이 모든 것이 실제로는 진정한 사회운동의 소리라 할 수 있다. 비록 미국 사회의 광범위한 건강 관심이 피트니스 산업 양성에 기여하고 있음은 분명하지만, 그 소음은 '피트니스를 뛰어넘는' 공중보건 운동에서 비롯된다. 사회운동이 진정 말하고자 하는 것은 생산과 일, 건강과 민주주의라 할 수 있다. 그러나 현재 이러한 일련의 관심은 일관되거나 효과적인 목소리를 내지 못하고 있다.

국가 차원에서 볼 때 요즈음 미국 정치는 사회적으로나 지적으로 빈곤하다. 그러한 세상에서 정부 정책은 미국 민중의 아픔과 고통에 대한 관심보다는 결국 '적자'에 대한 금융 공동체의 우려에 의해 결정된다. 실업률이 낮아지면 월 스트리트는 인플레이션 가능성 때문에 초조해진다. 수백만 명의 사람 — 대부분 가난한 여성과 아이들 — 은 자신에게 필수적인 삶의 수단을 제공받지 못한 채 사회복지 명부에서 밀려나고 있다.

노동운동, 도시빈민운동, 환경운동 등을 포함한 진보적인 정치 세력은 공화당 주도의 의회가 자리한 워싱턴에서 상대적으로 가려져 있다. 그리고 이들은 분절되어 있으며, 국가 전체적으로 볼 때 많은 곳에 무질서하게 분포하고 있다. 이러한 끔찍한 조합이 현재 직업환경 보건 정책이 놓여 있는 정치적 상황이다.

한편 우리는 종종 새롭게 재구성된 좌파 지향 공중보건 운동의 잠재력이 나아갈 길, 즉 그 단편들이 강력한 사회적·정치적 모자이크로 모이는 순간들을 잠깐씩 보게 된다. 아마도 이러한 전선에서 가끔씩 일어나는 승리를 통해 우리는 배울 수 있을 것이다. 또한 수많은 실패에서도 배울 수 있을 것이다. 이를테면 강력한 노동계급, 이민배척주의자, 민족주의자의 지지를 받는 러시아의 지리노프스키(Vladimir Zhirinovski), 프랑스의 르 펜(Marine Le Pen), 미국의 뷰캐넌(Pat Buchanan) 같은 파시스트 우파 '대중주의(populist)'의 성장을 어떻게 피할 수 있는지 배우려고 노력해야 한다. 그러한 '대중주의(populism)'의 위협은 국제 자본에 제동을 걸고 조금 더 인간적이고 민주적인 정치를 건설할 시간을 벌어다 주기도 한다. 그러나 현존하는 우익운동은 확실히 연대나 지역사회를 침식하며 미래의 나쁜 징조라 할 수 있다.

지속적인 환경 위기, 엄청난 유해폐기물 문제, 저급하고 위험한 노동환경, 미국이나 유럽 같은 선진산업사회에서 급증하는 경제적·사회적 불평등에 전 세계가 직면해 있다는 사실은 이미 입은 손상과 현 체계의 '모순'을 드러낸다. 선진국과 개발도상국 간의 삶이나 건강 수준의 격차는 점점 커지고 있다.

제1장에서는 노동환경을 사람들이 일하는 장소로서뿐 아니라, 현재 세계공동체가 직면한 환경 문제의 근원으로 매우 광범위하게 정의한 바 있다. 우리는 노동환경이 '생산'에 대한 것이며, 그 사실은 여전히 변함없다고 강조했었다. 제2장에서는 마르크스와 그의 20세기 후예들이 가진 본질적 통찰력으로부터 노동환경의 '정치경제'를 다음과 같은 질문과 분명히 연관시켜

펼쳐놓았다. 누가 생산과정, 따라서 질병의 생산을 통제하는가? 누가, 그리고 무엇이 직업성 질환과 손상의 정의, 인식을 통제하는가? 그리고 권력과 통제의 불평등은 노동환경상의 문제가 통제되는 방식을 어떻게 다루는가?

제3장에서는 기술의 발전과 특성에 대해 살펴보았다. 우리는 기술과 생산을 자본의 전 지구화, 그것이 노동환경에 미치는 영향과 관련지었다. 우리는 실천적인 측면에서 기술 선택의 정치경제가 직업성 질환과 손상의 분석에 가장 적절한 접근 방법임을 주장했다. 권력 또는 통제라는 주제는 제4장에서 더욱 분명하게 다루어졌다. 이 장에서는 이념과 권력이 노동환경의 이해를 위한 사회적·정치적 맥락을 제공한다는 점을 강조했다. 경험상 이는 작업장 안전보건 영역의 전문가들이 흔히 무시하는 영역이다. 실제로 우리는 노동환경의 문제가 결국은 정치적 문제라는 점을 내내 강조했다.

생산의 지점에서 일어나는 갈등은 다양한 방식으로 노동자와 사업주 사이에서 끝내 펼쳐지지만, 진전된 자유주의적 민주주의하에서 그러한 갈등의 상당 부분은 국가나 동시대 자본주의의 법적 체계로 전가되는 경향이 뚜렷하다. 제5장은 노동환경의 통제에서 정부 규제의 역할에 초점을 두었다. 그러한 논의는 주로 미국의 경험과 OSHA의 사회정치적 영향에 중점을 두었지만, 분석의 상당 부분은 대부분의 모든 산업 선진국에 들어맞는다.

노동환경을 둘러싼 노동과 자본의 갈등을 중재하는 국가의 역할이 가장 분명하게 드러나는 곳은 산재보상체계라 할 수 있다. 제6장에서는 이 체계의 역사와 영향에 대한 논의를 통해 노사 갈등의 주요 원천을 제거하고 그것을 국가 규제로 제도화하는 데 쓰인 방식을 강조했다. 미국의 산재보상체계는 노동자 손상의 비용을 외부화하며, 재해 노동자에게는 거의 혜택이 돌아가지 않는다.

미국에서는 직업보건환경 영역에 직접적으로 연루된 전문가들이 노동환경의 중심적인 역할을 수행하는 경향이 있다. 여기에는 산업보건 간호사, 산업위생사, 연방 및 주 정부의 근로감독관 같은 실무자들이 포함된다. 노동환경에 대한 그들의 훈련과 지식은 과학적 방법론에 대한 전통적 관점과 그들이 위치하는 계급 모순적인 직업 역할에 의해 구조화된 사회적 관계에서 비롯된다. 그들이 의존하는 과학은 흔히 산업에 의해서 통제되거나 재정 지원을 받는다. 제7장에서는 이러한 기저의 편견이 과학적 지식의 신뢰성과 연구자·실무자의 객관성에 일단의 심각한 의문을 제기한다는 점을 다루었다.

1. 자본주의의 승승장구

우리는 세계 경제와 기술에 대한 이해가 노동환경을 이해하는 데 핵심이라는 점을 주장해왔다. 그러한 변화는 또한 지역사회와 사회적 연대를 파괴하는 근원이기도 하다. 전(前)산업사회의 마지막 유물은 가족이다. 이혼에 관한 통계, 빈곤의 여성화, '가족 가치'의 악명 높은 쇠퇴를 두고 판단해본다면 가족은 거의 해체되었다고 할 수 있다. 이것이 공동체와 친밀함에 대한 인간적 열망 자체가 사라졌다는 뜻은 아니다. 페미니즘의 성장은 시장이 우리의 가장 친밀한 사회적 관계로까지 확장되면서 극적으로 변화시킨 성별 관계에 대한 반응으로 이해될 수 있을 것이다. 자매애를 통해 공동체를 재정립하려는 노력은 여성 노동력의 동원과 동시에 일어났다. 이는 공동체 정신을 회복시키려는 선한 신념의 노력일 뿐 아니라 기저의 경제적 변화를 나타내는 징후로 이해되어야 한다. 페미니즘은 승승장구하는 자본의 면전에서 비(非)시장적 가치를 재정립하는 투쟁이다.

시장이 가족생활로 침투하면서 가져온 파괴적 효과는 엄청났다. 공동체의 가치는 산산조각 나고 소비주의로 변형되었다. 서비스 산업의 등장은 전통적인 작업장과 조직된 노동자에게 보장된 혜택을 흩뜨려놓았다. 소비는 대부분의 사람에게 가장 주요한 활동 — 어쩌면 '일' — 이 되었고, 서비스 제공은 그에 따른 고역이 되었다. 소비자는 '창조적'이다. 반면 서비스 노동자는 지루하고 가난하다.

양질의 재생산이 저하된 것에 대한 반응으로 환경주의가 성장했다. 그중 한 가지 형태는 플라스틱 컵으로 샴페인을 마시는 것에 당혹스러워하는 유형의 소비자 운동이다. 그러나 좀 더 사려 깊고 복잡한 또 다른 환경주의는 유해폐기물, 오염된 식수원, 대량 쓰레기 문제에 직면한 지역사회에 기반을 두고 있다. 이것은 다른 운동이다. 전자가 워싱턴에 기반을 두고 엘리트 정치와 보수주의 문화에 파묻혀 있다면, 후자는 생존의 토대에 주로 관심을 두는 노동계급운동이라 할 수 있다.

그러나 가장 슬픈 광경은 청소 일자리라도 얻으려고 애걸하는 조합원을 위해 일자리 만들기에 필사적인 노동조합의 모습일 것이다. 방위산업체의 해고 위협(때로는 실제 해고)에 시달리는 노동자는 그들이 성인기 내내 일해 온 오염 현장에서 계속 일할 수 있게 해달라고 고집한다. 건설 노동자는 이러한 방위산업체 노동자들의 주장에 반대하면서 그 오염 현장의 정화 업무가 그들 조합(그리고 사업상 도급업자 - 사업주 - 파트너)의 일이라고 주장한다. 소수 인종 도급업자와 시민권 활동가는 심각하게 오염된 도시지역의 정화권을 두고 맞서며, '젊은이'들이 석면과 납 페인트 제거, 유해폐기물 작업에서 미래를 찾을 수 있다는 착각에 빠져든다. 가장 정교한 환경운동 그룹과 노동조합만이 공해 예방, 독성물질의 사용 감소, 청정생산에 대해 관심이 있다. 그들은 소비주의의 이념적이고 물질적인 장막을 꿰뚫어보고 있으나, 그들의 높은 의식 수준을 따라오는 자들이 없다.

사회의 파편화는 승승장구하는 자본주의가 낳은 결과물이다. 폴라니(Karl Polanyi)의 말을 빌리자면, 사회는 개 시장의 마음 붙일 곳 없는 꼬리가 되었다. 그러나 자본의 지구화는 또한 노동시장의 지구화를 의미하기도 한다. 다양한 국가의 노동자들이 일자리를 두고 서로 경쟁하며, 생계를 위해 이 나라에서 저 나라로 이동한다. 이민은 산업화된 세계 전체에 걸쳐 주요 쟁점이 되었으며, 한편으로 이민배척주의를, 다른 한편으로는 정체성의 정치학을 낳았다. 민족주의와 인종주의가 승리한 시장의 등에 올라타면서 계급 관념은 구석으로 밀려나버렸다.

그러나 시장에 의한 사회 지배는 지역사회와 노동에 또 다른 중요한 효과를 낳는다. 공공부문은 노동계급 조직이 자본과 전쟁을 치를 수 있는 영역일 뿐 아니라 산업사회에서 근로대중을 지지하고 안전을 지켜주는 원천이다. 그러나 적자 감축과 재정 안정성이라는 미명하에 공공부문에 대한 공격이 늘어나고 있다. 미국처럼 엄청나게 부유한 사회도 외관상 가난한 시민을 돌봐줄 여력이 없다. 정부의 개입이란 보험·교육·건강 프로그램을 관리하고 규제하는 것이며, 이는 우파의 공격에 처해 있다. 또한 미국에서 보건의료 서비스 전달체계를 합리화하려는 노력은 보험회사처럼 견고한 이해를 가진 이들과의 전투에서 패배를 거듭하고 있다. 노동조합 힘의 마지막 요새이자 공공부문의 중요한 수호자인 공공부문 노동조합 또한 심각한 공격을 받고 있다.

오늘날의 사례는 자본주의의 승리와 자본주의 이념이 좌파에게 선사하는 모순을 가장 잘 보여주고 있는 것 같다. 비록 노동조합이 침체기에 있지만, 노동계의 관심과 환경 문제를 연계함으로써 때로는 몇몇 중요한 승리를 쟁취하기도 했다. 이를테면 1986년 의회는 '슈퍼펀드(Superfund)'[1]를 재승인했다. 이는 유해폐기물 처리 노동자를 보호하는 조항과 국립 환경보건과학연구소(NIEHS)가 감독하는 노동자 훈련 프로그램을 위한 보유기금을 포함하고 있었다. 이 연구비는 노동조합, 대학, 안전보건 조직들의 풀뿌리 연합체를 포함한 컨소시엄에 주어졌다. 이는 훈련에 쓰였으며, 작은 'COSH' 그룹의 경우 그 기금으로 자신들의 기술적 역량을 업그레이드하고 새로운 노동자 그룹을 접촉할 수 있게 만들었다. 가장 중요하게는 이들이 조직으로서 생존할 수 있게 만들었다. 몇몇 활동가는 그러한 정부 기금을 받는 것이 정부의 선물에 지나치게 의존하도록 만들 뿐 아니라, 조직을 상근자 중심의 유사 전문가 단체로 전환시켜 운동 단체로서 COSH 그룹의 임무를 변질시킬 것이라고 경고했다. 그러나 당시에는 재정 문제의 절박함이 승리를 거두었다. 활동가들이 노동운동에서 COSH 그룹을 위한 재정적 지원을 얻어낼 수는 없었다. OSHA는 '신(新)지도 프로그램(New Directions Program)'을 상당히 축소시켰고, 그 '슈퍼펀드' 프로그램은 이상하기는 하지만 안전보건 운동의 일정한 생존 수준을 보여주는 것이기도 했다. 이를테면 미국 노동자 대부분이 '그들의' 건강에 유해할 수도 있는 위험에 대해 무지한 상황에서, 스스로의 표준 산업분류체계조차 없는 기업의 안전 훈련 프로그램이 존재하는 현실을 보라. 일부 COSH 그룹의 신(新)마오주의 이론가들은 기금을 다루는 그들의 정치력과 영민함이 경제 논리를 이길 수 있다고 믿었다. 즉, 청소 노동자와 소방관들을 훈련시키면서 성차별주의 · 인종주의 · 제국주의에 대항하는 그들의 전투를 지속할 수 있는 방법을 찾아내려고 했던 것이다. 좌

---

1 미국 종합환경책임보상법(Comprehensive Environmental Response, Compensation and Liability Act: CERCLA)의 통칭. 러브 운하(Love Canal) 오염 재난에 대한 대응책으로 1980년에 제정되었으며 독성 폐기물로 오염된 지역사회와 주민들을 보호하기 위한 것이다. 현재 1,200여 곳이 슈퍼펀드 우선지원 대상이며, 책임자를 확인하기 어려운 곳에 대해 세금으로 정화 작업을 벌이고 있다.

파 전문가들은 노동계급에 복무하고 무언가 좋은 일을 하기 위한 훈련에 그 기금을 활용할 수 있다고 믿었다. COSH 그룹이 그 돈을 가져갔다.

이후 9년 동안 환경 프로그램과 정부에 대한 우익의 공격은 '슈퍼펀드'에 대한 지원을 서서히 파괴시켰다. '규제'와 노동조합에 대한 공격에는 NIEHS 의 노동자 훈련 프로그램을 노동계를 위한 '찌꺼기 기금'이라고 낙인찍는 것도 포함되어 있었다. 서비스 부문 노동조합이 안전보건 문제에서 그들의 이해관계를 따져본 것에 비해, 제조업과 건설업 노동조합은 서로 싸움을 계속해갔다. 공격이 완전히 성공하지는 못했지만 기금은 상당히 삭감되었고, 우리는 전문가와 노동자 사이의 그나마 취약한 동맹이 심각하게 위협받는 상황을 지켜보고 있다. 일부 COSH 그룹이 생존 자체를 NIEHS 기금에 의존하게 되면서, 기금을 잃을지도 모른다는 위협은 예전의 성공적인 동맹을 관료주의적 중상모략에 대한 연구로 전락시켰다.

그리하여 자본의 지구화와 시장의 승리는 노동계급을 프티부르주아 이해 집단으로, 전문가를 입신출세주의자로 전환시키는 데 기여해왔다. 일관된 '노동운동', 정치적으로 결정된 '지역사회', 또는 실제로 진보적 사회변화를 위한 진지한 희망이 있다고 믿는 것은 필사적 망상에 사로잡힌 사람들뿐이다.

2. 기본으로 돌아가자: 생산과 고통

포스트모더니즘과 정체성의 정치학이 소수자에 대한 새로운 신화와 선입견을 만들어내는 동안에도 노동자들의 고통과 노동환경은 계속 악화되고 있다. 지역 공동체는 일자리, 주택, 기본적인 생활 편의 시설을 둘러싼 필사적 경쟁으로 찢기고 있다. 누군가 일하다가 손을 잃고 의료 서비스를 받지 못한 채 복지급여에 의존하거나 길거리에 나앉는 물질적 빈곤에 빠진다 해도 '상관할' 바 없다. 권력 집단의 '이야기'가 권력 없는 이들과는 다르다는 것이 사실이지만, 이는 정치적 분석, 마케팅 혹은 권력 없는 이들의 동맹 구축에 대해서만 타당한 설명이다. 소비자 허세 또는 돈과 권력에 대한 갈망에 완전히 사로잡힌 이들만이 보지 못하는 고통에 근본적인 진실이 담겨 있다. 노동 현장 혹은 지역사회의 손상과 질병은 포스트모더니즘 - 정체성의 정치학이 누구를 권력, 가부장제 또는 정통 상류층으로 정의할 것인지에 관계없이 실재하는 현실이다. 이념이 중요하기는 하지만 물질적 조건의 중요성과는 비할 바가 아니다.

일자리와 노동은, 종종 기대에 어긋난 방식일 때도 있지만, 지역사회와 노동자 투쟁의 공통 주제로 나타난다. 매사추세츠의 한 지역 환경운동 단체는 유해폐기물 정화 활동에 적합한 응급대처장비가 부족하다는 소방관의 불평에 불편해했다. 그들은 소방관이 '슈퍼펀드' 사업 지역의 정화 활동을 방해한다고 생각했다. 그들을 단결시키는 것은 없었다. 문제의 핵심 책임자들이 기뻐할 만하게도 이들은 각자의 정치적 동맹을 좇아 갈라졌다. 이제 책임 당사자들에게 한 번 더 유예가 주어진 셈이다.

지역사회운동과 노동운동이 정교해질수록 생산방식과 수단에 대한 우려도 발전한다. 집에 부엌이 없는 사람도 조리실, 레인지와 환기장치, 두꺼운 도마와 칼에 대해 점차 관심을 갖게 된다. 그러나 우리는 소비자로서의 선택뿐 아니라 시민과 노동자로서의 주권을 원한다. 우리는 기술에 대한 주요 결정이 내려질 때 최소한 그곳에 참석하기만이라도 원한다. 불행하게도 우리는 점점 더 '일자리 협박'에 직면하고 있다. 누가 기술에 대한 결정을 내리는가? 보스는 그 밖의 모든 것은 물론 기술에 대한 결정권도 갖는다.

아마도 이러한 상황에서 가장 이해하기 어려운 측면은 왜 우리 — 노동자와 시민 — 가 그러한 착취와 억압을 참고 있는가 하는 것이다. 바로 여기에서 이념의 중요성이 드러난다. 게임의 규칙은 자본에 우호적인 방식으로 정해지며, 민주주의 사회의 시민은 그 규칙을 받아들인다. 그러한 '동의의 날조'는 성공적이었다. 우리는 불가피한 시장의 힘에 순응하고 적응해야 한다고 믿게 되었다. 기술의 속도는 맹렬하고 우리는 경쟁력이 있어야 한다. 우리는 정치경제에 대한 지배력을 잃었다. 그리고 자본은 노동자가 겁에 질려 그 갈기에 매달려 있는, 세계를 질주하는 야생마라 할 수 있다.

3. 민주주의가 답인가?

우리는 이 책의 작업을 시작하면서 이것이 좀 더 큰 '민주주의 프로젝트'의 한 부분이라고 생각했다. 노동환경의 정치경제 분석이 현대 경제학의 과도한 단순화를 피하면서도 생산의 중심성에 주목하는 데 도움이 될 것이라고 생각했다. 우리는 정치경제에 대한 정치적 통제의 중요성을 단언하며 되풀이해서 마르크스로 돌아가려 한다는 점에서 구좌파라 할 수 있다. 그러나 우리는 좌파 스탈린주의와 소비에트 연방의 경찰국가 자본주의가 자행한 사회주의의 끔찍한 피해에 대해 알고 있다. 우리는 '산업 민주주의'라는 개념도 마찬가지로 구식이지만 이해하고 공감할 수 있다는 생각에서 밀고 나갔다.

작업을 시작한 지 5~6년이 지난 지금, 우리는 민주주의 프로젝트에 대해 덜 순진해지고 더 불편해졌다. 동유럽을 휩쓰는 '자유시장'의 확장과 중국의 군사자본주의로의 전환, 전 세계에 걸친 사회주의·사민주의 정당의 실패를 보면서 민주주의가 소유권에 관한 것임을 확인했다. 영감을 얻은 자본이 모든 것을 지배하고, 소유는 전성기를 만났다. 시민 - 소비자에게 민주주의란 슈퍼마켓에서의 선택을 의미하게 되었다. 달러, 루블, 또는 크로나(krona)[2]를 통해 통치하며 우리를 기쁘게 해주려고 안달인 자본은 전 세계를 떠돌면서 착취할 수 있는 값싼 노동력과 덜 오염된 환경을 찾아내고, 그렇게 해서 우리에게 값싼 상품을 제공해준다. 대학 졸업자가 주택 청소 일을 해야 하며, 미국의 가난한 이들이 세차 일에 나서는 상황이 되었다.

그렇다면 정치적 민주주의는 어떠한가? TV 시대와 대중사회에 정치적 민주주의는 무엇을 의미할 수 있을까? 우리는 시장 권력에 굴복하는 데 몰두하는 후보자와 정당을 구분해서 생각해야 한다. 좌파들은 시민이 시장에 더 잘 적응하도록 돕는 정부가 있어야 한다고 믿는다. 우파가 믿는 것은, 부자가 자신의 생활을 즐겨야 하고 이민자는 떠나야 한다는 것이다. 민주주의는 공유된 가치가 존재하는 공동체에서만 의미 있게 존재할 수 있는 듯하다. 분절되고 소외된 사회에서 그것은 단지 또 하나의 구경거리 스포츠일 뿐이다.

4. 기본으로 돌아가자: 사회적 건강을 위한 운동의 촉진

전 지구적 자본주의의 정치성을 특징짓는 깊은 모순을 피할 길은 없다. 노동계급의 분열은 격심하다. 그들은 인종과 민족, 국가, 반구에 따라 나뉘어 있다. 그것은 젠더, 식민지, 경제 발전, 저개발과 관련 있다. 그리고 누가 어떤 일자리, 어떤 지역사회, 어떤 학교를 통제하는가의 문제처럼 기본적인 것이다. 그것은 인종, 국적, 기타 등등에 따라 사람들을 갈라놓을 수 있다.

---

2 루블은 러시아의 화폐단위, 크로나는 스웨덴의 화폐단위. — 옮긴이

생계와 살기 좋은 환경을 위한 끔찍한 경쟁은 각별한 문제를 제기한다.

계급 사이의 모호한 관계는 새롭고 더욱 어려운 문제를 보탤 뿐이다. 사회적 건강과 직업보건을 위한 운동을 창출하려면 노동계급 분파들과 계급 압력에 대립하는 중간계층 '전문가들'을 함께 묶어야 한다. 그러나 이행 중인 세계 경제는 노동계급의 구조를 재조정하며 노동계급과 중간계급의 구분을 흐리게 만든다. 모든 경쟁적 힘이 간신히 버티고 있으며, 동맹은 깨지기 쉽다.

아마도 가장 다루기 어려운 힘은 시장, 소비주의, 개인주의의 이념적 헤게모니일 것이다. 정치적 담론은 협소하며 자유시장 신화에 의해 지배된다. 매스미디어는 대중문화를 지배하며 우리가 고려할 수 있는 정치적 · 사회적 가능성을 제한한다. '현존 사회주의'에 대한 현재의 낮은 평판은 자본주의에 대한 인간적이고 정치적인 대안의 가능성을 배제해버린다. 정치가 점점 더 지루해지듯, 민주주의는 점점 더 슈퍼마켓의 물건이 되어가고 있다.

여전히 사람들의 고통은 지속되고 있다. 노동자나 지역사회쯤은 결코 대수롭지 않은 문제인 양 생산은 지속된다. 그 결과는 실질적이다. 손상, 질병, 비참, 빈곤이 그것이다. 사회적 관계와 기술이 인간 생명과 환경에 이토록 유해한 상황에서 이러한 결말은 전 지구적 자본의 확산이 가져온 당연한 결과가 되고 있다.

옮긴이 후기

　우리 역자들은 2006년 말부터 3년 동안 '취약 노동자를 위한 건강증진사업 개발'이라는 연구 프로젝트를 함께 수행했다. 연구사업 시작 단계에서 우리는 오늘날 노동자 건강권 문제를 거시적 맥락에서 이론적으로 조망할 필요가 있다고 생각했다. 하지만 이러한 주제로 함께 읽고 토론할 만한 국내외 서적은 매우 드물었다. 이 책은 어쩌면 우리의 어쩔 수 없는 선택이라 할 수도 있었다. 이 책이 처음 출판된 것은 1999년, 그것도 미국에서였다. 번역 시점에서도 이미 10년이 다 되어가는 '옛날' 책이었다. 그러나 이 책이 담고 있는 사실과 그에 대한 논의들은 당시 (그리고 오늘날에도) 한국 사회에 지나칠 만큼 유효했다. 우리는 토론을 하면서 한편으로 신기해했고, 한편으로 절망했다. 일부 내용들은 '미국'이라고 쓰인 주어나 목적어를 '한국'으로 바꾼다 해도 한국 독자들이 눈치채지 못할 것 같았다.

　우리가 이 책을 번역하기로 결심한 것은, 이러한 정서적·지적(知的) 경험을 좀 더 많은 이들과 공유하고, 우리가 발 딛은 현실에서 이러한 논의를 확장시키고 싶었기 때문이다. 그 이전까지 우리 사회에서 출판된 이른바 '산업'안전보건 분야의 전문 서적은 특정한 유해물질이나 유해환경, 이에 대한 의학적·공학적·행정적 해결방안을 다룬 것이 대부분이었다. 명료하고 구체적이긴 했지만, 거기에는 따뜻한 살과 피를 가진, 노동의 피로와 보람에 울고 웃는 '인간' 노동자가 존재하지 않았다. 그 유해물질과 유해환경을 생겨나게 만든, 혹은 그러한 유해요인의 예방과 관리를 어렵게 만드는 상황·맥락에 대한 이야기를 찾아보기도 어려웠다. 현재의 안전보건, 산재보상제도가 진화하는 데 노동자들의 희생과 투쟁, 전문가들의 연대가 얼마나 큰 기여를 했는지 다룬 경우는 더욱 찾아보기 힘들었다. 바로 이러한 것들이 레벤스타인과 우딩 교수의 책에 담겨 있었다. 우리 스스로 이 문제를 정리해낼 만큼 학문적 내공을 아직 쌓지 못했다면, 번역 작업이 우리에게나 독자에게 좋은 출발점이 될 수 있을 것이라 생각했다.

나름대로 이 분야의 전공자들이지만, 번역은 쉽지 않았다. 미국의 역사적·사회적 맥락에 대해 지식이 충분치 못한 것도 한 이유였지만, 무엇보다 용어와 개념이 지닌 정치성·역사성을 제대로 드러내는 것이 쉽지 않았기 때문이다. 수백 번 이상 등장하는 단어인 'occupational health'조차 번역어를 선택하기 쉽지 않았다. 당시만 해도 한국 사회에서 노동자의 건강을 다루는 이 학문 분야는 '산업의학' 혹은 '산업보건'이라 불렀다. 그래서 '산업안전보건법', '산업안전공단', '산업안전보건연구원', '산업의학 전문의' 등의 명칭이 존재했다(지금은 이러한 경향에 균열이 생겨서 '산업의학'이라는 전문 분과는 '직업환경의학'으로 공식 명칭이 변경되었다). 우리를 비롯한 일군의 연구자들과 활동가들은 그동안 의식적으로 '산업'보건 대신 '노동'보건이라는 표현을 써왔다. 노동자를 '근로자'라 부르고 노동자 건강 문제를 '산업'의 부수적인 문제로 바라보는 현실에 대한 일종의 저항의 뜻이 담겨 있었다. 그렇다면 이 책에서는 어떤 용어를 쓸 것인가? 한국 사회에서 공식적으로 통용되는 '산업보건'과 전복적 의의를 지닌 '노동보건' ……. 논란 끝에 우리는 싱겁

게도(!) 원문 표현 'occupational health and safety' 그대로 '직업안전보건'이라고 번역하기로 결정했다. 사실 '산업'도 '노동'도 아닌 중립적인 이 용어조차 '산업보건/의학'에 길들여진 한국 사회에는 새로운 것이었다. 우리는 이러한 '낯설게 하기'를 통해 독자들에게 현재 한국의 노동자 건강권 문제가 얼마나 자본 편향으로 이해되고 있는지를 보여주고 싶었다. 하지만 통용되는 용어를 따를 수밖에 없는 경우도 있었는데, '산재보험'이 바로 여기에 해당한다. 영어 원문은 'worker's compensation', 직역하자면 '노동자 보상'이다. 일을 하다 다치거나 병든 노동자에게 보상을 해주는 제도라는 점에서 '노동자 보상'이 적절한 표현이지만, 이 용어를 썼을 때 이를 기존의 '산재보상'이라고 이해할 수 있는 독자가 얼마나 될지 우려되었다. 우리는 지나치게 생소한 표현 때문에 발생할 수 있는 개념의 혼란을 피하고자 할 수 없이 기존의 '산재보상'이라는 용어를 그대로 채택했다. 근로자들이 투쟁을 통해 노동자라는 제 이름을 되찾아온 것처럼, 이들 용어 또한 현실의 투쟁 속에서 본래의 이름을 되찾아올 수 있길 바랄 뿐이다.

1840년대에 출판된 엥겔스의 『영국 노동계급의 상태』에 그려진 영국 노동자들의 작업환경이 『전태일 평전』 속의 1960년대 한국 사회에 고스란히 재현되고, 다시 2000년대 멕시코 마킬라도라 노동자들의 모습으로 나타난 것은 결코 우연이 아니다. 또한 한국 사회에서 1970년대 '여공'들의 외침이 1990년대 전화교환원들, 2000년대 대형 할인점 비정규직 여성 노동자들의 입으로 전해진 것 또한 우연이 아니다. 시간과 공간이 다르고 유해요인의 종류와 숫자가 달라져도 변하지 않는 사실은, 노동자가 '생산'에 종사하고 (그것이 물건이든 서비스이든) 그로 인해 몸과 마음이 병들 수 있다는 점이다. 신기술의 도입과 활용, 산재보상제도의 탄생과 발전, 규제와 규제 기구의 진화, 이 모든 것은 (때로는 격렬한 투쟁을 수반하는) 정치적 과정이고, 이는 작업장 유해인자의 분포와 그것들의 관리 방식을 결정함으로써 노동자의 건강에 영향을 미친다. 그래서 우리는 작업장의 개별 위험요인뿐 아니라 그러한 위험요인의 분포와 관리 방식을 결정하는 역사적·사회적 맥락과 주체·권력의 문제를 분석해야 한다고 생각한다. 이것이 바로 이 책에서 이야기하는 '노동자 건강의 정치경제학'이다.

우리는 노동자 건강 문제에 대한 기술적 해결책이 중요하지만 그것이 개별 사업장에 국한되거나 기술자들·전문가들에 의해 전유되는 것을 원치 않는다. 기업의 책임성이 중요하지만, 그렇다고 온전히 기업(집단)에 의해 관리되는 것을 원치 않는다. 또한 법과 규제가 중요하다고 생각하지만, 그것만으로 노동자 건강이 보장될 수 있을 것이라고는 믿지 않는다. 마지막 장에서 이야기하듯, 노동자 건강권 보장을 위해 가장 중요한 것은 노동에서의 진정한 민주주의를 구현하는 것이며, 그것은 완성된 결과물이 아니라 지난한 '과정'으로서 존재한다. 이 글의 서두에서 우리는 미국의 상황이 한국과 너무 비슷해서 놀랍고 우울하다고 썼다. 하지만 척박한 사막에서도 생명은 지속되는 법이다. 자본이 세계화된다면 노동도 세계화되고, 착취가 전 지구적 차원에서 일어난다면 투쟁도 전 지구적 차원에서 일어난다. 노동자 건강권 보장의 역사는 미국에서도 한국에서도 투쟁의 역사였고, 앞으로도 계속 그럴 것이다. 이 또한 '노동자 건강의 정치경제학'에서 중요한 구성요소이며, 이 책이 깊은 통찰력으로 다루고 있는 부분이다. 우리는 독자들이 이 책을 통해서 노동자 건강에 대한 인식의 지평을 넓힐 수 있을 것이라 생각한다.

덧붙여, 역자들 스스로 내공 부족을 탓하며 대안으로서 번역을 선택했지만 아쉬움은 있었다. 아무리 미국과 한국의 상황이 유사하다 해도, 한국 사회 고유의 맥락과 역사성에서 유래한 차이를 간과하는 것은 '노동자 건강의 정치경제학'이라는 제목에 어울리지 않는다. 그래서 각 장의 중심 주제에 대한 한국적 정황이나 사례를 옮긴이의 보론으로 간략하게 덧붙였다. 그리고 증보판을 내면서 지난 10년 동안 변화된 내용들을 추가했다. 사실 10년이라는 기간은 한국 노동자의 건강 문제를 심도 깊게 분석하는 별도의 책이 발간되었어야 마땅한 시간이지만, 그렇게 하지 못한 것은 이 분야의 연구자로서 부끄러운 일이 아닐 수 없다. 조만간 한국 상황에 대한 깊이 있는 분석과 풍부한 사례를 담은 책을 내겠노라고 독자들에게 약속하며, 우선 이 책에 실린 '옮긴이 보론'을 통해 국내 독자들의 갈증이 조금이나마 해결되기를 기대해본다.

문제의 해결은 과학적 인식으로부터 출발한다. 독자들이 노동자 건강 문제의 역사성·정치성을 이해하는 데 작은 도움이 되고, 미시적 해결책들과 결합할 수 있는 거시적 이론·정책을 논의해나가는 데 밑거름이 될 수 있다면, 이 번역서는 나무들의 희생을 넘어서는 존재의 정당성을 확보할 수 있을 것이다. 혹시나 오역과 비문이 있다면 그것은 전적으로 우리 역자들의 책임이라는 점을 밝혀둔다.

2017년 4월

옮긴이 일동

증 보 판 에　덧 붙 여

한국의 산재공화국 오명,

노동자 건강에 대한 정치경제학적 분석과 운동 없이 씻기 힘들다

이상윤

노동건강연대 공동대표, 직업환경의학 전문의

　한국이 산재사고 사망률에서 OECD 회원국 중 부동의 1위라는 사실은 이제 잘 알려져 있다(〈그림 1〉 참조). 물론 이 통계는 OECD가 공식적으로 발표한 것은 아니다. 매년 각국 정부가 국제노동기구(ILO)에 자발적으로 보고하는 산재사고 사망 건수를 해당 국가의 임금노동자 수로 나누어 노동건강연대가 계산한 것이다. 국가마다 산재사고 사망을 정의하는 기준이 조금씩 다르고, 임금노동자의 정의도 조금씩 다르기 때문에 국가 간 비교는 신중해야 한다. 국가별로 산업구조가 다르다는 점도 중요한 고려 대상이다. 일반적으로 제조업과 건설업 등에서 산재사망 사고가 많이 발생하기 때문에 해당 국가의 제조업·건설업 비율이 높으면 산재사고 사망률도 높아진다.

　하지만 이러한 점을 고려하더라도 한국의 산재 문제가 심각하다는 것에 이견을 제기하는 사람은 별로 없다. 심지어 정부조차 한국의 산재 문제가 심각하다는 현실 인식에는 동의한다.

　문제는 그 다음이다. 한국의 심각한 산재 문제에 대한 원인 분석과 진단에서 주류 학계와 노동안전보건 운동 진영은 몇 가지 오류를 범해왔다.

　첫 번째 오류는 한국의 산재 문제가 경제 발전과 더불어, 더 정확히 말하면

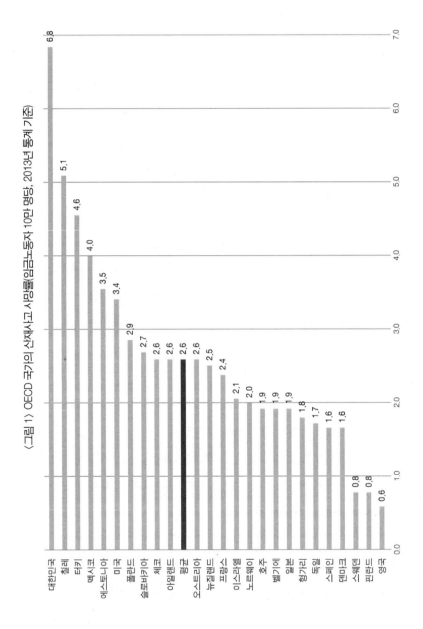

〈그림 1〉 OECD 국가의 산재사고 사망률(임금노동자 10만 명당, 2013년 통계 기준)

대한민국 6.8
칠레 5.1
터키 4.6
멕시코 4.0
에스토니아 3.5
미국 3.4
폴란드 2.9
슬로바키아 2.7
체코 2.6
아일랜드 2.6
평균 2.6
오스트리아 2.6
뉴질랜드 2.5
프랑스 2.4
이스라엘 2.1
노르웨이 2.0
호주 1.9
벨기에 1.9
일본 1.9
헝가리 1.8
독일 1.7
스페인 1.6
덴마크 1.6
스웨덴 0.8
핀란드 0.8
영국 0.6

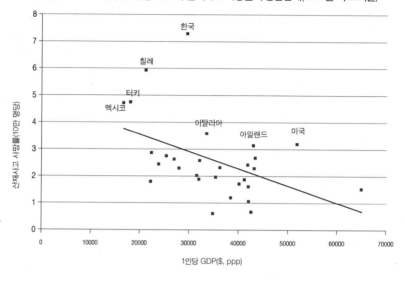

〈그림 2〉 OECD 국가의 1인당 GDP와 산재사고 사망률의 상관관계(2012년 자료 기준)

국내총생산(GDP) 증가와 더불어 '자연스럽게' 해결될 것이라는 낙관론이다. 이러한 견해를 펴는 이들의 스펙트럼은 단순한 환원론적 경제주의자부터 복잡한 시스템공학자까지 다양하다. 이들은 공통적으로 경제가 발전하면 다양한 사회 부문이 동시에 발전하고 시스템이 자연스레 재정비되면서 산재 문제가 해결될 것이라는 낙관적 견해를 제기한다. 1인당 국민소득이 3만 달러 이상이 되면 '안전'에 대한 관심이 증가하고 안전에 대한 논의와 담론이 활발해지면서 '체계'를 갖추게 된다는 주장 역시 그 결이 약간 다르긴 하지만 환원론적 경제주의의 한 변형이다.

이러한 주장은 실증적으로도 오류다. 〈그림 2〉에서 보는 바와 같이 국민 1인당 GDP와 산재사고 사망률은 상관관계가 있지만, 일직선상의 선형 관계는 아니다. 국민 1인당 GDP가 올라감에 따라 산재사고 사망이 줄어드는 경향이 있는 것은 사실이지만, 일률적으로 관철되는 철의 법칙은 아니다. 〈그림 2)에서 보는 것처럼 한국은 1인당 GDP에 견줘 산재사고 사망률이 비정상적으로 높고, 미국도 1인당 GDP는 5만 달러 이상이지만 산재사고 사망률은 1인당 GDP가 채 2만 달러가 되지 않는 에스토니아와 비슷한 수준이다.

이러한 경제주의적 환원론에 입각한 설명은 사실과 맞지 않을 뿐 아니라, 문제 해결을 위해 노력하는 주체들의 운동을 저평가하거나, 주체들의 운동 없이도 경제만 성장하면 문제가 해결될 것이라는 잘못된 기대를 촉발한다는 점에서 비판받아 마땅하다.

두 번째 오류는 노동조합의 힘이 커지면 산재 문제가 자연스레 해결될 것이라는 조합주의적 분석이다. 구체적 문제에 대한 구체적 분석 없이 노동조합의 힘만을 강조하는 이러한 흐름은 조합주의적 혹은 계급 환원론적 분석의 한 전형이라 할 수 있다.

이 역시 실증적으로 반박 가능한 주장이다. 〈그림 3〉에서 보는 바와 같이 노조 조직률이 높을수록 산재사고 사망률이 낮아지는 경향이 있음은 사실이지만, 이 역시 직선적인 선형 관계는 아니다. 특히 노조 조직률이 10% 내외에 있는 나라들의 산재사고 사망률의 변이는 매우 크다. 이러한 나라들에서는 노동조합의 힘 혹은 노동계급의 힘 외에 다른 요인들이 중요하게 작용하고 있는 것이다.

산재 문제 해결을 위해 노동조합 조직률을 높여 힘을 키우는 것은 말할 나위 없이 중요하다. 하지만 이것만 해결되면 마치 모든 문제가 다 해결될 것처럼 말하는 것은 타당하지 않다. 실제로 한국에서 조직률이 높은 다수의 기업별 노조(혹은 무늬만 산별인 산별노조의 기업별 지부)는 노동자 건강과 안전 문제에 관심이 없거나, 임금 및 단체협약 협상 시 거래의 카드로만 노동자 안전보건 문제를 '활용'한다.

그러면 어떠한 분석과 해석이 타당한 것인가? 문제의 해결과 운동의 발전

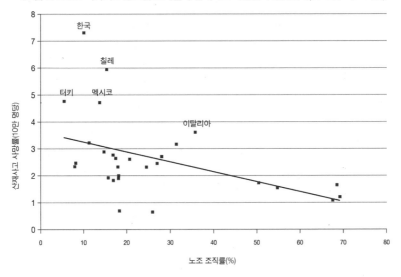

〈그림 3〉OECD 국가의 노동조합 조직률과 산재사고 사망률의 상관관계(2012년 자료 기준)

을 위해 필요한 분석적 틀은, 이론적 기반은 어떠한 것이어야 하는가? 이러한 질문에 대한 해답을 얻고, 한국 사회 노동자 안전보건 운동을 제대로 만들어나가기 위해서는 '노동자 건강과 안전에 대한 정치경제' 분석이 필요하다. 경제주의적 환원론과 조합주의적 환원론에 빠지지 않고 경제와 정치를, 구조와 주체의 운동을 변증법적으로 연결시키며 해석하고 운동을 활성화하는 '이론'이 필요한 것이다.

이를 위해서는 세계 경제와 한국 경제에 대한 분석이 필수적이며, 한국의 산업구조와 고용구조에 대한 분석 역시 피해갈 수 없다. 한편 좁은 의미의 '정치'부터 넓은 의미의 '정치'까지 노동자 건강과 안전을 둘러싼 권력 구조에 대한 분석도 필요하다. 산업안전보건법, 산업재해보상보험법 등 제도를 둘러싼 자본, 노동, 전문가, 관료 등의 각축도 분석 대상이다. 이런 측면에서 한국의 노동자 건강과 안전 문제 해결을 위해 다음과 같은 현실의 변화와 동학은 반드시 분석과 운동의 시야에 포함되어야 한다.

첫째, 유해기술·유해물질과 노동 착취 산업의 전 지구적 유통 구조를 고려해야 한다. 최근 '공급망 사슬(supply chain)'에 대한 관심은 이러한 흐름을 반영하는 것으로, 노동자 안전보건 문제에 대한 전 지구적 시각을 견지할 필요가 있다. 선진국에서 자국 노동자들의 투쟁으로 더 이상 유지가 어려워진 유해 산업이 규제가 덜 엄격하고 노동자 투쟁이 덜 활발한 제3세계로 이전되는 경우가 많아지고 있다. 한국의 원진레이온 공장이 일본에서 한국으로, 한국에서 다시 중국으로 수출된 것은 유해 산업의 이동 양상을 잘 보여주는 사례이다. 한편 제1세계의 강화된 노동조건을 만족시키기 어려워진 노동 착취 기업이 제3세계로 이전해 더욱더 비인간적인 노동조건을 강요하며 노동자들의 건강을 착취하는 문제도 심각하다. 한국 기업도 예외가 아니다. 삼성, LG, 현대 등의 대기업은 물론 의류, 전자제품 등을 생산하는 중소기업이 동남아시아와 남아메리카 지역 사업장에서 현지 노동자들을 착취하는 사례들도 간간이 보도된다. 특히 노동권을 말살하는 기업 정책 때문에 현지 노동자들의 강력한 저항에 부딪히는 경우도 드물지 않은데, 2011년 방글라데시 의류 노동자들의 임금 인상 대투쟁은 한국 기업들의 불공정 관행이 촉발제가 되었다.

둘째, 구조 조정과 산업 패턴의 변화에 따라 고용구조가 변화하고 있으며, 그 결과 노동자의 건강이 악화되고 있다. 1990년대 후반 외환위기 이후 여러 차례의 구조 조정 결과, 한국의 고용구조는 제조업 정규직 노동자가 다수를 차지하던 구조에서 서비스직 비정규직 노동자가 다수를 차지하는 구조로 변화했다. 광범위한 비정규직의 증가로 노동의 유연성이 증가하면서 두드러지게 된 현상은 '위험의 외주화'라 할 수 있다. 한국의 일터에서 죽고 다치고 병드는 노동자는 이제 거의 모두 비정규직이다.

셋째, 서비스업 비중이 커지면서 주요한 건강 문제 자체도 변화하는 양상을 보이고 있다. 그래서 이전에는 큰 관심을 받지 못한 스트레스성 질환, 직장 내 폭력과 괴롭힘, 감정노동 등의 문제에 대한 사회적 관심이 증가하고 있다.

넷째, 공기업의 민영화 또한 노동자 건강을 악화시키는 요인이다. 철도, 가스, 전기, 통신 등 기간산업뿐 아니라 의료, 교육 등 공공서비스의 적극적 민영화가 노동자 건강을 위협하고 있다. 민영화 이후 이윤 증가를 위해 안전보건관리자를 줄이고 안전보건에 대한 투자를 축소한 반면, 노동강도는 더욱 강화했다. 만성적인 인력 부족에 시달리면서 각종 사고가 빈발하고 공공서비스의 이용자인 시민의 안전도 위협받는 상황이다.

다섯째, 노동자 건강 보호를 위한 규제와 제도가 사라지거나 유명무실해지고 있다. 규제는 해악이며 철폐해야 한다는 고정관념에 사로잡힌 정치 세력들과 관료들이 득세하면서 노동자 안전과 건강을 위한 '사회적 규제'마저 무분별하게 철폐되거나 완화되고 있다.

여섯째, 전체 노동자 중 여성 노동자의 비중이 증가하면서 이들의 건강 문제에 대한 연구와 대응이 시급해졌다. 여성 노동자가 겪는 건강과 안전 문제는 남성 노동자와 공통된 부분도 있지만 다른 부분도 많다. 특히 여성 노동자가 많이 경험하는 임신 · 출산 등 생식 건강과 관련된 문제나 성희롱과 폭력, 감정노동 등의 문제들이 노동자 안전보건 측면에서 다루어질 필요가 있다.

일곱째, 기술 발전이 노동자 안전보건 문제를 해결해주는 것이 아니라 오히려 새로운 문제를 야기할 수도 있음을 인식해야 한다. 흔히 발전된 기술 혹은 산업으로 인식되는 전자산업이 다양한 유해물질 노출을 야기하고 노동 착취를 기반으로 한다는 것은 삼성전자 노동자의 백혈병 투쟁 사례에서 생생히 증명된 바 있다. 자동화와 기계화 등도 노동자 건강에 새로운 문제를 만들어내고 있으며, CCTV나 전자감시 등의 기술을 이용한 직장 내 감시나 통제 역시 새로운 노동자 건강 문제이다.

여덟째, 사회보험에 대한 합리화라는 명분으로 산재보험의 혜택을 줄이려는 시도들이 늘어나고 있다. 산재보험 급여를 받는 노동자들의 '도덕적 해이'를 질타하는 캠페인이 대중매체를 통해 유포되는 장면은 낯설지 않다. 이는 노동자의 사회적 임금을 줄이는 직접적 효과 외에도, 산재보험 수급자를 줄임으로써 산재보험상의 통계 수치가 개선되어 노동자 건강 상태가 향상되었다는 주장의 근거로 악용되고 있다.

아홉째, 한국의 노동조합 조직률은 지속적으로 정체 혹은 하락하고 있으며, 특히 청년층과 서비스 업종, 비정규직의 노동조합 가입률은 매우 낮다. 그로 인해 노동조합의 대표성이 지속적으로 문제가 되고 있으며, 사회적 협상력 역시 예전 같지 못하다. 노동계급의 힘을 상징적으로 보여주는 진보 정당 역시 세력 기반이 강고하지 못하다.

열째, 노동자 친화적인 노동안전보건 전문가의 재생산이 원활하지 못하다. 기업의 압도적 영향력 아래 기계적 중립을 절대 가치로 여기는 전문가들이 늘어나는 것이 현실이다. 심지어 공개적으로 기업의 컨설턴트 역을 자임하는 전문가들도 등장하고 있다.

이상의 열 가지 변화는 한국의 노동자 건강 및 안전 문제를 정치경제학적으로 분석하기 위해 고려해야 할 현실의 일부에 불과하다. 한국의 노동자 건강 및 안전 문제는 이처럼 다층적이고 복잡하기에 경제주의적 혹은 조합주의적 환원론으로는 이해할 수도, 문제를 해결할 수도 없다. 존 우딩, 찰스 레벤스타인의 『노동자 건강의 정치경제학』은 환원론을 넘어 변증법적 정치경제학적 분석을 위한 좋은 시작점이자 길잡이다. 한국의 노동안전보건 문제의 해결을 바라는 이들이 이 책을 꼭 읽고 함께 토론해야 할 이유이다.

참고문헌

Adamic, L. 1963. *Dynamite: The Story of Class Violence in America.* Gloucester, MA: Peter Smith.

Alford, R. & R. Friedland. 1985. *Powers of Theory: Capitalism, the State and Democracy.* New York: Cambridge University Press.

Amott, T. 1993. *Caught in the Crisis: Women and the U.S. Economy Today.* New York: Monthly Review Press.

Appelbaum, E. & J. Gregory. 1988. "Union Responses to Contingent Work: Are Win-Win Outcomes Possible?" In *Flexible Workstyles: A Look at Contingent Labor.* Washington, DC: Women's Bureau, U.S. Department of Labor.

Ashford, N. 1980. *Crisis in the Workplace: Occupational Disease and Injury.* Cambridge, MA: MIT Press.

Barmann, T. C. 1997. July 14. "The Mystery of Occupational Disease." *Providence Journal-Bulletin.*

Barth, P. S. & H. A. Hunt.1980. *Workers' Compensation and Work-Related Illness and Disease.* Cambridge, MA: MIT Press.

Bayer, R.(ed.). 1988. *The Health and Safety of Workers.* New York: Oxford University Press.

Bell, D. 1973. *The Coming of Postindustrial Society: A Venture in Social Forecasting.* New York: Basic Books.

Berman, D. 1978. *Death on the Job: Occupational Health and Safety Struggles in the United States.* New York: Monthly Review Press.

_____. 1995. "Workers' Compensation in the United States: High Costs, Low Benefits." *American Review of Public Health,* vol.16, pp.180~218. 1981. "Grassroots Coalitions in Health and Safety: The COSH Groups." *Labor Studies Journal,* vol.6(1).

Boden, L. I. 1979. "Cost-Benefit Analysis: Caveat Emptor." *American Journal of Public Health*, vol.69, p.1211.

_____. 1995. "Workers' Compensation in the United States: High Costs, Low Benefits." *American Review of Public Health*, vol.16, pp.180~218.

Boyer, R. & H. Morais. 1955. *Labor's Untold Story*. New York: United Electrical Press.

Braverman, H. 1974. *Labor and Monopoly Capital*. New York: Monthly Review Press.

Bright, J. 1985. "Does Automation Raise Skill Requirements?" *Harvard Business Review*, vol.36(4).

Brodeur, P. 1974. *Expendable Americans*. New York: Viking.

Billlard, R. 1992. "Reviewing the EPA's Draft Environmental Equity Report." *New Solutions*, vol. 3(3), pp.78~86.

Bureau of National Affairs. 1971. *The Job Safety and Health Act of 1970: Text, Analysis and Legislative History*. Washington, DC: Author.

Buroway, M. 1979. *Manufacturing Consent: Changes in the Labor Process under Monopoly Capitalism*. Chicago: University of Chicago Press.

Burton, J.(ed.).1994. *Workers'Compensation Yearbook*. Horsham, PA: LRP Publications.

Business Wire. 1998, April 8. "Worker Injury Biz Booming."

Butler, R. J., W. G. Johnson & M. L. Baldwin. 1993. "Managing Work Disability: Why First Return to Work is Not a Measure of Success." *Industrial and Labor Relations Review*, vol.48(3), pp.452~469.

Byant, W., D. Zick & H. Kim. 1992. *The Dollar Value of Household Work*. New York: Cornell University Press.

Castleman, B. 1979. "The Export of Hazardous Factories to Developing Nations." *International Journal of Health Services*, vol.9, pp.569~606.

Chelius, J. R. 1982. "The Influence of Workers' Compensation on Safety Incentives." *Industrial and Labor Relations Review*, vol.35(2), pp.235~242.

Croyle, J. L. 1978. "Industrial Accident Liability Policy in the Early Twentieth Century." *Journal of Legal Studies,* vol.7(2).

Davis, S. & R. Schleifer. 1997. *Indifference to Safety*. Washington, DC: Farmworker Justice Fund.

Dembe, A. 1996. *Occupation and Disease: How Social Factors Affect the Conception of Work-Related Disorders*. New Haven, CT: Yale University Press.

Donnelly, P. G. 1982. "The Origins of the Occupational Safety and Health Act of 1970." *Social Problems*, vol.30(1).

Donovan, A. 1988. "Health and Safety in Underground Coal Mining, 1900~1969: Professional Conduct in a Peripheral Industry." In R. Bayer(ed.). *The Health and Safety of Workers.* pp.72~138. New York: Oxford University Press.

Dwyer, T. 1991. *Life and Death at Work: Industrial Accidents as a Case of Socially Produced Error.* New York: Plenum Press.

Eastman, C. 1910. *Work Accidents and the Law.* New York: Chatham.

Economic Indicators. 1999. December 19~January 1. *Economist*, p.48.

Edwards, P. K. 1981. *Strikes in the United States, 1881~1974.* New York: St. Martin's Press.

Elling, R. 1986. *The Struggle for Workers'Health: A Study of Six Industrialized Countries.* New York: Baywood.

Engels, F. 1976. *Anti-Duhring.* New York: International Publishers.

Felt, J. 1965. *Hostages of Fortune: Child Labor Reform in New York State.* Syracuse, NY: Syracuse University Press.

Ferguson, T. & J. Rogers. 1986. *Right Turn: The Decline of the Democrats and the Future of American Politics.* New York: Hill & Wang.

Fox, D. & J. Stone. 1972. "Black Lung: Miners' Militancy and Medical Uncertainty; 1968~1972." *Bulletin of the History of Medicine*, vol.3(2).

Fox, M. J. & G. Nelson. 1972. "A Brief History of Safety Legislation and Institutions of the United States and Texas." *Business Studies*, vol.11(2), pp.45~59.

Fussell, P. 1992. *Class: A Guide through the American Status System.* Touchstone Books.

Gallie, D. 1978. *In Search of the New Working Class: Automation and Social Integration within the Capitalist Enterprise.* Cambridge, England: Cambridge University Press.

Gersuny, C. 1981. *Work Hazards and Industrial Conflict.* Hanover, NH: University Press of New England.

Ginsburg, R. 1993. "Quantitative Risk Assessment and the Illusion of Safety." *New Solutions*, vol.3(2), pp.8~15.

Gramsci, A. 1971. *Prison Notebooks.* New York: International Publishers.

Green, M. & N. Weitzman(eds.). 1981. *Business War on the Law: An Analysis of the Benefits of Federal Health and Safety Enforcement.* Washington, DC: Corporate Accountability Research Group.

Greenbaum, J., S. Pullman & S. Szymansk. 1985. *Effects of Office Automation on the Public Sector Workforce: A Case Study.* Washington, DC: U.S. Congress, Office of Technology Assessment(contractor report).

Hamilton, A. 1943. *Exploring the Dangerous Trades.* Boston, MA: Little, Brown.

Hartmann, H., R. Kraut & C. Tilly. 1986. *Computer Chips and Paper Clips: Technology and Women's Employment.* Washington, DC: National Academy Press.

Hirschhorn, L. 1984. *Beyond Mechanization: Work and Technology in a Postindustrial Age.* Cambridge, MA: MIT Press.

Infante, P. 1995. "Cancer and Blue-Collar Workers: Who Cares?" *New Solutions*, vol.5(2), pp.52~57.

Ives, J. 1985. *The Export of Hazard.* London: Routledge & Kegan Paul.

John Gray Institute. 1991. *Managing Workplace Safety and Health.* Beaumont, TX: Lamar University.

Judkins, B. 1986. *We Offer Ourselves as Evidence: Towards Workers' Control of Occupational Health.* New York: Greenwood Press.

Karasek, R. & T. Theorel. 1990. *Healthy Work.* New York: Basic Books.

Kazis, R. & R. Grossman. 1982. *Fear at Work: Job Blackmail, Labor and the Environment.* New York: Pilgrim Press.

Kelman, S. 1980. "The Occupational Safety and Health Administration." In J. Q. Wilson (ed.). *The Politics of Regulation.* New York: Basic Books.

Knutson, L. L. 1997, April 9. *U. S. Backs Workers' Restroom Rights.* Associated Press News Report.

Kotin, P. & L. A. Gaul. 1980. "Smoking in the Workplace: A Hazard Ignored(Editorial)." *American Journal of Public Health*, vol.70(6), pp.575~576.

Kuhn, S. & J. Wooding. 1994a. "The Changing Structure of Work in the U.S.: Part I — The Impact on Income and Benefits." *New Solutions: A Journal of Environmental and Public Health Policy*, vol.4(2), pp.43~56.

_____. 1995. "Workers' Compensation in the United States: High Costs, Low Benefits." *American Review of Public Health*, vol.16, pp.180~218. Kuhn, S. & J. Wooding. 1994b. "The Changing Structure of Work in the U.S.: Part II—The Implications for Health and Welfare." *New Solutions: A Journal of Environmental and Public Health Policy*, vol.4(4), pp.21~27.

Lear, W. J. 1992. "Health Left." In M. J. Ruble, P. Ruble & D. Georgakas(eds.). *Encyclopedia of the American Left.* pp.301~306. Chicago: University of Illinois Press.

Legge, T. M. 1920. "Industrial Diseases under the Mediaeval Trade Guilds." *Journal of Industrial Hygiene*, vol.1(10), pp.476~477.

Leigh, J. P., S. B. Markowitz, M. Fahs, C. Shina & P. J. Landrigan. 1996. *Cost of Occupational Injuries and Illness in 1992.* Final NIOSH Report for Cooperation

Agreement with ERC, UGO/CCU902886.

Levenstein, C. & D. Tuminaro. 1992. "The Political Economy of Occupational Disease." *New Solutions: A Journal of Environmental and Public Health Policy*, vol.2(1), pp.25~34.

Levenstein, C., W. Mass & D. Plantemura. 1987. "Labor and Byssinosis, 1941~1969." In D. Rosner & G. Markowitz(eds.). *Dying for Work*. pp.208~223. Bloomington: Indiana University Press.

Levenstein, C., J. Wooding & B. Rosenberg. 1995. "The Social Context of Occupational Health." In B. Levy & D. Wegman(eds.). *Occupational Health: Recognizing and Preventing Work-Related Disease*. pp.25~53. Boston: Little, Brown.

Levy, B. S. & C. Levenstein(eds.). 1990. *Environment and Health in Eastern Europe*. Boston: Management Sciences for Health.

Levy, B. S. & D. H. Wegman. 1988. *Occupational Health*(2nd ed.). Boston: Little, Brown.

Lewis, D. 1992, May 18. "Woman Boss Is Harassed, Too." *Boston Globe*, p.10.

Lubove, R. 1967. "Workmen's Compensation and the Prerogatives of Voluntarism." *Labor History*, vol.8(3).

MacClaury, J. 1981. "The Job Safety and Health Law of 1970: Its Passage Was Perilous." *Monthly Labor Review*, vol.104(3).

Marx, K. 1970. *A Contribution to the Critique of Political Economy*. New York: International Publishers.

McGarity, T. O. & S. A. Shapiro. 1993. *Workers at Risk: The Failed Promise of the Occupational Safety and Health Administration*. New York: Praeger.

Mendeloff, J. 1979. *Regulating Safety: An Economic and Political Analysis of Occupational Safety and Health Policy*. Cambridge, MA: MIT Press.

Mintz, B. 1984. *OSHA: History, Law and Politics*. Washington, DC: Bureau of National Affairs.

Murray, T. H. 1988. "Regulating Asbestos: Ethics, Politics, and the Values of Science." In R. Bayer(ed.). *The Health and Safety of Workers*(ch. 6). New York: Oxford University Press.

National Association of Working Women. 1984. *The 9 to 5 National Survey of Women and Stress*. Cleveland, OH: National Association of Working Women.

National Council on Compensation Insurance, Inc. 1994, April. "Report of the Fraud Advisory Commission."

Navarro, V. 1982. "The Labor Process and Health: An Historical Materialist Interpretation."

International Journal of Health Services, vol.12(1), p.8.

Nelkin, D. S. & M. Brown. 1982. *Workers at Risk: Voices from the Workplace*. Chicago: University of Chicago Press.

Noble, C. 1986. *Liberalism at Work: The Rise and Fall of OSHA*. Philadelphia: Temple University Press.

_____. 1992. "Putting Government to Work on Worker Safety." *Technology Review*, February/March.

Noble, D. 1979. *American by Design: Science, Technology, and the Rise of Corporate Capitalism*. New York: Oxford University Press.

Nowotny, H. 1975. "Controversies in Science: Remarks on the Different Modes of Production of Knowledge and Their Use." *Zeitschrift für Soziologie*, vol.4(1), pp.34~35.

Page, A. J. & M. W. O'Brien. 1973. *Bitter Wages*. New York: Grossman.

Parker, J. & G. Solomon. 1995. "Decades of Deceit: The History of Bay State Smelting." *New Solutions: A Journal of Environmental and Public Health Policy*, vol.5(3).

Peterson, H. 1989. *Business and Government*(3rd ed.). New York: Harper & Row.

Piven, F. F. & R. A. Cloward. 1977. *Poor People's Movements: Why They Succeed, How They Fail*. New York: Pantheon.

Polanyi, K. 1977. *The Great Transformation: The Political and Economic Origins of Our Times*. Boston: Beacon Press.

Pozzebon, S. 1993. "Medical Cost Containment under Workers' Compensation." *Industrial and Labor Relations Review*, vol.48(1), pp.153~167.

Quinn, M. & E. Buriatti. 1991. "Women Changing the Times." *New Solutions*, vol.1(3), pp. 48~56.

Quinn, M., C. Levenstein & K. Rest. 1996. *Good Practices for Occupational Research in the Private Sector*. Unpublished manuscript, Department of Work Environment, University of Massachusetts, Lowell.

Quinn, R. P. & L. Shepard. 1974. *The 1972 Quality of Employment Survey: Descriptive Statistics with Comparison Data from the 1969~1970 Survey of Working Conditions*. Ann Arbor: Survey Research Center, Institute for Social Research, University of Michigan.

Reich, R. 1993, May 3. *Speech on 22nd Anniversary of the Signing of the OSHA Act*. Press Associates(Press Release).

Rest, K., C. Levenstein & J. Ellenberger. 1995. "A Call for Worker-Centered Research in

Workers' Compensation." *New Solutions*, vol.5(3), pp.71~79.

Robinson, J. C. 1991. *Toil and Toxics: Workplace Struggles and Political Strategies for Occupational Health*. Berkeley: University of California Press.

Rosen, G. 1943. *The History of Miners' Diseases*. New York: Schuman's.

Rosenstock, J. 1992. *Education and Empowerment: The Origins and Importance of the COSH Approach to Occupational Safety and Health*. Unpublished manuscript, Brown University School of Medicine, Providence, RI.

Rosner, D. & G. Markowitz. 1984. "Safety and Health on the Job as a Class Issue: The Workers' Health Bureau of America in the 1920s." *Science and Society*, vol.58(4).

_____. 1987a. *Dying for Work: Workers' Safety and Health in Thlentieth Century America*. Bloomington: Indiana University Press.

_____. 1987b. "Research or Advocacy: Federal Occupational Safety and Health Policy During the New Deal." In D. Rosner & G. Markowitz(eds.). *Dying for Work*, pp.83~102. Bloomington: Indiana University Press.

Schor, J. 1991. *The Overworked American*. New York: Basic Books.

Schwartz, R. M. 1993. *The Massachusetts Workers' Compensation Act*(5th ed.). Boston: Feinberg, Charnas, and Schwartz.

Sclove, R. 1995. *Democracy and Technology*. New York: Guilford Press.

Silverstein, M. 1995. "Remembering the Past, Acting on the Future." *New Solutions: A Journal of Environmental and Public Health Policy*, vol.5(4), p.80.

Smith, B. E. 1981. "Black Lung: The Social Production of Disease." *International Journal of Health Services*, vol.2(3).

Spangler, E. 1992. "Sexual Harassment: Labor Relations by Other Means." *New Solutions: A Journal of Occupational and Environmental Health Policy*, vol.3(1), p.24.

Street, J. 1992. *Politics and Technology*. New York: Guilford Press.

Szasz, A. 1984. "Industrial Resistance to Occupational Health and Safety Legislation: 1971~1981." *Social Problems*, vol.32(2).

Tait, R. C., J. T. Chibnall & W. D. Richardson. 1990. "Litigation and Employment Status: Effects on Patients with Chronic Pain." *Pain*, vol.43(1), pp.37~46.

Tarpinian, G., D. Tuminaro & J. Shufro. 1997. "The Politics of Workers' Compensation in New York State." *New Solutions*, vol.7(4), pp.35~45.

Teleky, L. 1948. *A History of Factory and Mine Hygiene*. New York: Columbia University Press.

U. S. Congress, Office of Technology Assessment. 1985a. *Automation of America's Offices*.

Washington, DC: U. S. Government Printing Office.

_____. 1985b. *Preventing Illness and Injury in the Workplace*(OTA-H-256). Washington, DC: U. S. Government Printing Office.

U. S. Department of Labor, Occupational Safety and Health Administration. 1996a. *Lost Worktime Injuries and Illness: Characteristics and Resulting Time Away from Work.* Washington, DC: U.S. Government Printing Office.

_____. 1996b. *National Census of Occupational Injuries.* Washington, DC: U.S. Government Printing Office.

Victor, R. B. 1982. *Workers'Compensation and Workplace Safety: The Nature of Employer Financial Incentives.* Santa Monica, CA: Rand.

Wegman, D., L. I. Boden & C. Levenstein. 1975. "Health Hazard Surveillance by Industrial Workers." *American Journal of Public Health*, vol.65, pp.26~30.

Weil, L. 1992. "Reforming OSHA: Modest Proposals for Major Change." *New Solutions: A Journal of Occupational and Environmental Health Policy*, vol.2(4).

Weir, M. A., S. Orloff & T. Skocpol. 1986. *The Politics of Social Policy in the United States.* Princeton, NJ: Princeton University Press.

Williams, R. 1968. *The Meanings of Work. In R. Fraser*(ed.), *Work: Thlenty Personal Accounts,* pp.31~46. Harmondsworth, England: Penguin.

Wooding, J. 1990. "Dire States: Health and Safety in the Reagan-Thatcher Era." *New Solutions*, vol.1(2).

Wooding, J., C. Levenstein & B. Rosenberg. 1997. "The Oil, Chemical and Atomic Workers Union: Refining Strategies for Labor." *International Journal of Health Services*, vol.27(1).

Zuboff, S. 1988. *In the Age of the Smart Machine: The Future of Work and Power.* New York: Basic Books.

Zwerling, C. 1987. "Salem Sarcoid: The Origins of Beryllium Disease." In D. Rosner & G. Markowitz(eds.). *Dying for Work.* Bloomington: Indiana University Press.

찾아보기

지은이

존 우딩(John Wooding)
매사추세츠 주립대학 로웰 캠퍼스(UMass Lowell) 인문과학대 지역경제 및 사회개발 교실 교수. 브랜다이스 대학(Brandeis University)에서 정치학 박사학위를 받았다. 연구 분야는 환경 및 작업장 안전보건의 정치경제학, 국제 정치경제, 비교 정치학이다. 실천적 성격의 노동안전보건 학술잡지 《New Solutions》와 좌파적 생태학 학술잡지 《Capitalism, Nature, Socialism》의 편집위원이자 베이우드 출판사의 '노동, 건강, 환경 시리즈' 공동 편집인이기도 하다.

찰스 레벤스타인(Charles Levenstein)
매사추세츠 주립대학 로웰 캠퍼스(UMass Lowell) 보건환경 대학원 석좌교수. 매사추세츠 공과대학(MIT)에서 경제학 박사학위를 받았다. 연구 분야는 직업성 질환과 손상의 정치경제학, 노동자 건강 문제의 국제 비교, 통합적인 건강증진 접근법, 노동 환경 정의, 직업보건의 역사와 윤리, 지속 가능한 개발이다. 실천적 성격의 노동안전보건 학술잡지 《New Solutions》의 편집인이자 베이우드 출판사의 '노동, 건강, 환경 시리즈' 공동 편집인이기도 하다.

옮긴이

김명희	의학박사, (사)시민건강증진연구소 상임연구원
김용규	의학박사, 유성 선병원 직업환경의학센터
김인아	의학박사, 한양대학교 의과대학 직업환경의학교실
김현주	의학박사, 이화여자대학교 의과대학 직업환경의학교실
이화평	보건학석사, 구미 차병원 직업환경의학과
임 준	의학박사, 가천대학교 의과대학 예방의학교실
정최경희	의학박사, 이화여자대학교 의과대학 직업환경의학교실
주영수	의학박사, 한림대학교 성심병원 직업환경의학과

한울아카데미 1985

증보판
노동자 건강의 정치경제학
생산의 지점

지은이 존 우딩 · 찰스 레벤스타인 ㅣ 옮긴이 김명희 · 김용규 · 김인아 · 김현주 · 이화평 · 임 준 · 정최경희 · 주영수
펴낸이 김종수 ㅣ 펴낸곳 한울엠플러스(주) ㅣ 편집 정경윤

초판 1쇄 발행 2008년 3월 15일 ㅣ 증보판 1쇄 발행 2017년 4월 25일

주소 10881 경기도 파주시 광인사길 153 한울시소빌딩 3층
전화 031-955-0655 ㅣ 팩스 031-955-0656 ㅣ 홈페이지 www.hanulmplus.kr ㅣ 등록번호 제406-2015-000143호

Printed in Korea.
ISBN 978-89-460-6337-2 93510

* 책값은 겉표지에 표시되어 있습니다.